「気になる子ども」へのアプローチ

ADHD・LD・高機能PDD のみかたと対応

編集
宮尾益知
国立成育医療研究センター・こころの診療部
発達心理科医長

医学書院

「気になる子ども」へのアプローチ
ADHD・LD・高機能PDDのみかたと対応

発　　行	2007年11月1日　第1版第1刷Ⓒ
	2010年7月15日　第1版第3刷

編　者　宮尾益知
発行者　株式会社　医学書院
　　　　代表取締役　金原　優
　　　　〒113-8719　東京都文京区本郷1-28-23
　　　　電話　03-3817-5600（社内案内）
印刷・製本　真興社

本書の複製権・翻訳権・上映権・譲渡権・公衆送信権（送信可能化権を含む）は㈱医学書院が保有します．

ISBN 978-4-260-00442-8

JCOPY 〈㈳出版者著作権管理機構　委託出版物〉
本書の無断複写は著作権法上での例外を除き禁じられています．複写される場合は，そのつど事前に，㈳出版者著作権管理機構（電話 03-3513-6969，FAX 03-3513-6979，info@jcopy.or.jp）の許諾を得てください．

執筆者一覧 (執筆順)

宮尾　益知	国立成育医療研究センター　こころの診療部・発達心理科医長
森　　優子	健康科学大学教授・理学療法学科
笠原　麻里	国立成育医療研究センター　こころの診療部・育児心理科医長
五十嵐一枝	白百合女子大学教授・児童文化学科
福田恵美子	山形県立保健医療大学主任教授・保健医療学部
佐藤　裕子	国立成育医療研究センター　リハビリテーション科
伊藤くるみ	東京都八王子児童相談所心理指導係長
伊東ゆたか	東京都児童相談センター・治療指導課医長
平田　美音	名古屋市児童福祉センター　くすのき学園・園長
大河内　修	愛知江南短期大学教授
月森　久江	東京都杉並区中瀬中学校　教諭

序

　『「気になる子ども」へのアプローチ　ADHD・LD・高機能PDDのみかたと対応』を，お届けします。
　「発達障害」という用語は，元来，知的障害に対する社会的サポートの観点から考えられた行政用語であり，医学的観点からの「疾患としての障害」とは異なっています。
　発達障害はさまざまな観点から，対応が考えられてきました。決まった有機的な関連づけもなく，各分野あるいは個々の施設に任せられてきたと言えるかもしれません。ところが，わが国において，2005年4月1日の発達障害者支援法が施行されてから，発達障害は医学が独立して扱う「疾患」としての位置づけから，社会全体で乳児期から成人期に至るまでのさまざまな問題点を「障害＝社会的サポートが必要」として考えていく「認知の偏り」，あるいは「少し変わった子どもたち」として考えられるようになってきました。しかし，知的障害が明らかでない学習障害（LD），高機能広汎性発達障害（高機能PDD；自閉症スペクトラム），注意欠陥/多動性障害（ADHD）は，知的障害が軽度であるが故に，抱える行動などの問題が決して軽度であるとは言えないのに，「軽度発達障害」という概念で語られることがあり，まるで障害が軽度であるかのような印象を与え，社会認識上大変に危険なことにもなってきています。文部科学省ではこの用語を使わない方向性も打ち出してきています。一方，"発達障害"をもっているということばで，すべてがわかったかのような発言を聞くこともあります。各発達障害は，小児期すなわち発達期に現れる障害であることは共通していても，診断により導き出される具体的対応も異なってきます。このような子どもたちをどう考えればよいのか，どのように対応すればよいのかを考え，その後良き大人として社会に出してあげることが私たちに与えられた使命だと考えています。
　この分野を扱った本は，数多く出版されています。しかしこの本は，ほかの同種の本と異なり，発達障害をもった子どもから大人までの分野をみることのできる各専門家に，それぞれ一貫した観点から書いていただきました。さまざ

まな分野から成育を考えた本になっています．一貫して書いてあるため，少し長くなり，読みにくい点もあるかもしれません．わかりにくい表現もあるかもしれません．まず，どこからでも結構ですから読んでみてください．各専門家の文章をいくつか読み進めるうちに，発達障害をもつ人たちが理解できるようになり，優しい気持ちで，このような子どもたちのこころを考えながら対応することができるようになると思います．

　私たちに多くのすばらしいアイデアを与えてくださった発達障害をもつ子どもと大人，そしてその保護者の方々に感謝したいと思います．

　そして，この本は，そのような人々と日々一緒に生きている療育現場，教育現場，医療分野のかたがたにもっとも読んでいただきたいと思っています．

　最後に，この本のアイデアに賛成してくださり，筆の遅い私たちを辛抱強く待ちながら励ましてくださった医学書院のかたがたに深く感謝いたします．

2007年10月

発達障害の診療の難しさとやりがいを考えながら，
外来終了後の一室にて

編者　宮尾益知

目次

第Ⅰ章　はじめに (宮尾益知) ... 1

A 今，発達障害が注目されている理由 ... 2
1. これまでの流れ ... 2
2. 発達障害者支援法 ... 3
3. 医学領域における発達障害 ... 4
4. 発達障害への対応—小児科的対応と精神科的対応— ... 4

B 発達障害の診断をどう考えるか ... 7

第Ⅱ章　子どものこころの発達：発達障害との関連から (宮尾益知) ... 9

A 子どものこころの発達の各段階 ... 10
1. 年代による認知機能の発達 ... 10
2. 認知機能の発達 ... 10
3. 非言語性行動の発達 ... 13

B 発達障害の早期発見のための診察法（1歳6か月ごろ）... 19

C コミュニケーションとことばの問題 ... 21
1. コミュニケーションの分類 ... 21
2. 伝達手段と認知・適応能力の評価 ... 22
3. 言語発達 ... 22
4. 言語発達の評価 ... 23

第Ⅲ章　医学的観点からの発達障害 ... 25

1 発達障害の歴史的変遷と今日的意味 (宮尾益知) ... 26

A 微細脳損傷症候群（スチル病）から注意欠陥/多動性障害へ ... 26
B 学習障害 ... 27
C 自閉症から広汎性発達障害に ... 28
D 精神遅滞 ... 33

2 発達障害と年齢：診断，対応と治療　34

A 乳幼児健診における発達障害のみかたと対応(森優子)　34
1. 早期発見・早期診断の意義と問題点　34
2. 早期診断の困難さ　35
3. スクリーニングから経過観察へ　36
4. 経過観察の方法　37
5. 乳幼児健診でのチェックポイント　37
6. 疾患別症状のチェックポイント　48

B 発達障害の就学前対応(療育の観点から)(森優子)　51
1. 本人への支援　51
2. 保護者への支援　53
3. 幼稚園・保育所への支援　54
4. 同胞への支援　55

C 幼児・学童期を中心に(宮尾益知)　55
1. ADHD　55
2. 学習障害(読字・書字障害：ディスレキシア)　64
3. PDD(高機能自閉症とアスペルガー障害も含む)　66

D 児童精神医学的立場から：学童・思春期を中心に(笠原麻里)　86
1. ADHD　86
2. 学習障害(LD)　90
3. HFPDD(高機能自閉症とアスペルガー障害)　93

E 発達障害の成人期：問題点と対応(宮尾益知)　97
1. 成人のADHD　97
2. 成人の学習障害(LD)　108
3. 成人のアスペルガー障害　116

第IV章　発達心理学からみた発達障害(五十嵐一枝)　129

A 心理学的発達　130
1. 認知の発達　131
2. 情動の発達　136
3. ワーキングメモリーと遂行機能　138

B ADHDの特徴と支援　140
1. 神経心理学的特徴　140
2. 認知・行動の特徴　143
3. 対応　146

C 学習障害（LD） ……………………………………………………… 149
1 神経心理学的特徴 …………………………………………………… 149
2 認知・行動の特徴 …………………………………………………… 150
3 対応 …………………………………………………………………… 154
D HFPDD ………………………………………………………………… 156
1 神経心理学的特徴 …………………………………………………… 156
2 認知・行動の特徴 …………………………………………………… 157
3 対応 …………………………………………………………………… 161

第V章　感覚統合障害としての発達障害：みかたと対応（福田恵美子）　167

A 感覚統合（SI）理論からの発達の考えかた ………………………… 169
1 感覚統合（SI）理論の成り立ち …………………………………… 169
2 SIとは ………………………………………………………………… 171
3 SIの側面からみた発達の考えかた ………………………………… 173
B SI障害としての発達障害とその対応 ………………………………… 181
1 主訴となる症状 ……………………………………………………… 181
2 SIの概念からとらえた発達障害分類とその対応 ………………… 181
3 行為の障害に関係する要因—SIの観点から— …………………… 186
4 感覚調整障害の考えかた …………………………………………… 188
5 評価 …………………………………………………………………… 191
6 対応 …………………………………………………………………… 191
7 治療効果判定 ………………………………………………………… 191
C 医師の診断に基づいた分類とSIの分類との関係 …………………… 191
D SI理論の臨床への応用 ………………………………………………… 193

第VI章　言語障害としての発達障害（佐藤裕子）　197

A 聴覚認知（言語学）的観点からみた発達 …………………………… 198
1 新生児の聴覚の発達 ………………………………………………… 198
2 聴覚認知の発達 ……………………………………………………… 198
3 発声の発達 …………………………………………………………… 203
4 共同注意（joint attention）の発達 ………………………………… 204
5 象徴機能の発達 ……………………………………………………… 207
B 言語障害としての発達障害 …………………………………………… 207
1 ADHD ………………………………………………………………… 208
2 学習障害（LD） ……………………………………………………… 215
3 HFPDD ……………………………………………………………… 221

第Ⅶ章　家族機能障害あるいは社会問題としての発達障害　235

A 発達障害への対応：行政の立場から（伊藤くるみ，伊東ゆたか）……236
1. 児童相談所について………………236
2. 児童相談所での発達障害への対応の実際………………241

B 児童相談所での発達障害への対応の問題点（伊東ゆたか）……246
1. 勉強の強制から母子間の緊張が高まった事例………………247
2. DVの目撃と身体的虐待を受け施設養育された事例………………249
3. 親の被害妄想で適切な介入が遅れ不登校と非行をきたした事例………………252
4. 社会と育児環境の変化と発達障害………………255

C 情緒障害児短期治療施設の取り組み（平田美音）……257
1. 情緒障害児短期治療施設で出会う軽度発達障害………………257
2. 情短のシステム………………258
3. 対応の実際………………259
4. 情短での軽度発達障害の対応のポイント………………264

第Ⅷ章　地域と医療現場の連携 ―乳幼児・学童期を中心に―（大河内修）　267

A 地域との連携の必要性………………268
1. 医療機関における援助の物理的な限界………………268
2. ケースを通した地域の機関支援………………269

B 地域支援の基本的な視点………………270
1. 軽度発達障害児への援助における医療機関と地域の役割の違い………………270
2. 特性論的な障害の理解………………270
3. 当事者・保護者の了解を得た情報交換………………271
4. 「助言」の効果的な活用………………272

C 地域支援の実際………………275
1. ケースに関するコンサルテーション活動………………275
2. 地域へ出向いての支援活動………………279

第Ⅸ章　医療と教育の接点 ―望ましい方向性とは―（月森久江）　283

A 教育現場（通常）の現状………………284
B 教室の中の児童生徒の状態像………………285
1. 小学校時期の軽度発達障害児を疑う状態………………285
2. 中学校時期の軽度発達障害児を疑う状態………………285

C 深刻な二次障害………………286

	D 教育側からみる医療への認識とその偏り ································· 286
	E 通常学級の教育現場からみた医療へのつなぎかた ······················· 287
	1 別の世界—医療機関の一覧表— ·· 287
	2 何を聞いたらよいかわからない—質問紙マニュアル— ··················· 287
	3 どのような手順で医師に連絡をとるのかわからない —学校との連携のもちかたとその手順パンフレット— ····················· 287
	4 「精神科」への受診方法—安心して受診できるためには— ············· 288
	5 医師に聞いたことの意味がわからない —いかに専門用語を使用しないで教員へ説明するか— ····················· 288
	6 診断名が意味していることが何なのかわからない ························ 289
	7 医師からの「様子をみましょう」ということばにどう対処したらよいのか わからない ··· 289
	F 事例から学ぶ，大切な医師の助言やコーディネート ····················· 290
	1 自閉症のAさん—診断名が付かずに，小学校高学年になるまで対応が遅れた事例— ······ 290
	2 家庭内暴力を繰り返す高機能自閉症のB君—学校での様子まで変容した事例— ······ 291
	3 ADHDとLDのあるC君 —それぞれの機関と連携がとれずに不登校になった事例— ··············· 291
	G 医療と教育との接点についての提言 ·· 292
	1 医師，保護者，担任との合同カンファレンス ····························· 292
	2 連絡用ノートの活用 ·· 292
	3 教育を理解することで，医師と教育の接点もみえてくる ················· 292
	4 医療から教育への報告書 ·· 292
	5 医療は教育に何を求めているか ··· 297
	6 特別支援教育コーディネーターの活用 ······································· 298

第X章　発達障害への対応とこれからの方向性(宮尾益知)　301

　A 発達障害と子育て ·· 302
　B リラクゼーションの方法を確立する ··· 303
　C ライフスタイル（どのように生きていくか） ······························· 304

おわりにあたって ·· 307
付録①　発達障害者支援法 ··· 309
付録② ·· 315
索引 ·· 329

コラム●目次

- 神経心理学的観点からの発達障害　20
- 中枢神経刺激薬　62
- ディスレキシアの病態とは　68
- 非言語性学習障害とは　73
- 自閉症とアスペルガー障害の違い　75
- PDDの認知障害仮説　77
- 自閉症で目が合わないことの意味　79
- DAMP概念　81
- 自閉症からみた世界　85
- コツのコツ：支援の場では，診断名は「理解のためのツール」である　96
- 他の精神疾患との合併あるいは鑑別診断　107
- ホスピタリズムと非虐待症候群　109
- 境界性人格障害とADHD　111
- LDの成人について　115
- 非中枢神経刺激薬　128
- 日常のセラピーや指導を行っているときに気にかけていること①　171
- 日常のセラピーや指導を行っているときに気にかけていること②　173
- 日常のセラピーや指導を行っているときに気にかけていること③　183
- 日常のセラピーや指導を行っているときに気にかけていること④　186
- ABRとは　199

第 I 章

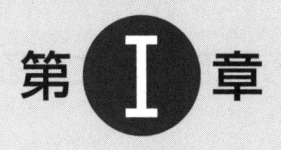

はじめに

A 今，発達障害が注目されている理由

1 これまでの流れ

　発達障害とはすなわち「精神もしくは身体の機能障害impairment，あるいはその合併に起因するもので，22歳までに障害が現れ，無期限に継続し，主な日常生活の中で機能的制約（身辺自立，受容・表出言語，学習，移動，自己統制，生活の自立，経済的自立）が3つ以上あり，そのために特別・広汎あるいは包括的なケア・治療あるいは他のサービスを連携あるいは継続して必要とし，それが生涯にわたって続きかつ個々のニーズを反映しているもの」と定義される（アメリカ公法　PL-95-602）．

　この規定は(1)脳性麻痺や精神知能遅滞といった疾患規定を除外している，(2)日常生活上での能力低下を規定している，(3)特別なサービスの供給を必要としている点が特徴である．すなわちdevelopmental disabilitiesを，疾病や症候群により規定せず，機能障害・能力低下・不利の程度など，"障害モデル"により明瞭に規定しているのである．この障害モデルの考えかたが，後のアメリカ精神医学会における精神遅滞の定義にも大きく影響した．

　最近では，子どもの行動や学習の問題に関連し，学級崩壊，不登校，引きこもりなどの現象面の病態として，通常学校に在籍する知的障害の明らかでない発達障害がクローズアップされてきた．知的障害が軽度である"発達障害"の問題とは，まさに"軽度"であることが問題の本質ということができる．目にみえにくいせいで，障害があるのに気づかれない．単なる親のしつけの問題，性格の問題と受け取られる場合もある．軽症とはいっても，発達障害者にとっては学校生活に馴染むのは難しく，いじめや周囲の理解不足から度重なる叱責を受け，その結果，自尊心が低くなって二次障害（うつ病などの気分障害，ひきこもりなど）にもなりやすくなってしまう．このため早期発見・早期治療が特に重要であり，注目されるようになった要因である．

　学童期の6％にのぼると言われるこのような子どもたちに対して，文部科学省は対応の必要性を認め，調査を開始，さまざまな取り組みを始めた．平成17年4月1日施行の「発達障害者支援法」は，社会的にも大きな関心を呼び，子どものこころの問題として，"軽度発達障害"の文字が新聞などでよくみられるようになった（図1）．

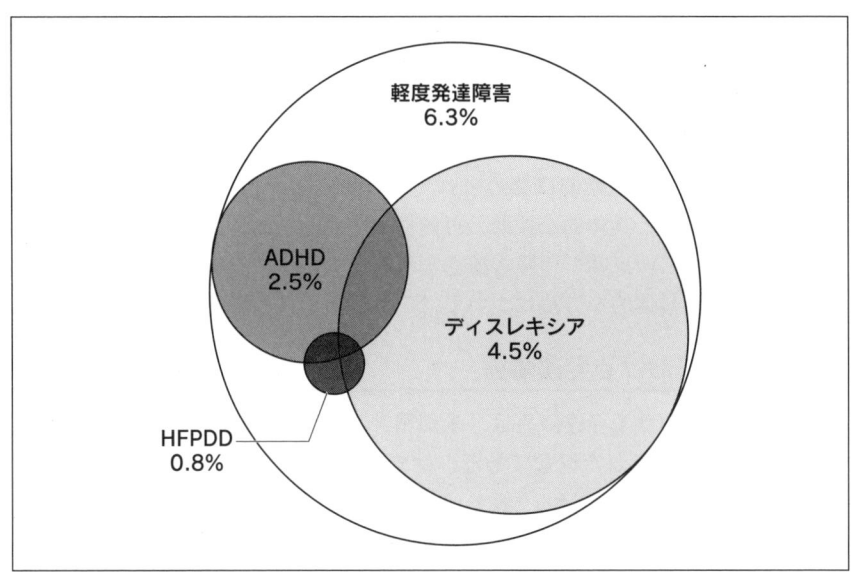

図1 発達障害
ADHD：attention deficit/hyperactivity disorder, HFPDD：high-functioning pervasive disorders
〔学習障害，ADHD等の全国実態調査（文部科学省2002）〕

2 発達障害者支援法（付録参照）

　発達障害者支援法第1章総則第1条目的には，「発達障害者の心理機能の適正な発達及び円滑な社会生活の促進のために発達障害の症状の発現後できるだけ早期に発達支援を行うことが特に重要であることに鑑み，発達障害を早期に発見し，発達支援を行うことに関する国及び地方公共団体の責務を明らかにするとともに，学校教育における発達障害者への支援，発達障害者の就労の支援，発達障害者支援センターの指定等について定めることにより，発達障害者の自立及び社会参加に資するようその生活全般にわたる支援を図り，もってその福祉の増進に寄与することを目的とする」とある．
　本法における"発達障害"とは，「自閉症，アスペルガー症候群その他の広汎性発達障害，学習障害，注意欠陥多動性障害その他これに類する脳機能の障害であってその症状が通常低年齢において発現するものとして政令で定めるもの（第2条 定義）」である．また同条において"発達障害者"とは，「発達障害を有するために日常生活又は社会生活に制限を受ける者」を指し，"発達障害児"と

は，「発達障害者のうち十八歳未満の者」を指す．また"発達支援"とは「発達障害者に対し，その心理機能の適正な発達を支援し，及び円滑な社会生活を促進するため行う発達障害の特性に対応した医療的，福祉的及び教育的援助」と定義される．

本法は，現在まで法律的に認められていなかった「発達障害」の一部について，社会的な理解と具体的な援助の可能性を明示した画期的な法律であるといえる．しかし，広い意味での障害概念と現在までの法的な援助とどのようにリンクさせるか，具体的な方法についてはこれからの課題である．

3 医学領域における発達障害

医学の分野における発達障害は，米国精神医学会の診断基準であるDSM-Ⅲで1980年代に定義された概念である．始まりはジョン・F・ケネディーの時代に作られた概念にさかのぼる（表1，2）．現在用いられているDSM-Ⅳ-TRとICD-10（国際疾病分類；国連の世界保健機構による分類）には，発達障害という枠組みは存在していない（表3）．

4 発達障害への対応—小児科的対応と精神科的対応

知的には標準かそれ以上である学習障害（learning disorders：LD），注意欠陥/多動性障害（attention deficit/hyperactivity disorder：ADHD），広汎性発達障害（pervasive developmental disorders：PDD）においては，小学校高学年ぐらいになると，疾患自体による一次性障害に加えて，二次性障害（うつ状態，反抗挑戦性障害，行為障害など）を併発してくることが多々ある．二次障害を併発する前と，二次性障害を併発してより複雑，重度な様相を呈してくる場合とでは，治療方針が異なる．そのため子どもの示している問題症状が原疾患によるものか，二次性であるのかをきちんと見極める必要がある．二次障害が明らかである場合，治療は原疾患自体ではなく，子どものこころの傷のケアから始まる．すなわち自己有能感をもたせること，少しずつ生きる気持ちや社会の中で生きてゆく気持ちを育てること，家族機能の建て直しを図っていくことが治療方針となる．

発達障害の治療においては，二次障害を生じ重症化して後，精神科的対応が必要となることが基本的には多い．言い換えれば，小児科医の役割は，二次障害が生じる前に適切な対応をとることにある．二次障害への対応と，重症化した思春期以降の対応が，精神科的対応となる．

表1 幼児期，小児期または青年期に発症する障害（DSM-Ⅲ）

Developmental Disorders	発達障害
Note : These are coded on Axis II.	注：これらはAxis IIにコードされる．
Mental Retardation	精神遅滞 (47)
317.00　Mild mental retardation	軽度精神遅滞
318.00　Moderate mental retardation	中等度精神遅滞
318.10　Severe mental retardation	重度精神遅滞
318.20　Profound mental retardation	最重度精神遅滞
319.00　Unspecified mental retardation	特定不能の精神遅滞
Pervasive Deveolpmental Disorders	広汎性発達障害 (48)
299.00　Autistic disorder	自閉性障害
Specify if childhood onset	小児期発症ならば特定せよ
299.80　Pervasive developmental disorder NOS	特定不能の広汎性発達障害
Specific Developmental Disorders	特異的発達障害 (51)
Academic skills disorders	［学習能力障害］
315.10　Developmental arithmetic disorder	発達性計算障害
315.80　Developmental expressive writing disorder	発達性表出性書字障害
315.00　Developmental reading disorder	発達性読みかた障害
Language and speech disorders	［言語と会話の障害 (52)］
315.39　Developmental disorder	発達性構音障害
315.31*　Developmental receptive language	発達性受容性言語障害
Motor skills disorder	［運動能力障害 (53)］
315.40　Developmental coordination disorder	発達性協調運動障害
315.90*　Specific developmental disorder NOS	特定不能の特異的発達障害
Other Developmental Disordres	その他の発達障害 (53)
315.90*　Developmental disorder NOS	特定不能の発達障害

（注）数字は障害コードを示す．

表2 発達障害とは

- 18歳未満の時期，すなわち発達期に現れる障害
① 医学的概念
　　精神遅滞，心理的発達の障害，行動および情緒の障害に分けられ発症が18歳未満のもの
② 社会福祉的概念
　　精神遅滞，脳性麻痺，てんかん，自閉症など，精神遅滞と同様の一般的知的遅滞，適応行動の障害をきたし，治療ないし，社会的サービスを必要とする

表3 発達障害を構成するDSM-IV-TRとICD-10の発達障害に含まれる障害の分類

DSM-IV-TR	ICD-10
精神遅滞	**F7 精神遅滞**
317　　軽度精神遅滞	F70　軽度精神遅滞
318.0　中等度精神遅滞	F71　中等度精神遅滞
318.1　重度精神遅滞	F72　重度精神遅滞
318.2　最重度精神遅滞	F73　最重度精神遅滞
319　　精神遅滞，重度度は特定不能	F78　他の精神遅滞
	F79　特定不能の精神遅滞
学習障害	**F8 心理的発達障害**
315.0　読字障害	F81　学習能力の特異的発達障害
315.1　算数障害	F81.0　特異的読字障害
315.2　書字表出障害	F81.2　特異的算数能力障害
315.9　特定不能の学習障害	F81.1　特異的書字障害
	F81.3　学習能力の混合性障害
運動能力障害	F81.8　他の学習能力の発達障害
315.4　発達性協調運動障害	F81.9　特定不能の学習能力の発達障害
	F82　運動機能の特異的発達障害
コミュニケーション障害	F80　会話および言語の特異的発達障害
315.31　表出性言語障害	F80.1　表出性言語障害
315.32　受容-表出混合性言語障害	F80.2　受容性言語障害
315.39　音韻障害	F80.0　特異的会話構音障害
307.0　　吃音症	F80.3　てんかん性獲得性失語（ランドウ・クレフナー症候群）
307.9　　特定不能のコミュニケーション障害	F80.9　特定不能の会話・言語の発達障害
	F83　混合性特異的発達障害
広汎性発達障害	F84　広汎性発達障害
299.00　自閉性障害	F84.0　小児自閉症
299.80　レット障害	F84.2　レット症候群
299.10　小児期崩壊性障害	F84.3　他の小児期崩壊性障害
299.80　アスペルガー障害	F84.5　アスペルガー症候群
299.80　特定不能の広汎性発達障害（非定型自閉症を含む）	F84.1　非定型自閉症
	.10　発症年齢および症候の両者の非定型性
	.11　症候上の非定型性
	.12　発症年齢および症候の両者の非定型性
	F84.4　精神遅滞と常同運動に関連した可動性障害
	F84.8　他の広汎性発達障害
	F84.9　特定不能の広汎性発達障害
	F88　他の心理的発達障害
	F89　特定不能の心理的発達障害

(注) 数字とアルファベットは各体系での障害コードを示す

B 発達障害の診断をどう考えるか

　日本語では"障害"ということばで表されるが，発達障害を理解するためには下記の3つの観点から考えることが必要である．
- impairment（機能障害）：心理的，生理的，解剖学的機能の何らかの喪失または異常．
- disabilities（能力障害）：人間にとって正常と考えられるやりかたまたは範囲において行う能力の，（機能障害の結果起こった）何らかの制限または欠如．
- handicap（社会的不利）：機能障害あるいは能力低下の結果としてその個人に生じた不利益であって，（年齢，性，社会，文化的諸因子からみて）正常な役割を果たすことを制限，あるいは妨げるもの．

　ちなみに"障害"ということばは，病気と同様の状態と考えられることが多いが，"障害がある"ということは，社会生活上サポートが必要であるという意味であり，医学的かつ社会的な意味がある．加えて"障害"は，"個性"とも

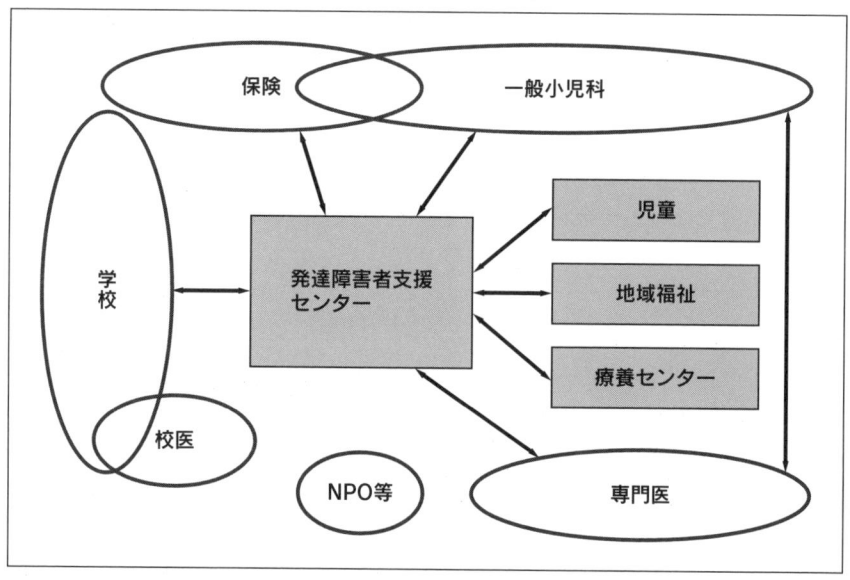

図2　発達障害児者への地域支援システム

意味が違う．個性の範囲内であれば，公的機関がサポートする必要はないし，みんなと一緒に育っていけばよい．社会生活上のサポートが必要かどうかを客観的に判断することが重要である．

　医学が疾患のみを診る時代は終わり，これからは人としてより良い社会生活を送るために医学に何ができるのかが問われることになる（図2）．

■宮尾益知

第 II 章

子どものこころの発達:

発達障害との関連から

A 子どものこころの発達の各段階

1 年代による認知機能の発達

幼小児期の各段階にはくぐり抜けるべき通過点があり，各時期での経験がその後の人生において難局を乗り切っていく能力に影響する．

認知発達からみた一生は，乳児期，幼児期（早期）＝2～3歳，幼児期（後期）＝4～5歳，学童期＝6～11歳，青年期＝12～18歳，成人早期，中年期，老年期，に分けることができる（表4，図3）．

各世代にはそれぞれ課題と危機があり，それをうまく越えられた時，次の年代を生きてゆける能力が備わるといわれている（Erikson）．

各課題の課題と，課題を解決した場合としていない場合との帰結を表5に示す．

2 認知機能の発達（表6, 7）

現在までの発達の概念は，運動発達に関するものが主であり，認知，コミュニケーション（言語，非言語），こころの発達のように，個人差が大きく判定基準があいまいであるものについてはあまり注目されてこなかった．

ことばの発生として1歳ぐらいで有意語が出る以前では，喃語，繰り返し喃語，前言語，指さしなどが評価項目であり，ほとんど白紙状態であった．しかし子どもは急に話し始めるわけではない．ことばとして評価できない部分の発達（非言語性発達）があり，ことばの発達として目に見える（耳に聞こえる）形で現れる．さらに非言語性の機能の発達と，言語的な機能の発達が共にバランスよく育っていったときに，「心の理論」の存在がある（16ページ参照）．

健常発達の子どもたち（定型発達）では，就学の頃までに相手の立場を理解し，表情と背後の気持ちを察し，社会性（集団生活技能）を育て，学習するための能力をもつようになっていく．言い換えると心理，行動および情緒の到達目標は，基本的に子どもがもつあるいはもつべき，自分を抑える力（自律），社会の中で生きていく能力（社会生活技能），学習する能力（学習能力），等のことをいう．これらの一部分に落ち込みや偏りがある子どもたちが「発達障害」である．

発達障害を理解するためには，どの部分に落ち込みや偏りがあるのかを理解

表4 発達障害診断と対応

年齢	症状	可能性のある診断	対応
乳児期	全く手がかからない	PDD	子育て相談（保育士，小児科）
	過敏	ADHD	
幼児期早期	目が合わない，指さしがない	PDD	二次健診，小児科
	こだわり，過敏	ADHD	保健センター，地域療育センター
	多動	PDD, ADHD	
	初語の遅れ	PDD, ADHD	
幼児期後期	友達と遊べない，ことばの遅れ	PDD, ADHD	地域療育センター
	二語文の遅れ，過敏，こだわり，集団に入れない	HFPDD	地域療育センター，小児神経・児童精神科
	多動，衝動	HFPDD	小児神経・児童精神科
	本を読むのが苦手，絵や図鑑が好き	LD, PDD	小児神経科，教育相談
学童前期	多動，ルールが守れない，集団行動ができない，いじめ	ADHD PDD	小児神経・児童精神科
	ひらがな，漢字が覚えられない，聞き違え	LD	小児神経科，教育相談，ことばの教室
	漢字が覚えられない，聞き違え	ADHD	小児神経・児童精神科
	ひらがな，漢字が覚えられない，国語が苦手	PDD	小児神経，教育相談
学童後期	キレる，反抗挑戦性障害	PDD, ADHD	小児神経・児童精神科，MSW
	うつ状態	ADHD	小児神経・児童精神科
青年期～成人期	不登校，ひきこもり	PDD, ADD	小児神経・児童精神科，MSW，教育相談，フリースクール
	ニート，フリーター	PDD, ADD	精神科，MSW，ハローワーク
	行為障害	ADHD	児童精神科，児童相談所，警察
	人格障害	PDD	児童精神科，精神科

発達障害は年齢により変容し，より複雑な様相を呈する．一次障害よりは，むしろ二次障害，環境要因などの影響が大きい．さまざまな要因を整理し，適切なネットワークを用いて子どもへの対応を適切に行うための知識が必要である．
PDD：pervasive developmental disorders（広汎性発達障害），ADHD：attention-deficit/hyperactivity disorder（注意欠陥/多動性障害），HFPDD：high-functioning pervasive disorders（高機能広汎性発達障害），LD：learning disorders（学習障害），ADD：attention deficit disorder（注意欠陥障害）

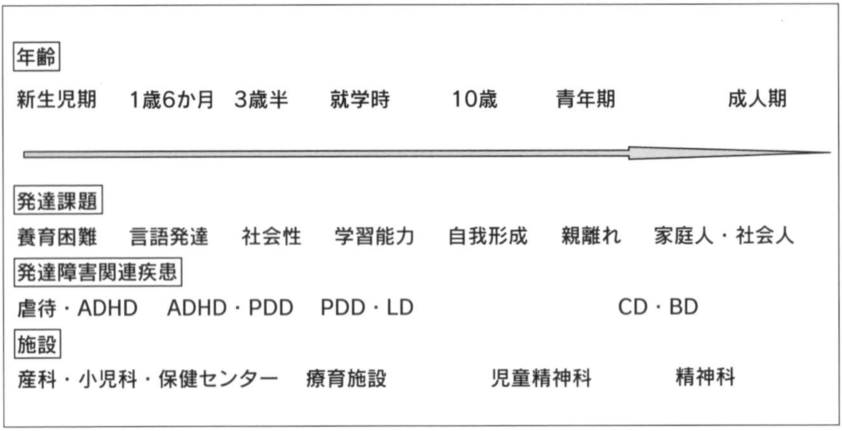

図3　発達障害の年齢による変遷と対応

年齢							
新生児期	1歳6か月	3歳半	就学時	10歳	青年期		成人期

発達課題							
養育困難	言語発達	社会性	学習能力	自我形成	親離れ		家庭人・社会人

発達障害関連疾患						
虐待・ADHD	ADHD・PDD	PDD・LD			CD・BD	

施設				
産科・小児科・保健センター	療育施設	児童精神科	精神科

CD：conduct disorder（行為障害），BD：borderline disorder（境界型人格障害）

表5　達成課題とその解決の帰結

段階	肯定的解決	否定的解決
乳児期	基本的信頼：他者は信頼でき自分には価値がある	基本的不信：この世界は居心地がよくない
幼児期（早期）	自律性：排泄を中心に保持，要求増大	疑惑：他者の目を気にする
幼児期（後期）	積極性：親のようになりたい，世界を知りたい，成し遂げることの楽しさを知る	罪悪感：好奇心をもつことはよくない
学童期	生産性：物を生産することで認められる	劣等感：認められず集団の中で劣等感が発達
青年期	同一性：再統合による自我同一性の獲得	拡散：自分がつかめず，なくなったような状態

することが重要である．その子の各分野の状態が，健常発達の何歳のレベルであるのか，問題症状は停滞なのかあるいは歪みなのかを，病因と病態から診断をつけ，同時にその子に合った短期的・長期的習得目標を示し，認知心理学，リハビリテーション，教育あるいは薬物などを用いて改善するように総合的に指導していくことが，発達障害を診療する医師に求められる．一方，ある年齢からは，その子の弱い部分は避けて，能力の優位な部分を利用した関わりに変

表6 機能によるこころの発達

- 母との同調行動
- 自己の認識
- 共同注意：指さし
- 定位操作
- ごっこ遊び
- 自己コントロール
- ソーシャルスキル
- 「心の理論」
- 学習レディネス

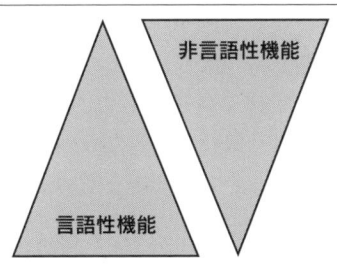

表7 こころの発達評価

- 身体感覚：姿勢，運動
- 対人触発
- 感情体験・表現
- 想像力
- 認知特性
- 記憶形態
- 遂行機能
- コミュニケーション
- 言語発達

更していかなくてはならない．

3 非言語性行動の発達

1) 視線とやりとり行動

　まず，人から見られていること，すなわち視線を感じることから自分を認識するようになり，視線をもつ相手を同じ仲間であると感じ目と目を合わせるようになり，母親の視線の方向を見るようになる．視線の範囲内で物を動かすと，手を動かす，体を揺さぶるなどの行為がみられる．4か月では90度，6か月では180度の範囲内に注意を向けることができる．このようなお互いの反応を「やりとり行動」という．この行動がいわゆる「愛着行動」と密接に結びついている．

2) 同調行動（リズムとゆらぎ）

　乳幼児期までに母子間にさまざまな同調行動が認められる．新生児期におい

ては母乳を飲む，抱かれる，あやされる，睡眠リズムなど，お互いが一体化し，一緒にいることが快になる状態が同調行動である．児の問題か，母親の問題か，それとも両者の問題なのかは別にして，この時期の同調行動がうまく行われていない（いわゆる育てにくい子どもである）と，愛着関係は育たない．母親が子どもをかわいいと思う気持ちも育たない．現病歴を注意してとってみると，この時期から自閉症においては問題を認めることが多い．

3）協調性と交互性

発達障害の子どもは，幼児期にお遊技，リズム体操，縄跳び，折り紙など運動の巧緻性が悪いことが多く指摘される．気がつかれるのは出生後4か月ごろ，目と手の協調が悪い（目で見ながら物をさわる，操作する）などから認められることがある．また，ハイハイなどの交互運動が10か月ごろになっても現れず，蛙跳びのようなハイハイであったとか，突然立ち上がってしまうことも将来問題となることを予見させる．協調性と交互性に問題が認められる場合は発達障害である可能性は大きく，発達障害における運動要素を用いる診断項目として重要である．

4）基本的信頼感

健常発達の場合（自我の始まりとして），6か月ごろになると自分の身体の存在に視覚的に気づくようになり，自分の身体を鏡で見て動かしながら確認するようになる．次に自分と同じ存在としての母を認識するようになり，母親は探索行動の基地，依存の対象，体験を共有する存在となる．すなわち母の存在を基盤にして確認動作を行われることになる．「自分のことをきちんと見てくれるかな？」という非言語的行動（母親の方へ振り向いて確認する）により基本の信頼を感確認することができる．このことを理解できるようになる時期が遅い場合，たったひとり孤独な自分だけで生きているという精神的に不安定な状態が長く続き，精神的に不安定で過敏な子どもとしてとらえられることになる．

5）大切な10か月

運動発達については，4か月の時期に中脳レベルの発達となる発達障害，特に自閉症児ではこの時期から問題は認められる．しかし気づかれることは少なく，早くとも10か月の大脳皮質レベルの発達時期において気づかれる．

健常発達では母からの働きかけとしての指さす方向を見る状態から，10か

表8 共同注意の発達

共同注意	目が合う	指さし
なし	合わない	しない
一項関係	外界を見ているだけ．前一方通行段階	発見，興味の指さし 自分の世界
二項関係	探索から一方的要求へ 視線が合い出す	要求の指さし 相手の出現
三項関係	一方通行から相互交流へ 共同注意の発達	感情交流，応答の指さし 共感
自閉症	外界を見ているだけ．前一方通行段階？	クレーン現象

月ごろには手差しから指さしへと変化し，自分で完結する，好きなものを指さす「興味の指さし」，子ども自身が主体となり周りの人を意識し自分の要求を伝える「要求の指さし」，相手の意図に反応し相手を意識，物の名前と用途を言う「応答の指さし」，信頼する人と同じものを共有する「三項関係」などの共同注意（表8）に加え，周りが自分と同じ存在であることを表す「物まね動作」がみられ，コミュニケーションの手段としてことばを発し，指先で物をつまむことができ，歩くことができるといったことが出現する．健常発達の子どもたちがあっさりと乗り越えていくこれらのハードルを，発達障害前に自閉症児は乗り越えるために大きな努力を必要とする．

6)「ごっこあそび」と再接近

1歳半から2歳頃には，おもちゃそのもののもつ機能や役割などによる遊びから，生活の再現や象徴としての「ごっこ遊び」ができるようになる．このことは周囲の状況（社会）を理解し，視覚的イメージを想像的に使い表現する能力の現れ，創造性ともつながる．これらのことは，発達障害，特にPDD児においてもっとも獲得しがたい能力である．

この頃，母親に対する基本的信頼感の確認として，一度離れ，もう一度再確認するという行為が認められる．これは母親が働き始める，保育園に預けるようになる，兄弟が生まれる，などの時期と重なってくる．この時期を知っていることが，子どもへの対応も適切になり虐待にならないための重要なポイントである．

7) 自立から自律（自己抑制）へ

3歳ごろになると，自分の足でどこにでも出かけていくことができ，ことばで自分の意志を伝えることができる"自立"した状態になる．すなわち，自我を確かめ，自我を作り上げるのがこの時期の課題であり，乗り越えようと精一杯努力し，自分を客観的に見ることができるようになる．4歳では，相手の表情を読むこと言語的記憶もある程度可能になり，"自律"した状態として自我を抑え集団の中で自分がどのようにふるまえばよいのかがある程度わかってくる．

発達障害，特にADHD児では，このような4歳レベルの非言語性の能力が獲得できておらず，自分を抑えることができない．すなわち3歳レベルの自立状態であり，自律状態には至っていない．そのためADHDか否かを判断するのは，4歳以降に行うべきであり，治療開始も通常5歳以降になる．例外として，非常に落ち着きのないADHDの子どもをもつ母親に，うつ状態や虐待に至る可能性がある場合には，リハビリテーション，心理，地域などによるさまざまなサポートを行いながら，薬物療法などを行うこともありうる．

8) 社会性の獲得（社会生活技能：ソーシャルスキル）

ソーシャルスキルとは社会生活技能であり，社会で生きていく上で最も大切な能力であり，社会性をもつため身につけておく技術である．他の人の存在を認め周囲に対して自分を変える，他人の態度や表情から感情を読み取る，友情を確立する，友達関係を維持する，他者の困った行動に対応する，といった能力である．現在の子どもにとって最も欠けているのはこの能力かもしれない．

PDDとADHDでは，この技術に問題のあることが多い．児に対して，小集団によるソーシャルスキルトレーニング（SST）を行うことも，最近では有用性が認められるようになり，よく行われるようになった．

9)「心の理論」（相手の立場になって考える）

「心の理論」は，自閉症の本態的なものであると考えられており，非言語性機能と言語性機能の発達がバランスよく行われたときに成立すると考えられている．「心の理論」では「サリー・アンの課題」と，「スマーティーの課題」が代表的である．

①「サリーとアンの課題：心の理論　第1段階」（図4）
　＜サリーとアンの2人がいる．サリーは自分のバスケットの中にボールを入

A 子どものこころの発達の各段階　17

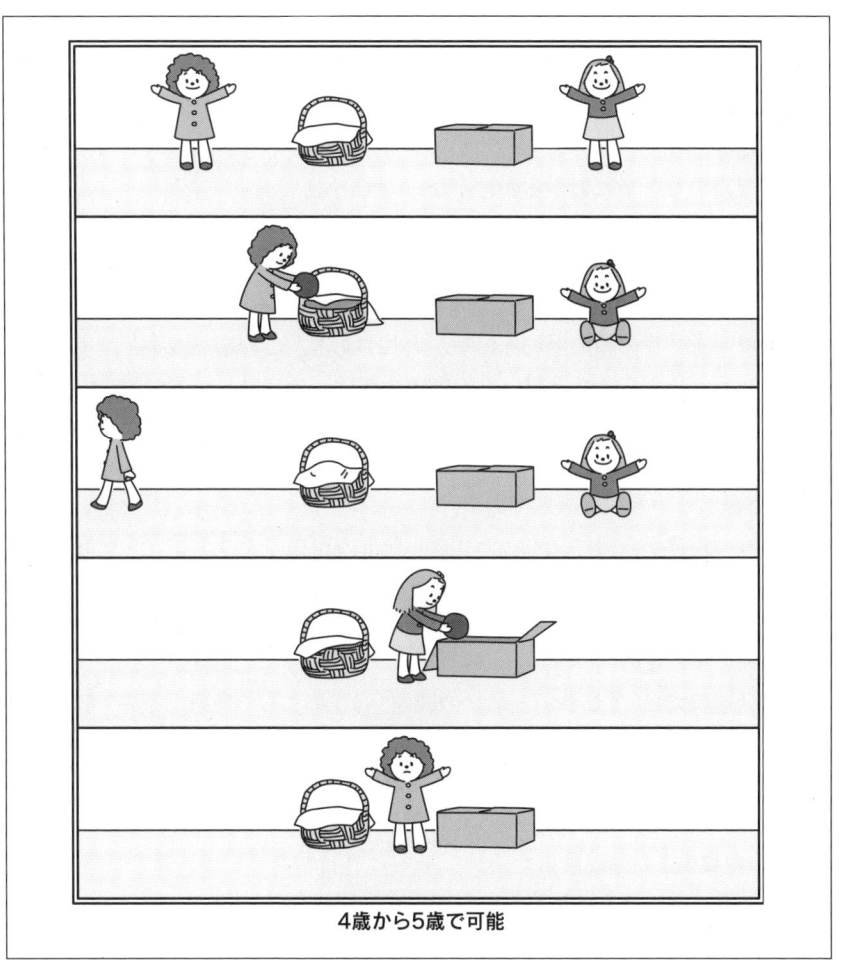

4歳から5歳で可能

図4　「心の理論」：サリー・アンの課題
相手の立場になって考える．

れた．そしてどこかへ遊びに出かけた．そこへアンがやってきて，そのボールを自分のバスケットの中に入れてしまう．その後，サリーが帰ってきた時，さてどちらのバスケットを見るだろうか？＞と尋ねる課題である．もちろん，正しい答えは自分（サリー）のバスケットである．しかしこの答えはサリーの立場に立って考えないと導き出せない．すなわち，客観的に舞台を見ている観客の立場から，サリー自身になって考えることが必要になる．

この課題は，早い子では3歳ぐらい，通常4～5歳，遅くとも6歳までには理解できるようになる．逆に言うと，こういうことがきちんとわかっていない子どもに，「あなたがそういうことをすると，あの子が，どんなに辛い思いをしているか，悲しいか，わかっているの？」と言っても，相手の立場に立って考える視点のない子にわかるわけがないのである．

②「スマーティーの課題：心の理論　第2段階」

　（注：スマーティーは，ネスレ社から発売されている海外版のマーブルチョコレートである．アメリカの子どもたちは，この箱を見ると中にチョコレートが入っているとすぐにわかる）

　＜スマーティーの箱の中に赤鉛筆が入れてある．この箱を渡すと，子どもはチョコレートをもらったと思い喜んで中を開け，チョコレートが入っていないのでびっくりしてしまう．次に，この場所にいない人（例えば父親）を指定し，「お父さんにこの箱を渡してごらん，お父さんは中に何が入っていると言うかな？」と尋ねる＞という課題である．

　もちろん外側からだけ見るとチョコレートの箱なので，「チョコレートが入っていると言う」と答えるのが正しい．このような課題ができないということは，同じ場所にいない相手の立場になって考え，相手のこころを読むことができないということになる．

　健常発達例では，「サリー・アンの課題」は4歳ごろで通過，その1年後ぐらいに「スマーティーの課題」を通過すると言われている．アスペルガー障害は「サリー・アンの課題」を6～8歳，高機能自閉症（HFA）は大体10歳ぐらいで通ると言われているが，知的レベルは年齢相当であるので，HFPDDにとっては，「心の理論」の発達障害が本態であるとも言われている．また，これらの課題の通過には，聴覚的，視覚的な記憶が必要になる．「スマーティーの課題」は，記憶する視覚的要素が2画面しかないので，アスペルガー障害では視覚記憶が良い場合，「サリーとアンの課題」ができなくとも，「スマーティーの課題」はできることもあり得ることを理解しておく必要がある．

10）学習レディネス

　学習するとはどういうことであろうか．就学すると算数や国語を勉強していくことになる．すなわち「読み・書き・そろばん（算数）」を習う．それらを学習するための基礎的能力が学習レディネスである．

　学習レディネスには言語性・非言語性の両機能があるが，習う内容に対して，方向性をもって一定の時間，注意を持続できる（地と図の関係），言われ

ている内容が理解でき，書かれている内容が読め，書き写すことができる，頭の中だけで考えるすなわち抽象的な思考がある程度はできる，などがある．逆に言うと，学習レディネスができていなければ，学習ができないということになり学習障害（LD）の診断となる．実際の医学的対応では，認知心理学的に分類し，LDの概念を整理すること，認知教育的見地からの教育方針あるいは方略（できる・できないでなく，その子がどのように学んでいったらよいのか）を教えてあげることが，これからの特別支援教育課題である．

11）心身が十分発達し，生理的変動や情緒的不安定から解放される潜伏期

　小学校3，4年生になると，心身が十分発達し，生理的変動や情緒的不安定が解放されるが，この時期は暗示にかかりやすい時期でもあり，チック，抜毛などの症状が認められやすい．また将来の自分を具体化する自画像を作り上げる時期でもあるため，理想の将来像が身近に具体的に存在する必要がある．そのためには，うまくいったあるいは褒められた成功体験を多くもち，うまくいかなかったあるいは怒られたといった失敗体験を少なくすることが重要である．

　このころになると，抽象化能力，ワーキングメモリー（作働記憶，コラム参照）は，成人と同様のレベルになるため，このようなまったく新しい課題をこのころ越えなければならない，成人になるための高い壁という意味で，教育界では"9歳の壁"ともいわれている．

12）思春期の課題

　小学校の高学年から成人期までの第2次性徴を迎え，体のエネルギーや性的エネルギーが増大する時期であり，自我同一性（アイデンティティ）の獲得，自己同一性（自我），役割同一性（社会），友達関係の確立，親からの精神的な分離（世代間境界）と自立，身体像の変化，性的同一性（男，女），などの問題からメタモルフォーゼ（変容）が必要とされる．

B 発達障害の早期発見のための診察法（1歳6か月ごろ）

　初診の時（子どもが医師に慣れていない時），医師が子どもを抱いて，母親から1.5mぐらい離れたところに連れて行く．すると子どもは「知らないおじさ

コラム　神経心理学的観点からの発達障害

1 ■ 聴覚認知，視覚認知とは

聴覚入力系より得られた聴覚情報は，情報の理解として音韻音弁別（変化する聴覚的刺激の処理），意味，統語（文法），実用論（言語使用），情報の記憶，情報の操作を行う．一方，視力，両眼視機能，眼球運動よりなる視覚入力系より得られた情報は，認識，記憶，操作，空間の認識が行われ，出力機能として，身体との協調により「書字」が行われるが，その後の文章の形成には，聴覚認知のシステムが必要になる．

2 ■ 文字とは

文字は表記される内容に従って，文や物や物事のシンボルとしての絵文字，概念に対応する表意文字，話しことばを忠実に記録する表語文字に分けられる．表語文字は，話しことばにおける語を表記し，日本語の漢字にあたる形態素文字，話しことばにおける語音を表記する表音文字（音節レベルに対応し日本語のかな文字に当たる音節文字，音素レベルに対応するアルファベット）に分かれる．

3 ■ 作働記憶（ワーキングメモリー）（図5）

LD，ADHDをワーキングメモリーの異常として考えようとする動きがある．ワーキングメモリーとは，「認知活動においてアクティブに情報を保持し，課題の効率的な達成を可能にするシステム」である．すなわちさまざまな日常の認知活動（会話，文章の理解，プランニング，判断，推論や思考など）を効率よく行うための必要不可欠なシステムであり，自己モニターの働きも含み，容量に限界があり，消去（リセット）されことにより処理されることが特徴である．このシステムは，①中央実行部：目的とする作業や活動がスムースに行われるように全体を見渡し，音韻ループと視空間スケッチパッドに仕事を割り振ったり，それらの活動に必要な場所（記憶容量）を確保したりする一種の制御機構，②視空間スケッチパッド：言語化できない情報を視覚イメージ（画像記憶）として保持する，③音韻ループ：内的な言語の反復により情報を保持するメカニズム（言語記憶）の部分より成り，認知作業を行っているときは，これらの部分が緊密に響きあっている．

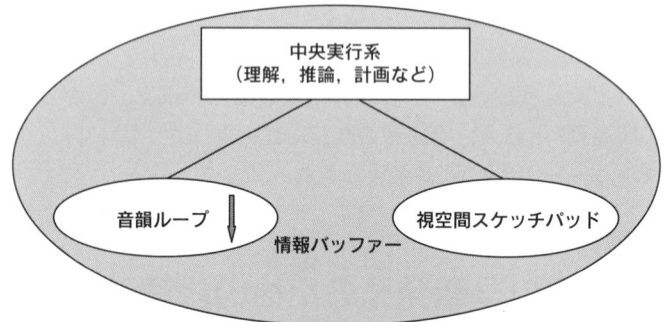

①自分をコントロールする能力（行動制御における抑制機構）の障害
②ワーキングメモリー：聴覚系，視覚系遂行機能？の点からも考えられる

図5　認知神経心理学からみた ADHD

んに連れて行かれた」と思うので，母親のほうを見て「お母さん助けてちょうだい！」という思いで，母親のほうへ走って行く．走っていった時に子どもは母親の顔を見て訴えかける．駆け寄っていって抱きつく．このことは，子どもと母親との間に基本的信頼関係が成立していることを意味する．これができない子どもは，まだ母親に対して，何があっても助けてくれる人という気持ちが育っていない．このような状況を見せながら母親に説明すると，子どもの問題点が何なのかを理解してもらえる．

　筆者の外来の診察室には，「ぽぽちゃん」というミルク飲み人形がある．その人形用のミルク瓶を子どもに渡すと，1歳前だと自分で飲んでしまう子もいる．1歳から1歳6か月ごろには人形に飲ませるようになるが，2歳以上なのに自分が先にミルク瓶を口に入れて飲んでしまう子どもがいる．自分で飲む行為をした後に人形に飲ませるわけである．もちろんミルク瓶が人形用のおもちゃであると知っていての話である．口腔感覚の異常（他人が口をつけたものが気持ち悪いと思わない）なのか，人形を意識しながらも，やはり自分のほうが中心で自分が飲んでしまう．その後で遊びとして，文字通り人形に飲ませているのかもしれない（アスペルガー障害やHFPDD）．

C コミュニケーションとことばの問題

1 コミュニケーションの分類

　軽度発達障害ではコミュニケーションが取りづらい，人との関わりかたが悪い，あるいは他の子どもと遊べない，友達がいないといった訴えが多い．発達障害は発達のゆがみ，すなわちコミュニケーション能力，運動能力，認知能力，そして社会能力のアンバランスがある．コミュニケーション能力の発達は，①人に言われたことを聞く，②自分が何を欲しいかということを言う，何か○○をしてくれと伝える，③相手と自分との間で会話を成り立たせる，という段階を踏んで進むことになる．

　発達障害の評価は，子どもの"発達レベルのゆがみ"をみることである．このため，子どものコミュニケーション能力がどの段階にいるのかを評価して，他分野の発達レベルとのバランスを考える．またコミュニケーション手段についても評価する．コミュニケーションはことばだけで行われるのではなく，

ジェスチャー，指差し，音声や発声，絵，文字なども含んでいる．さらにコミュニケーションは，自分が人に対して要求する伝達系と，こころとこころを通わせるなどの共感系に分かれる．さらに別の方向から，ことばを発している場合，コミュニケーションの方法が発声を含んだ聴覚的手段によるものなのか，ジェスチャーなどの視覚的手段によるものなのかを考える．コミュニケーションとして用いられるかどうかを分析的に考えていく．コミュニケーション行動がなく，ことばのみでは，常に自分の世界にいることになる（自閉症）．

2 伝達手段と認知・適応能力の評価

子どもの遊びとコミュニケーションの発達による，年齢と発達レベルの評価が重要である．診察室では，まず子どもと関係を取ること，子どもの発達レベルを予想し，最低限どのような診察をすればよいかを測るために，子どもにおもちゃを好きに使って遊んでもらう．遊んでいるところを見ることにより，その子どもの非言語能力がある程度わかる．お人形さん，ままごとセット，自動車とか電車，絵本，漫画，図鑑などであるが，PDDの子どもは電車を好む場合が多い．「心の理論」を通過していない子どもに対して，どういう遊びをすれば「心の理論」を通過させることができるのか，各おもちゃの役割を考えさせ，どのおもちゃでどのように遊べばよいのかを考えながら，親への具体的な指導につなげる必要がある．

3 言語発達

初語は通常，母親が使う「マンマ」（＝食べてもよいもの，概念），「ワンワン」（＝四足で歩く動物）である．アスペルガー障害では，目で見た具体的なもの（名詞）として「しんかんせん」といったり，特定の動作と関係する動詞を言ったりする．「マンマ」，「ワンワン」など，ある性質をもった概念を現すことばを使わないことが多い．すなわち見たまま，文字通りの単語（名詞あるいは動詞）を使う．ある子どもは，お父さんが大切にしていた，ある種類の金魚の難しい英語名を口にしたのが初めてのことばだった．「何歳で単語を言いましたか？」ではなく，「何を言ったのですか？」という質問が必要ということである．

前言語期は手差しから要求の指さしへ，喃語から前言語（ジャーゴン：むちゃくちゃなことばであるが，発音は日本語的なもの）へ発達する．この時期は知的機能では1歳レベルである．コミュニケーションの手段としてのことばは，相手を自分と同じ種類である仲間として理解するということである．しか

し自閉症とかアスペルガー障害の子どもは，他人にはあまり関心がない．例えば電車に乗ると，他に乗っている乗客には興味がわかないで，電車そのものにしか興味がない．「他のお客さんはいなかったの？」と聞くと，ずいぶん考えてから「そういえばいたな」ということになる．見たままを述べるから，実際に見た多くの人をまとめて"いい加減に"表すことができないので，「電車の乗客は，電車にずっと乗っている．電車の部品のように」などと言ってしまう．電車に乗っている個人個人には興味がなければ，その人について話はしない．その人の目も見ない．興味のないものに対しては見ようともしない．目も当然合わない．話しかけもしない．このように考えると，自閉症の人の奇妙な言動・行動もある程度説明がつく．

4 言語発達の評価

　言語発達の評価では，語彙の数が増えること，語彙の意味の広がり，会話を進める能力，そして文法の使用能力などをみる．「ことばが出ない」以外の主訴としては，「しゃべっても，なかなか会話にならない」が多い．その他，語彙の広がりも重要であり，健常発達の場合はまず"一事一言語"から始まる．例えば細長くて，速く走って，新幹線のホームに止まっているものを「しんかんせん」ということである．次に，初めて鳥を見た時に，羽だけでもなく，くちばしだけでもなく，それ全体を「鳥」として認識する．PDDの子どもは，その部分だけを認識し，部分の集まりとしてしか全体を認識できない．また，事物のカテゴリー（概念）とは，例えば，形がどうであれ水を入れるものを「コップ」ということであるが，例えば長靴の形をした帽子があっても，頭に被るものであればそれは帽子であって，長靴ではない．しかしPDDの子どもにとってこれは難しい．その物の役目，機能を理解しなければ帽子とは言えないからである．

　文脈を考えながら話すことも大切である．例えば自分の視界の中にケーキがあっても，話者が「メガネ」と言うとメガネの話として認識する．日常の会話では，どこを見ているか，何を考えているのか，どういう話をしているのか，ということは説明せずに話してしまうことが多い．この理解が悪いと会話にはならない．臨床の現場レベルで会話にならない場合には，だいたい2歳半〜3歳半ぐらいのレベルであることが多い．すなわち語彙の広がりが十分ではない時期のレベルである．

■宮尾益知

第Ⅲ章

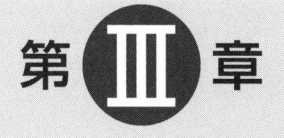

医学的観点からの発達障害

1 発達障害の歴史的変遷と今日的意味

A 微細脳損傷症候群（スチル病）から注意欠陥/多動性障害へ

> 微細脳機能障害症候群（minimal brain dysfunction syndrome：MBD）とは
> 　1947年，ストラウスが「多動，不器用，行動の学習の障害」によって特徴づけられる子どもの脳障害を初めて"脳損傷児（brain injured child）"として提唱した．その後1959年，パサマニックが上記のような子供の脳障害を「妊娠中あるいは出産前後に起こった脳の微細損傷による障害で，知能は正常であるもの，微細脳損傷（minimal brain damage）」と定義し，1962〜63年，明らかな器質的障害が証明されない場合，微細脳機能障害（minimal brain dysfunction）という表現が用いられるようになった．

　1980年，米国の診断基準（DSM-Ⅲ）の中で小児精神障害は次の5つに分類された．すなわち，知的障害，発達障害，行動傷害，情緒障害，身体的障害であり，学習障害と微細脳機能障害の行動面の障害は，DSM-Ⅲ；注意欠陥障害（attention deficit disorder：ADD）に，DSM-Ⅲ-R（1987年，改訂版）では，注意欠陥/多動性障害（attention-deficit/hyperactivity disorder：ADHD）に分類された．また学習障害と微細脳機能障害の学習面の障害は，DSM-Ⅲ，DSM-Ⅲ-Rは，特異的発達障害（発達性表出性言語障害，発達性受容性言語障害）の中に分類された．また，1977年，WHOの国際疾病分類第9版（ICD-9），1989年第10版で，微細脳機能障害，注意欠陥多動性障害に相当する概念として，「多動症候群」が定義された（表9）．
　この定義として，注意の持続の短いことと注意の散りやすさを基本的な特徴とする障害である．幼児期にもっとも著明な症状は，抑制のない，統合と制御が不良な過度の多動性であるが，これは青年期には，寡動性に置き換えられる

表9 多動の要因

- 正常範囲（個性の範囲）
- 発達の未熟（軽度精神遅滞）
- 環境要因（家庭環境，対人関係）
- 広汎性発達障害（自閉症）
- 非言語性学習障害
- 注意欠陥/多動性障害
- アダルトチルドレン（ACoA）
- トラウマ（PTSD）

ことがある．衝動性，著しい気分の変動と攻撃性も，よくみられる症状である．特定の技能の発達の遅れがしばしば存在し，障害された乏しい対人関係がよくみられる（ICD-9）．ただし，広汎性発達障害，躁病，うつ病，または不安性障害の診断基準に適合しないこと．6歳未満の発症，最適6か月の持続，IQが50以上とされた．

日本では微細脳機能障害（minimal brain dysfunction）と訳されており，知能はほぼ正常範囲にあり，なおかつ視力，聴力，運動機能に大きな障害をもつ．行動上の症状とは，具体的に多動，衝動性，不注意のことを指した．つまり現在のADHDを指す．また学習上の症状とは，読み，書き，算数ならびに発達性の言語障害などを指している．

B 学習障害

学習障害とは
　基本的には全般的な知的発達に遅れはないが，聞く，話す，読む，書く，計算する，または推論する能力のうち特定のものの習得と使用に著しい困難を示すさまざまな状態を指すものである．学習障害はその原因として，中枢神経系に何らかの機能障害があると推定されるが，視覚障害，聴覚障害，知的障害，情緒障害などの障害や，環境的な要因が直接の原因となるものではない（文部科学省，1999）．

学習障害（learning disorders：LD）は医学領域からの診断名であり，以前から教育分野ではより広い障害を指していた．一方，学習障害の最も初期の概念

であり遺伝的な要因のある疾患として考えられる読字障害は，欧州において，階層制度と個人の特性と問題と考えられており，すなわち文盲-読字障害（specific learning disabilities：SLD）と称されていた．

米国においては，国語（統一言語）としての英語が存在し，dyslexiaは学習よりも法律等の理解のための社会における問題として考えられていた．

1963年，Kirkが「治療教育に方向性を与える用語」として提唱し，1968年，Myklebustが「行動上の問題があり，基本的には神経学的な原因による学習能力の障害」と定義した．そこで(1) 精神遅滞ではない，(2) 感覚器官の障害ではない，(3) 情緒障害ではない，(4) 運動障害ではない，と提案したが，1973年，Petersは純粋多動型の症状を，(1) 多動，注意集中困難，注意転導性亢進，衝動性，不器用，共同運動障害，(2) 混合型とし，また，純粋学習障害型は，左右障害，書字障害，読字障害，算数障害とタイプ分けした．

また，神経の分野（World Federation of Neurology）では，通常の教育を受け，十分な知能をもち，社会文化的な機会を与えられていても生ずる読みの学習上の困難という形で表現される1つの障害としている．

あるいはEisenberg（アイゼンバーグ）（1976）によれば，臨床的には特異的読み書き障害は，通常の教育，文化的に十分な家庭環境，適切な動機，正常な感覚器官，正常な知能をもち，著しい神経学的障害をもたないにもかかわらず，通常の学習では読むことができない障害としている．

このように，学習障害については，注意欠陥障害，多動性障害，発達性協調運動障害等も含まれる概念であることが理解できる．これらの各障害との関係をどのように診断名として関係させるかがこれからの課題である．

C 自閉症から広汎性発達障害に

1943年に米国の精神科医のLeo Kanner（レオ・カナー）は「早期乳幼児自閉症」を発表した．(1) 他者との情緒的接触の重篤な欠如，(2) 物事をいつまでもそのままにしておきたい要求，(3) ことばがないか，あったとしてもオウム返しや他者には通じない独特のことばを作ってしまうなど，コミュニケーションに役立たないことばと知的な顔立ち，(4) カレンダーの計算など特殊な領域での優秀な能力を特徴とする．その後，カナーとアイゼンバーグ（1956）は，3歳くらいまでに現われ，他人との社会的関係の形成の困難さ，ことばの発達の遅

れ，興味や関心が狭く特定のものにこだわることを特徴とする自閉症のうち，知的発達の遅れを伴わないものを高機能自閉症と名づけ，中枢神経系に何らかの要因による機能不全があると推定した．この診断基準が，現在の医学的診断基準の基になっている．すなわち，「自閉的な子ども」としてかなり広く漠然と使われてきた用語である．自閉症は行動で定義される症候群であるので，当然境目の症状をもった子どもがおり，そのような場合にICD-10では「非定型自閉症」としている．

アスペルガー障害は，オーストリアの小児科医であるHans Asperger（ハンス・アスペルガー）が，1944年「小児期の自閉的精神病質」として発表した．しかし前年のカナーの「早期乳幼児自閉症」がその後，長く英語圏で影響をもち，アスペルガーの論文は陰に隠れた存在であった．

1981年，英国の児童精神科医であるLorna Wing（ローナ・ウィング）がアスペルガーの業績を紹介し，再評価した．ウィングは多数例の研究から，自閉症とは診断されていないが，社会性，コミュニケーション，想像力の3組の障害をもつ子どもたちに注目した．当時，自閉症は，言語によるコミュニケーションが限定され，対人関心も非常に乏しい子どもにのみ適用され，ことばによるコミュニケーションが可能であったり一方的でも対人関心がある場合は自閉症とは考えられていなかった．ウィングは上記の3組の障害をもっていながら自閉症と診断されない子どもたちの一部はアスペルガーの報告したケースに似ていることからアスペルガー症候群という診断が適切であるとした．その後，この障害はしだいに注目されるようになった．ICD-10やDSM-IVにもこの障害の概念は採用され現在にいたっている（表10）．現在では記載者にちなんでアスペルガー障害と呼ばれ，認知能力の高い自閉症の軽症型と考えられ，ICD-10では広汎性発達障害の下位群と分類されているが，自閉症との異同については議論がある．

アスペルガー障害と高機能自閉症，そして自閉症とのつながり

高機能自閉症（high-functioning autism：HFA），高機能広汎性発達障害（high-functioning pervasive developmental disorders：HFPDD）などはアスペルガー障害とほとんど同じ意味で使われることがあるが，高機能自閉症とは知的な発達が正常範囲の自閉症として使われる．高機能自閉症とアスペルガー障害の異同については議論があるが，ヨーロッパにおいては，少なくとも臨床的には区別する必要はないとされている．広汎性発達障害はICD-10やDSM-

表10 アスペルガー障害の診断基準（DSM-Ⅳ-TR）

A. 以下のうち少なくとも2つにより示される対人的相互反応の質的な障害
  (1) 目と目で見つめ合う，顔の表情，体の姿勢，身振りなど対人の相互反応を調節する多彩な非言語的行動の著明な障害
  (2) 発達の水準に相応した仲間関係を作ることの失敗
  (3) 楽しみ，興味，達成感を他人と分かち合うことを自発的に求めることの欠如（例：他の人たちに興味のある物を見せる，持ってくる，指さしなどをしない）
  (4) 対人的または情緒的相互性の欠如
B. 行動，興味および活動の，限定的，反復的常道的な様式で以下の少なくとも1つによって明らかになる
  (1) その強度または対象において異常なほど，常同的で限局された型の1つまたはそれ以上の興味だけに熱中すること
  (2) 特定の，機能的でない習慣や儀式にかたくなにこだわるのが明らかである．
  (3) 常同的で反復的な衒奇的運動（例：手や指をぱたぱたさせたり，ねじ曲げる，または複雑な全身の動き）
  (4) 物体の一部に持続的に熱中する．
C. その障害は，社会的，職業的，または他の重要な領域における機能の臨床的に著しい障害を引き起こしている．
D. 臨床的に著しい言語の遅れがない（例：2歳までに単語を用い，3歳までにコミュニケーション的な語句を用いる）
E. 認知の発達，年齢に相応した自己管理能力，（対人関係以外の）適応行動，および小児期における環境への好奇心について臨床的に明らかな遅れがない．
F. 他の特定の広汎性発達障害または精神分裂病の基準をみたさない．

〔髙橋三郎他（訳）：DSM-IV-TR 精神疾患の分類と診断の手引 新訂版．医学書院，2003〕

Ⅳで使われる概念であり，広義の自閉症と同じ意味である．また，他者への関心が極端に乏しく，こだわりが強い，いわゆる典型的な自閉症を「カナー型の自閉症」（自閉性障害：表11），自閉症の症状が典型的には現れていないが，自閉症の症状のいくつかが明らかに存在する場合「非定型自閉症」「特定不能の広汎性発達障害」としている．ウィングが提唱している概念である「自閉症スペクトラム」は，社会性，コミュニケーション，想像力の3組の障害が発達期に現れる子どもたちを総称し，広汎性発達障害とほぼ同じ意味であるが，より広い．

　すなわち，自閉症とアスペルガー障害はスペクトラムであり，幼児期には典型的な自閉症の特徴をもちながら，思春期になり，アスペルガー障害の特徴が目立ってくる場合もある．アスペルガー障害は一見して障害があるようには見えず，話もできるし勉強なども人並み以上にできることが多く，少し変わっている，行動や会話がかみ合わない，つきあいにくい，いじめのターゲットにな

表11　自閉性障害の診断基準（DSM-IV-TR）

A. (1), (2), (3)から合計6つ（またはそれ以上），うち少なくとも(1)から2つ，(2)と(3)から1つずつの項目を含む．
　(1) 対人的相互反応における質的な障害で以下の少なくとも2つによって明らかになる．
　　(a) 目と目で見つめ合う，顔の表情，体の姿勢，身振りなど，対人的相互反応を調節する多彩な非言語的行動の使用の著明な障害
　　(b) 発達の水準に相応した仲間関係を作ることの失敗
　　(c) 楽しみ，興味，達成感を他人と分かち合うことを自発的に求めることの欠如（例：興味のある物を見せる，持って来る，指差すことの欠如）
　　(d) 対人的または情緒的相互性の欠如
　(2) 以下のうち少なくとも1つによって示されるコミュニケーションの質的な障害：
　　(a) 話し言葉の発達の遅れまたは完全な欠如（身振りや物まねのような代わりのコミュニケーションの仕方により補おうという努力を伴わない）
　　(b) 十分会話のある者では，他人と会話を開始し継続する能力の著明な障害
　　(c) 常同的で反復的な言語の使用または独特な言語
　　(d) 発達水準に相応した，変化に富んだ自発的なごっこ遊びや社会性をもった物まね遊びの欠如
　(3) 行動，興味および活動の限定された反復的で常同的な様式で，以下の少なくとも1つによって明らかになる
　　(a) 強度または対象において異常なほど，常同的で限定された型の1つまたはいくつかの興味だけに熱中すること
　　(b) 特定の機能的でない習慣や儀式にかたくなにこだわるのが明らかである
　　(c) 常同的で反復的な衒奇的運動（例：手や指をぱたぱたさせたりねじ曲げる，または複雑な全身の動き）
　　(d) 物体の一部に持続的に熱中する．
B. 3歳以前に始まる，以下の領域の少なくとも1つにおける機能の遅れまたは異常：(1)対人的相互反応，(2)対人的コミュニケーションに用いられる言語，または(3)象徴的または想像的遊び
C. この障害はレット障害または小児期崩壊性障害ではうまく説明されない．

〔髙橋三郎他（訳）：DSM-IV-TR 精神疾患の分類と診断の手引 新訂版．医学書院，2003〕

りやすいなどの特徴しか目立たないことも多い．

　共生幼児精神病は，Mahler（マーラー）により記載され，母親との強い共生関係を示すのが特徴とされた．現在では，自閉症の経過型の1つとされている．

　レット症候群（表12）は，女児にのみ起こる進行性の疾患である．2歳頃に，手の目的的使用の喪失や手もみ様の常同運動，知的機能の退行で始まり，運動障害も顕著になっていく．発症初期にはほぼ80%が自閉症あるいは自閉的傾向を示す．

　折れ線型自閉症（ヘラー症候群；小児期崩壊性障害，表13）は，自閉症のう

表12 レット障害の診断基準(DSM-Ⅳ-TR)

A. 以下のすべて：
  (1) 明らかに正常な胎生期および周産期の発達
  (2) 明らかに正常な生後5カ月間の精神運動発達
  (3) 出生時の正常な頭囲
B. 正常な発達の期間の後に，以下のすべてが発症すること：
  (1) 生後5〜48カ月の間に頭部の成長の減速
  (2) 生後5〜30カ月の間に，それまでに獲得した合目的的な手の技能を喪失し，その後常同的な手の動き(例：手をねじる，または手を洗うような運動)が発現する．
  (3) 経過の早期に対人的関与の消失(後には，しばしば対人的相互反応が発達するが)
  (4) 協調不良の歩行と体幹の動きの外見
  (5) 重症の精神運動抑止を伴う，重篤な表出性および需要性の言語発達障害

〔髙橋三郎他(訳)：DSM-Ⅳ-TR 精神疾患の分類と診断の手引 新訂版．医学書院，2003〕

表13 小児期崩壊性障害の診断基準(DSM-Ⅳ-TR)

A. 生後の少なくとも2年間の明らかに正常な発達があり，それは年齢に相応した言語的および非言語的コミュニケーション，対人関係，遊び，適応行動の存在により示される．
B. 以下の少なくとも2つの領域で，すでに獲得していた技能の臨床的に著しい喪失が(10歳以前に)起こる：
  (1) 表出性または受容性言語
  (2) 対人的技能または適応行動
  (3) 排便または排尿の機能
  (4) 遊び
  (5) 運動能力
C. 以下のうち少なくとも2つの領域における機能の異常：
  (1) 対人的相互反応における質的な障害(例：非言語的な行動の障害，仲間関係の発達の失敗，対人的ないし情緒的な相互性の欠如)
  (2) コミュニケーションの質的な障害(例：話し言葉の遅れないし欠如，会話の開始または継続することが不能，常同的で反復的な言語の使用，変化に富んだごっこ遊びの欠如)
  (3) 運動性の常同症や衒奇症を含む，限定的，反復的，常同的な行動，興味，活動の型
D. この障害は他の特定の広汎性発達障害または統合失調症ではうまく説明されない．

〔髙橋三郎他(訳)：DSM-Ⅳ-TR 精神疾患の分類と診断の手引 新訂版．医学書院，2003〕

ち，比較的早い時期，発達に退行が認められる場合に言われる．現段階では，非折れ線型の自閉症とあえて分ける必然性はないという意見もあるが，退行が認められる時期に何らかの出来事が関係していることがあり，元来自閉傾向がある脆弱な乳幼児がPTSDとして著しい退行が認められるとも考えられている．しかし何らかの器質性疾患質性障害（変性疾患）のこともありうるので，医学的検査を十分に行うべきである．

D 精神遅滞

わが国においては，精神薄弱から精神遅滞，そして知的障害という形で用語が少しずつ変化してきている．しかし国際的には，知的障害と精神遅滞との併記の形でintellectual disabilitiesとmental retardationとして扱われている．「知的」と「精神」の違いを考慮してのことである．

精神遅滞とは，明らかに平均以下の全般的知的機能（個別施行による知能検査で70以下のIQ）であり，(1) 幼児では，既存の知能検査で値が得られないので，明らかに平均以下の知能であるという臨床的判断，(2) 適応機能の欠陥または，不全が同時に存在，すなわち社会的技能と責任，意思伝達，日々の生活機能，個人的独立，自給自足などの面で，その属する文化圏でその年齢に対して期待される基準を満たさないこと，で診断される．重症度は，知的障害の程度を反映して，軽度，中等度，重度，最重度という4つのレベルがある．指標として用いられるIQレベルは，軽度精神遅滞では50〜55からおよそ70，中等度精神遅滞では35〜40から50〜55であり，重度精神遅滞では20〜25から35〜40，最重度精神遅滞は20〜25以下で分類される．

軽度精神遅滞が，軽度発達障害として扱われることがある．すなわち，従来教育可能とされていた区分であり，精神遅滞のおよそ85%を占める．学齢期以前に，社会的技能や意志伝達技能の発達がみられ，知覚運動機能におけるわずかな欠陥であり，すなわち知的障害に気づかれにくい．10歳台の終わり頃までに，ほぼ小学校の6年生レベルに達する．成人期には最低限の自立に十分な社会的・言語機能を獲得するが，非日常的な社会的・経済的ストレス下では，指導と援助を必要とすることもある．一般社会の中で独立し，あるいは，グループホームなどで問題なく生活していることも多い．

■宮尾益知

2 発達障害と年齢：診断，対応と治療

　発達障害は早期発見が大切である．しかし早期発見をすればそれでよいわけではなく，具体的早期対応が必要となる．早期発見した医師はその子どもにとって（一般的なものではなく）適切なアドバイスをしなければならない．場合によっては家庭生活，家族機能など事細かな部分にも及ぶ必要があることもある．

　これまでは，発達障害の子どもたちに対し医療現場では診断名を告げるのみで具体的な対応，指導は行われてこなかったのが現状である．医師は「あなたのお子さんは，○○の障害があるかもしれない．しかし，たいしたことはないので普通に育てていてください．しばらく様子をみましょう」という具合であった．しかし，「様子をみましょう」と言われても，親はその子とどのように接すればよいのか，むしろ混乱してしまうであろう．親にとって「普通に育ててください」とはどういうことなのだろうか，ということになる．特に最初の子どもの場合，家族はどう育てることが普通なのかが理解できず，ますます混乱してしまうことになる．わかりやすく丁寧な説明が必要であり，その時の発達過程に沿って具体的に何をすべきなのかを伝えなければならない．ときには医療者側の意図が理解されないことがある．抽象的な説明ではなく具体的に，また長期目標ではなく，今何をすべきかの短期目標を設定し説明する必要がある．

A 乳幼児健診における発達障害のみかたと対応

1 早期発見・早期診断の意義と問題点

　軽度発達障害（HFPDD，LD，ADHD）を早期発見する意義は，保護者や周囲の心構えができることと，気になる行動を理解することにより，対応を改善

できることである．問題が長期化複雑化する前に環境調整などで対応し，子どもの状態が安定する，あるいは問題行動が激減するという効果が期待できる．それにより，保護者の不安が減り，精神的安定を得ることができる．診断を受けることにより，「他の子とはどこか違う」という漠然とした不安から，「病気だから配慮しよう」という気持ちの変化が生じる．また，診断後にグループ療育を通して同じ疾患を有する仲間と出会うことも，保護者を精神的安定に導いてくれる．

　一方，健診で軽度発達障害が早期発見されても，保護者に病識がない場合は，経過観察や療育への紹介のしかたに工夫を要する．問題を指摘することにより，診察を受けた相手に対する怒り，問題の否認，不適切な児への負担を招いてしまうこともある．また，発見・診断を受けても十分な支援体制が整わなければ，保護者は焦りや不安を感じるばかりになってしまう．早期診断の後には確実な相談・療育体制が不可欠である．

2 早期診断の困難さ

　軽度発達障害の早期診断は，軽度であるがゆえに難しい．例えば，学習障害（LD）という診断は，学習上の問題が明らかにならない幼児期には確定診断できない．幼児期には言語発達遅滞，多動などを症状とし，LDリスク児として診察や療育を受けている．

　もう1つの診断の困難さは，加齢により，発達の状態像が変容していくことである．例えば，学童期に初診で診察した子どもの病歴を聞くと，2～3歳ごろは広汎性発達障害（pervasive developmental disorders：PDD）のようであったが，学童期には固執性や対人面での問題，ことばの問題もほとんどなく，多動と人づき合いの苦手が問題として残っているケースがある．療育の成果かもしれないが，学童期に診察した時点ではPDD残遺症状としか診断できないぐらい，症状が軽くなっていることもある．

　発達途上に，10か月児健診，1歳6か月児健診，3歳児健診で軽度発達障害（HFPDD，ADHD，LD）を疑うことはできるが，確定診断することはできない．確定診断をできなくても，運動発達遅滞，言語発達遅滞，多動などを暫定診断や主訴として，必要な療育や育児上の助言を行いながら経過観察し，確定できた時点で再度診断する方法がよいのではないかと考えている．また，その時点時点で診断していても，年齢を重ね，療育を進めるうちに診断名も変化することもありうる．

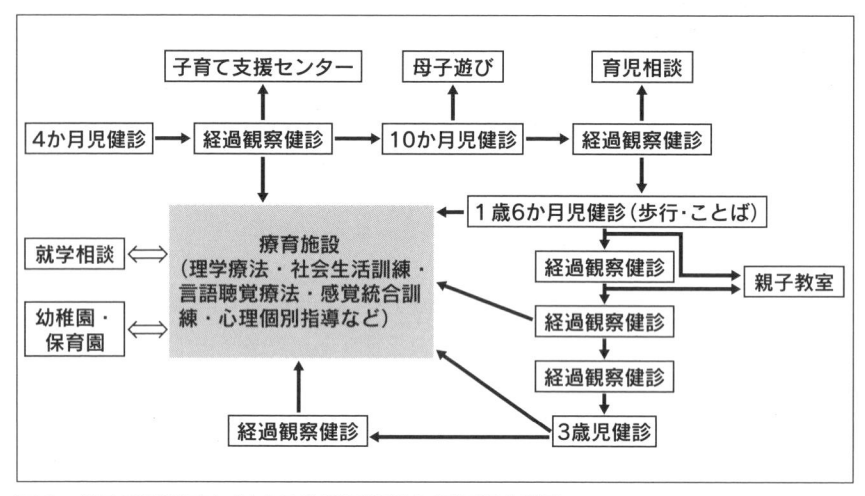

図6　軽度発達障害に対する乳幼児健診と経過観察健診

3 スクリーニングから経過観察へ（図6）

　軽度発達障害の早期発見やフォローは，乳幼児健診でスクリーニングを繰り返すことと，疑わしいケースを経過観察することによる．スクリーニングは乳幼児健診の問診項目や診察所見をきちんとチェックしていれば，かなり有効である．問診項目のすべてではなく，1～2項目でチェックを受けたケースが経過観察の対象である．多くの問診項目でチェックを受けていると，脳性麻痺，精神遅滞，自閉性障害などであることが多い．

　1歳6か月児健診から3歳児健診までは間隔が長い．ADHDやHFPDDには1歳6か月児健診で有意語を話していても，その後に語彙の増加がみられないことが多いので，2歳ごろに語彙の増加や二語文を確認できるとよい．市町村によっては2歳でアンケートを郵送してスクリーニングを行い，アンケートでチェックされた子どもに経過観察健診を行っており，これは軽度発達障害のスクリーニングに有用である．1歳6か月児健診の項目をきちんと評価し（例えば名詞を4語以上話していたかどうかなど），1～3項目でチェックを受けたケースを経過観察の対象とすればよいのかもしれないが，これに関しては明らかなエビデンスはない．

例えば、指さしが出ていなかった子どもが2か月遅れて指さしを始めたり、1歳6か月には有意語を話さなかったが1歳9か月に有意語を話すと、保護者は継続して医療機関を受診することの必要性を感じず、診察が途絶えてしまうこともある。医療機関受診のみでは完全にフォローしきれないため、保健師による追跡を行い、主訴やニーズが出た時点で再受診を勧めるとよい。

もちろん、まだ専門療育が不要の子どもは経過観察健診の形で専門医師のフォローを受けることが最も望ましいが、軽度発達障害の頻度が多い現状を考えると、全例を経過観察健診でフォローすることは難しい。保健師が健診に送るめやすとなる症状を明らかにすることが必要である。このめやすとなる症状については、後に示す。

4 経過観察の方法

経過観察健診では、軽度発達障害を疑わせる症状の有無を聞き、さらに運動・生活習慣・言語・社会性について月齢相当に伸びているかを確認する。言語の遅れが明らかになれば、療育を勧める。また、療育を行う必要はないが、育てにくい子ども、行動上の問題が多い子どもについては、その行動のとらえかた、対処方法を保護者に助言し、必要に応じて、支援の場所を提供する。フォローを行いながら疑い病名を告げ、療育施設へ紹介する。

5 乳幼児健診でのチェックポイント

軽度発達障害の超早期診断について報告はあるが、まだ確立されていない。療育方法についても、Evidence-Based-Medicine（EBM）として確立されておらず、今後、研究が必要である。本項では筆者が行っている手法を述べる。

1）4か月児健診（表14, 15）

表14, 15には、4か月児健診で、軽度発達障害児に問題を生じやすい項目を示した。これらのすべての項目がチェックされるのではなく、1, 2項目しかチェックされないことが軽度発達障害を疑うポイントである。反り返りが強いために首がしっかりしないように見える。筋緊張が亢進しており、腕や足をつっぱって硬い感じがあると表現される。腹ばいで頭をあげない子もいる。これらの主訴がなくとも、引き起こし反応で頭がついてこなかったり、筋トーヌスが亢進していることがある。しかし、脳性麻痺とは異なり、関節可動域制限を認めることはほとんどない。PDDになる乳児では顔面の非対称がみられる

表14 4か月児健診─問診における軽度発達障害早期発見のための注意点

問診項目	軽度発達障害早期発見のための注意点
①抱いている時，頸がしっかりしていますか	反り返りやすいために首が安定していないと思う場合がある
②腹ばいで顔をあげますか	腹臥位をいやがり，頭をあげないことがある
③腕や足をつっぱって，硬い感じがありますか	筋緊張の亢進がみられる
④あやすとよく笑いますか	笑わない，表情が少ないことがある
⑤見えない方向から声をかけるとそちらに顔を向けますか	声かけへの反応が悪い
⑥眼で物を追いますか	追視しないことがある
⑦アーアー，ウーウーなどの声を出しますか	喃語が少ない
⑧お母さんのほうが他人よりもなつかれていると思いますか	母の認識が弱い

表15 4か月児健診─診察における軽度発達障害早期発見のための注意点

診察所見	軽度発達障害早期発見のための注意点
①仰臥位 　肢位を正常に保つ 　両手を胸の前で合わせる（指しゃぶり）	非対称性緊張性頸反射（ATNR）が残存しているため，非対称のことがある
②腹臥位 　頭を床よりあげる（胸を床よりあげる）	頭をあげられない
③引き起こし 　引き起こしで頭がほとんど遅れない	反り返りのため引き起こしで頭がついてこないことがある
⑥視聴覚 　凝視（視線を合わせる，じっと見つめる） 　左右十分に追視する 　見えない方向からの音に対して振り向く	視線を合わせにくい 追視をしない 音への反応が悪い
⑦筋トーヌス 　正常・亢進・低下	筋緊張は亢進していることがあるが関節可動域は正常である
⑧原始反射 　非対称性緊張性頸反射（ATNR）	残存していることがある

こともある．これらの所見だけでは，すぐに軽度発達障害の診断を下されるものではない．抱っこのしかたや赤ちゃん体操を助言し，2か月後に経過観察を行う．6か月になっても頸が座らないなど，正常発達から明らかに逸脱してき

表16　10か月児健診―問診における軽度発達障害早期発見のための注意点

問診項目	軽度発達障害早期発見のための注意点
①手放しでおすわりができますか	座位をとる気がなく座位をとれない，じっとして座れない
②ハイハイ（ずり這い・高這い）ができますか	這う気がない
③つかまって立っていることができますか	つかまって立つ気がない
④つたい歩きができますか	つかまって立つ気がなくつたい歩きをしないことがある
⑤イヤイヤ・シャンシャン・バイバイなどの真似をしますか	模倣が2～3か月遅れることがある
⑥人見知りをしますか	人見知りをしない，あるいは2～3か月遅れることがある
⑦機嫌よくひとり遊びをしていますか	ひとり遊びが多いことがある
⑧さかんにおしゃべりをしますか	発声が少なく黙々と遊ぶ子がいる
⑨耳は聞こえていると思いますか	興味がないと声や音へ反応を示さない
⑩育児をしていてイライラすることが多いですか	反応の弱さに母が育児の充実感を感じられないことがある

表17　10か月児健診―診察における軽度発達障害早期発見のための注意点

筋・神経学的所見	軽度発達障害早期発見のための注意点
①座位：安定・不安定・不可能	座る気がない，反り返る，じっとして座っていられない
②立位：正常・異常	立位をとる気がなく，足をつかないことがある
③筋トーヌス：正常・亢進・低下	筋緊張の亢進は目立たなくなるか4か月と同様強い
④パラシュート反応（＋・±・−）	パラシュート反応が数か月遅れて出ることがある

たら，小児神経専門医を紹介するか，運動発達遅滞の診断で理学療法を開始する．

2）10か月児健診（表16，17）

　表16，17には10か月児健診で軽度発達障害児に問題を生じやすい項目を示した．多くの問診項目でチェックを受けていると，脳性麻痺，精神遅滞，自閉性障害であることが多い．1，2項目でチェックを受けていると軽度発達障害のリスクがある．診察所見では座位不安定（座位をとる気がない様子，多動でじっと座っていない），立位をとる気がないことをしばしば認めるが，これだけで軽度発達障害と診断できない．精神発達遅滞でも同様の所見がみられる．

ただ，精神発達遅滞ではおもちゃへの興味などは弱いことが多いが，PDDリスク児では人よりも物（おもちゃ）へ興味を示すことが多い．脳性麻痺でも運動の遅れは出るが，脳性麻痺では筋緊張の異常や姿勢の異常，関節可動域制限が明らかになり，指の使いかたにも麻痺の所見がみられることが多い．軽度発達障害ではこのような所見は認めない．粗大運動の遅れがありながら，おもちゃへの興味が強かったり，器用に手を出して操作できる，など発達のアンバランスがある．

　非対称性緊張性頸反射（ATNR）が残存し，寝返りが異常パターンになることがある．立ち直り反応で立ち直りの出現が遅れることもある．

　表18にPDDリスク乳児によくみられる症状を示す．これらの症状が1つみられたからといってPDDと診断できるわけではないが，これらの症状がみられる場合はPDDも念頭において対応する．

　そもそも"育てやすさ"で乳幼児相談に来所することはない．1日中泣いている，ちっとも寝ないなどの"育てにくさ"，あやしても表情が乏しい，視線が合いにくいなどの症状で，育児不安を訴えて乳幼児相談に来所する．まず，保護者の話を聴き共感し，子育て支援センターなどでの遊びかた指導や保育所で一時保育を行い，保護者の負担の軽減を図る．また，前述のスクリーニング項目に多く該当したり，運動など発達の心配がある場合は精密健診や小児神経専門医の診察を勧める．保護者が主訴を感じていない場合は，ただちには疑い病名を伝えないが，「対人面の弱い赤ちゃん」「育てにくい赤ちゃん」として保護者の苦労に共感する一方，不眠に対し入眠剤を処方し保護者の負担を軽減する．また，運動発達の遅れがあれば理学療法を指示する．

　PDDを疑う場合は2～3か月ごとに経過観察を行い，明らかに発達の基準から逸脱している時には療育を指示する．座る気がまったくなく座れない子どもには運動発達促進のための運動を指導する．マイペース，人見知りがないなどを認める場合，保護者に注意点（ビデオやテレビをひとりでみることを避けるなど）や対応方法（母子遊びなど）を伝える．

3）1歳6か月児健診（表19）

　問診項目の中で，③ボールのやりとりをして遊びますか，⑤意味のあることばを話しますか，⑥「～を持ってきて」などのことばの指示に応じられますか，⑦絵本を見て知っている物を指さしますか，⑧しゃべっているような抑揚で話しますか，⑨泣かないで欲しい物を指さしますか，⑩「ウン」，「イヤ」

表18 PDDリスク乳児にみられる症状

育てやすさ
- 寝てばかりいる
- おとなしい
- 親の邪魔をしないでひとりで遊んでいた

育てにくさ
- 1日中泣いている
- ひどい夜泣きをする
- ちっとも寝ない

非言語的コミュニケーション
- 表情が乏しい
- 視線が合いにくい

対人関係のとりかた
- 手遊びに関心を示さない
- 母よりもおもちゃをよく見る
- 人見知りをしない

固執性
- テレビの特定のコマーシャルだけによく反応する

運動発達の異常
- 座位をとろうとしない
- うつぶせをいやがる
- 立たせても足をつこうとしない

をはっきり表現しますか，⑪親としっかり視線を合わせますか，⑫他の子どもに関心をもちますか，⑭人の真似をしますか，の項目を多数通過できない小児は，軽度発達障害というよりむしろ自閉性障害を疑う．また，⑮目つきや目の動きがおかしいと思ったことがありますか，の項目でチェックを受ける子どもの中には，視力や斜視の問題ではなく，PDDの視線の不自然さのためにチェックを受ける子どももいる．

これらに該当する幼児に対して，保護者の不安があれば，ただちに親子教室で遊びかた指導を行い，2～3か月後の変化をみて，改善傾向がなければ，療育機関へ紹介する．

保護者に病識がなければ，対人意識の弱い子どもであることを伝え，地域（児童館など）の集団遊びへの参加，自宅での関わりかたの助言（追いかけっこ，日常生活動作のなかでのお手伝いなどにより指示理解が発達することなど）を行う．そして，2～3か月後に経過をみる必要があることを伝える．1歳6か月で自閉性障害を疑っても，療育開始後，3歳ぐらいまでに急速に発達し，

表19 1歳6か月児健診—問診における軽度発達障害早期発見のための注意点

問診項目	軽度発達障害早期発見のための注意点	PDD	ADHD	LD
運動機能				
① 手を軽く持つと階段をあがれますか	運動発達の遅れを示す場合は不通過になる	±	±	±
② 鉛筆クレヨンなどでなぐり書きをしますか	模倣がでないとできない	±	±	±
③ ボールのやりとりをして遊びますか	PDDではやりとり遊びができないことがある	+	−	−
④ 積み木を2つ以上つめますか	不器用なタイプでは不可能である	±	±	±
精神言語発達				
⑤ ママ，ブーブなど意味のあることばを話しますか	PDDではことばが出ていない	+	±	±
⑥ 「〜を持ってきて」などのことばの指示に応じられますか	PDDでは不通過になることがある	+	−	−
⑦ 絵本を見て知っているものを指さしますか	知っている物は指さすが，尋ねられても答えないことがある	+	−	−
⑧ しゃべっているような抑揚（調子）で話しますか	尻上がりや単調な発声がある	+	−	−
⑨ 泣かないで欲しいものを指さしますか	PDDでは指さしがでないことがある	+	−	−
⑩ 「ウン」「イヤ」をはっきり表現しますか（動作でもよい）	PDDでは不通過になることがある	+	−	−
⑪ 親としっかり視線を合わせますか	必要な時には視線が合うことが多い	+	−	−
社会性				
⑫ 他の子どもに関心を持ちますか	PDDでは子どもではなく持っているおもちゃに興味を示す	+	−	−
⑬ ことばや声で他の誰かに呼びかけますか	PDDではクレーン現象もみられる	+	−	−
⑭ 人の真似をしますか	興味のあることは模倣はするが，身近な人への模倣が少ない	±	−	−
視聴覚				
⑮ 目つきや目の動きがおかしいと思ったことがありますか	横目でみるなど視線の不自然さを認めることがある	+	−	+
⑯ 耳はよく聞こえているようですか	呼名に反応が悪いこともあるが，自ら必要な時には反応する	+	−	−
⑰ 後ろからでも名前を呼ばれると振り向きますか	呼名に反応が悪いこともあるが，自ら必要な時には反応する	+	−	−
⑱ コップで水を飲みますか	手の過敏や模倣不可のため身辺自立できないことがある	+	+	+
⑲ 自分でスプーン，フォークなどで食べようとしますか	手の過敏や模倣不可のため身辺自立できないことがある	+	+	+

＋：チェックされることが多い　±：チェックされることが時にある　−：チェックされることはあまりない

表20　PDD児1歳台にみられる症状

愛着行動の欠如
- 人見知りがまったくない
- 外で迷子になってしまう
- ひとりでも平気

愛着行動の異常
- 人見知りがひどい
- 母親べったりで父親にもなつかない

言語理解の遅れ
- 呼んでも知らん顔される．耳が聞こえないのか心配
- ことばの理解がない
- 話しことばの発達が遅れる（語彙が増えない）

非言語的コミュニケーション
- 指さしの時期が遅れる
- 視線が合うものの一方的だったり，不自然だったりする

HFPDDになる子どももいる．

　HFPDD，ADHD，LDでは，前述した問診項目の大半は，1歳6か月では通過していることが多い．しかし，1～2項目が不通過になっていることがあるので，その場合は3か月後に経過観察を行い，語彙の増加の確認やPDDのスクリーニングを行う．育児不安がある，保護者の子どもへの関わりかたが良好でない，あるいは育児環境が十分でないと考えられる場合は，親子教室への参加を勧める．HFPDD，ADHD，LDでは，それぞれの健診で通過すべき項目を数か月遅れて獲得することが多いので，通過できたからといって安心できるわけではなく，問診項目で気になる項目がある場合は，引き続き経過観察を行う．次の診察までに不安が出た場合はいつでも保健師に相談でき，健診を受けられることを保護者に説明する．

　1歳6か月児健診での言語発達の評価では「イヤイヤ」「バイバイ」などの「掛け声ことば」だけでなく，物と名称とが一致していることばの量をみる．軽度発達障害では発語の内容がキャラクター（アンパンマンやトーマスなどに）や車の車種などに限定されているなどの偏りがある．また，必要最低限しかしゃべらないようにみえるなどの場合は経過観察が必要である．

　PDDでは名前を呼ばれても反応しない，気分により反応したりしなかったりする，非言語的コミュニケーションでは指さしの出現が遅れる（1歳過ぎてようやく指さしが出る），あるいは，指さしはあるが，要求場面に限定された

表21　PDD児2歳台にみられる症状

不安
- 特定の物を非常に恐がる
- 病院や理髪店へ怖がって入れない
- 初めての場所や物を怖がる

マイペースさ
- 思い通りにならないとすごく怒る
- 言い聞かせてもわからない
- 人のいうことを聞かない
- ひとり遊びに没頭している

こだわり
- 妙に神経質

身辺自立の遅れ
- トイレへ行くのを拒否する
- ひどい偏食がある
- 自分で食べようとしない
- しつけができない

り，一方的に指さすのみであったりする（表20）．遠くの物を指さしても示された物のほうを見ない（三項関係が取れない）．視線が合うものの一方的だったり不自然だったりする．社会性では人見知りがない，あるいは，知らない人に対しても馴れ馴れしい，知らない人と簡単に手をつなげるなどの特徴があったり，逆に人見知りが強すぎる，母親以外の家族に対して人見知りがある場合もある．また，家では母親にべったりなのに外にいくと平気で離れるなどもある．新しい場所にいくと非常に不安がる．知らない場所でも平気で母親から離れる，テレビやビデオの模倣をするが，人の模倣はしないなどの症状がみられる．これらの症状があれば，母子遊びを行えるよう，地域の親子教室を紹介し，3か月後に経過観察を行う．

2歳台でのPDDを疑わせる訴えを表21に示した．

4) 3歳児健診 (表22)

PDD，ADHD，言語性LD（VLD）ではことばの遅れを示すので，問診項目中の④〜⑦でチェックを受けることが多い．また，指示理解が悪いので，⑱視力検査，⑳聴力検査ができないことがある．PDDでは視線の不自然さのため，⑰を指摘されることがある．⑩の落ち着きのなさはADHDでもLDでもPDDでもみられる症状である．

表22 3歳児健診問診における軽度発達障害早期発見のための注意点

問診項目	軽度発達障害早期発見のための注意点	PDD	ADHD	LD
運動機能				
① ボタンはかけられますか	PDDやADHDで不器用があると不通過になる	+	+	+
② クレヨンなどで,○を書けますか	協調運動障害では上手に書けない	+	+	+
③ 手を使わずに交互に足を出して階段を4〜5歩歩けますか		+	−	+
精神言語発達				
④ 自分の名前が言えますか	PDDでは質問されて答えられないことがある	+	+	+
⑤ ことばをつなげてお話できますか	PDD, VLD, ADHDでは不通過になることがある	+	+	+
⑥ ことばが遅れているという心配がありますか(単語のみ,ほとんど話さない)	PDDでは不通過になることがある	+	+	+
⑦ ナニ・ダレ・ドコなどを使った質問をさかんにし,よく話しますか	PDD, VLD, ADHDでは不通過になることがある	+	+	+
社会性				
⑧ 一緒に遊ぶ友だちがいますか	マイペースなために同年齢の子どもと遊べないことがある	+	−	+
⑨ お母さんなどが近くにいることがわかっていれば,離れて遊ぶことができますか	PDDで母への愛着が固執性になり,該当する場合がある	±	−	−
⑩ ひどく落ち着かず注意を集中できなくて困ることがありますか	PDD, ADHDではチェックされることが多い	+	+	+
⑪ うまくできなくても手伝うと怒るなど,何でも自分でしたがりますか	PDDでこだわりのためにチェックされることがある	±	±	−
⑫ 電車ごっこやままごと遊びなどをしますか	PDDではごっこ遊びが遅れることがある	+	−	−
⑬ 指しゃぶり・爪噛み・ひどい人見知りなど困っていますか	固執性のため人見知りが長いことがある	+	−	−
生活習慣				
⑭ 昼間に排尿を前もって教えますか	生活習慣の確立が遅れることがある	+	+	+
⑮ 排便を前もって教えますか	生活習慣の確立が遅れることがある	+	+	+
⑯ ほぼこぼさないで1人で食べますか	不注意や不器用のためにこぼすことが多い	+	+	+
視聴覚				
⑰ 頭を傾けたり,横目で見たりしますか	視線の不自然さに保護者が気がつく場合がある	+	−	−
⑱ 視力検査の方法を理解して検査できましたか	指示理解が悪く,検査をできないことがある	+	+	+
⑲ 話しことばについて遅れている,発音がおかしいなど気になることがありますか	VLD, ADHD, PDDではことばの遅れ,PDDではプロソディ*の障害	+	+	+
⑳ 聴力検査の方法を理解して検査できましたか	指示理解が悪く,検査をできないことがある	+	+	+

＋:チェックされることが多い.　±:チェックされることが時にある.　−:チェックされることはあまりない

*プロソディ prosody:話しことばのもつ音楽的要素すべてを指し,声の大きさ,高さ,ピッチ,リズム,抑揚などを含む.プロソディに障害がある場合,変に調子はずれだったり,平板で単調な機械的な話しかたであったりする.

表23　PDD児3歳台にみられる症状

対人関係の障害
- 友達に興味がない
- 子どもを怖がる
- ひとりで遊んでいる
- 集団でやることをいやがる

生活習慣でのこだわり
- 同じ服しか着ない
- 靴下を絶対脱いでしまう
- うんちをパンツの中でしかしない
- 偏食が直らない

表24　幼児期PDDの診察時によくみられる状況・所見

- 部屋に入るまでは大泣きしていたのに，玩具をみたら途端に収まって機嫌が良くなってしまう
- やりたくない，もうやめるという意味で「バイバイ」をする
- 自分勝手に絵を指さしながら物の名称を言うことはできても，こちらが，「○○どれ？」と聞いたときに応答しない
- 尋ねかたを変えた時に答えられない・質問のオウム返しになってしまう

　一次健診での対応では，ことばの遅れは療育の対象となりうるので，精密健診に紹介する．また，生活面での不安や問題があれば，精密健診に紹介する．保護者の病識やニーズがない場合は経過観察する．

　3歳台でのPDDを疑わせる症状を表23に，幼児期PDDの診察時によくみられる状況・所見を表24に示す．

　精密健診の際のチェックポイントは，①二語文がパターン的な使いかたあるいはオウム返しのような発話になっている，②指示の理解はできているが，気分によりやったりやらなかったりする，の有無と，発達の到達すべき基準に到達しているかどうかである．

5）3歳児健診以降

　PDD児が3歳以降に示すことが多い症状を表25に示す．ことばの遅れ，集団行動をとれない，対人関係の問題，固執性に関連した項目が多い．近年では，幼稚園・保育園から「少し気になるお子さん」として受診を勧められ相談されるケースも多くなっている．

表25　PDD児3歳以降にみられる症状

集団行動がとれない 　● 教室にいないで外に飛び出す 　● 行事に参加しない 　● 好きなことしかしない 　● 給食が食べられない 　● 昼寝ができない 　● 勝手な行動をする 　● 危ないことを平気でする 対人関係の障害 　● 注意しても聞かない 　● いつもひとりで遊んでいる 　● 理由なく，友達を噛んだり，叩いたりする 　● 他の子どもが使っている物でも，使っている相手をよく見ずに使いたい物だけをみて奪っていく

　経過観察健診や精密健診などで事前に病歴情報などが，入手できていれば，診察時にはまず，子どもとの対面検査を行う（保護者との問診を長く行っていると子どもが待ちくたびれて，対面検査ができなくなることがある）．筆者は，まず，名前，年齢などを答えられることを確認後（重・中等度の精神遅滞ではないことの確認），日本版ミラー幼児発達スクリーニング検査（JMAP）の下位項目26項目のうち，比較的選別性の高い項目を各領域ごとに1項目ずつ抽出し，それら5項目を簡易検査として使用している（所要約10分）．視覚視空間認知能力（図地判別），目と手の協応能力（線引き），指示の理解，構音，運動能力（片足立ち）について評価する（表26）．JMAPのこれらの項目は1980年代後半に日本の年長幼児を対象に標準化されている．この検査にて危険・注意領域に入る項目があった場合，指示の理解や構音に関係する項目の場合は言語・知能の評価を行う．目と手の協調運動や粗大運動の問題を疑う場合は，作業療法士がJMAP検査を行う．これらの結果により，言語療法，作業療法（感覚統合療法）の適応を検討する．

　名前，年齢などを答えられない場合は明らかな発達の遅れの可能性が高いので，発達検査・知能検査を行う．

　並行して，問診でDSM-Ⅳ-TRのADHD，PDDの診断基準に該当するか否かを確認し，さらに身辺自立の確認を行う．個々の能力を詳細に検討するために，ウェクスラー知能検査，視覚視空間認知検査（フロスティッグ視知覚発達

表26 軽度発達障害のスクリーニングに有用な項目
（日本版ミラー幼児発達スクリーニング検査：JMAPより）

①図地判別（非言語的指標） 　星の図版から60秒以内に星を見つけ出す ②線引き（運動協応指標） 　20秒内に定められた枠内に垂直な縦線を正確にたくさん引く ③指示の理解（言語的指標） 　年齢群別に異なる文章による指示に従う 　（課題内容例：Ⅳ群　4歳3か月～4歳8か月）＊ 　1．車の前にお金をおいてください 　2．立って手をたたいてから，その手を上に上げてください 　3．車の上にお金を乗せてそのまま，先生にちょうだい ④構音（言語的指標と口腔運動能力） 　語を復唱させ，誤り，歪みなどをチェックする ⑤片足立ち（基礎的運動能力） 　素足で片足立ちを行い，最大秒数を記録する

＊JMAPは年齢ごとに7つの群（Ⅰ-Ⅶ群）に分けられている．年齢群ごとに課題が異なるので，ここでは1つの年齢群の例を示す．

検査），ITPA言語能力検査を行う．

　問診や病歴，神経心理学的検査の結果から発達診断を行う．さらに病因診断を行うが，画像診断・血液検査（代謝系の検査や染色体分析）は病歴や臨床所見より疑わしい項目をしぼり込んで行う．また，発達の問題が軽度であるため，保護者は療育を希望しても，病因診断を希望しない場合もある．その場合も無理をせず，まず，療育を開始する．障害が明らかになった時点で，再度，病因診断のために医学的検査を行うかどうか保護者と話し合う．脳波は病因診断というより，てんかんなど合併症の検索のために行う．熱性けいれん・無熱性けいれんの既往・イライラや頭痛が多いなどの時には積極的に脳波検査を勧める．

6　疾患別症状のチェックポイント

　軽度発達障害を疑ったらフォローし，介入が必要であれば介入する．介入が必要な場合とは，①明らかな運動・言語に発達の遅れがある，②保護者の育児不安が強い，③育児放棄・児童虐待のリスクがある，④幼稚園・保育園で集団生活に支障がある，である．

1) ADHD

ADHDの乳児期・幼児期にみられる症状はHFPDDとかなり重複することがある．

10か月児健診で座位をとれない，ハイハイをしないなど運動の遅れを指摘されることがある．逆に運動発達が早く，10か月ごろより部屋の中を盛んにハイハイし，種々の物に興味を示すが，長続きせずあれこれ動いて触る子どもがいる（多動・注意転導性・衝動性）．

1歳6か月児健診では保護者から離れて『どんどん』行ってしまい，名前を呼んでも振り向かないし，保護者の位置も確認しない行動を示すことが多い．『どんどん』に加え，ことばの遅れを伴っている場合は精密健診が必要である．ことばの遅れを伴っていない場合は3か月後に言語発達について経過観察を行う．

2歳時，二語文が出ているかどうかの確認は重要である．『どんどん』に加え，保護者が育てにくさを感じている場合は，保護者に育児支援を行う．また，「ちょうだい」に対し，物を投げる行動がみられるのが，衝動性を示す行動の1つと考えられる．

3歳児健診では，ことばの遅れや落ち着きのなさでチェックを受けることがある（表22参照）．言語では通過しても（姓名・年齢は言える），指示の理解ができないために視力検査を行えず，再検査や精密健診になることがある．

ADHDの子どもの問題点が診察室で見える場合は医師も保護者の大変さに共感できる．しかし，診察室で1対1では落ち着いており，診察室だけではADHDと診断できないことがある．その場合は保育園や幼稚園での様子，外出先での様子を親や教諭・保母から聴取しないと診断を誤る可能性がある．

2) LD

LDの乳幼児期にみられる症状はことばの遅れ・マイペース・多動・集団行動ができない・不器用・粗大運動の遅れなどであり，HFPDD・ADHDと重複している．1歳6か月児健診や3歳児健診でことばの遅れや多動でチェックを受けることが多い．確定診断は5～6歳，あるいは就学後でないと困難である．

3) HFPDD（高機能自閉症とアスペルガー障害）

4か月児健診・10か月児健診の問診項目では，頸定が遅い，おすわりをしない，寝返りをしない，うつぶせをいやがる，ハイハイをしない，立とうとしな

いなど，運動発達の問題でチェックされることがある（表14～17参照）．また，運動発達には問題はないが，10か月児健診で「人見知りをしない」の問診項目にチェックされ，診察中もおもちゃに興味を示すが，ひとへの興味が少なく，保護者への後追いがないなどもみられる．しかし，これらはHFPDDに特異的な所見ではない．精神遅滞でもADHDでも一見同様のことが起こるし，環境要因（保護者のかかわりかた）であったりする．この時期に必要なことは，病名を確定診断することではなく，その子どもに経過観察が必要か，療育が必要か，育児支援が必要かを判断することである．

HFPDDについては「ことばが出ている」「目が合う」だけでは，問題なしとは言えない．どのようなことばが出ているのか，どのように目を合わせるかなど「質的な発達のずれ」の有無をみることが重要である．発達のずれをみるポイントは，①できるようになるが時期が遅い，②正常発達でもみられる行動だが，程度がひどい，③正常発達ではみられない奇妙な行動がある，の3点である．アスペルガー障害では1対1では指示がスムーズに入るので，診察室での応答は比較的うまくできることが多い．同年齢の子どもとのかかわりの質をチェックすることが必要である．

集団活動では，先生から出された指示を聞かなければならない対象に自分自身が入っていると認識できていないことや，「先生の指示に従わなければならない」という認識がないことで問題が生ずる．これらは「集団活動のルールを把握できない」という社会性の障害による．対人関係の問題では会話の問題が幼児期によくみられる．

症例　HFPDDの療育例

1歳6か月児健診で有意語がなく受診．遠城寺発達検査で歴月齢19か月に対し，運動14か月，手の運動14か月，社会性11か月，言語表出9か月，言語理解10か月と言語・社会性に遅れあり．対人関係障害・コミュニケーション障害・固執性より広汎性発達障害，精神発達遅滞を疑い，母子のコミュニケーション・対人関係改善を目的に母子遊びの親子教室へ3か月間参加した．2歳1か月には有意語がでたが，オウム返しが多く，要求はクレーン現象あり．新版K式DQ（発達指数）P-M（姿勢-運動）74，C-A（認知-適応）76，L-S（言語-社会）51．心理個別指導を行い2歳4か月コミュニケーション行動の著明な発達をみた．その後，小集団指導を行い，個別指導でADL自立の援助をした．年少から幼稚園に入園，入園当初は着席困難あるも，6か月で落ち着く．仲間関係の構築や感情の読み取りには

困難を有すが，6歳時WPPSIではVIQ 80，PIQ 92，FIQ90と認知能力は中の下まで発達．JMAPで総合点17，基礎能力12，協応性27，言語54，非言語30，複合能力34であり，協調運動障害に対し感覚統合療法を1年間行い，総合点53，基礎能力30，協応性62，言語99，非言語65，複合能力66まで改善した．コミュニケーション能力の発達促進を目的に言語訓練を行い，普通小学校へ入学した．

■森　優子

B 発達障害の就学前対応（療育の観点から）

1 本人への支援

1）乳児期（表27）

運動発達の遅れを主訴とする場合，個別理学療法で段階的運動発達の促進を行う．

2）幼児期前期（1歳～3歳）（表28）

マイペースな子どもに対しては，母子遊びを通じて，対人関係・コミュニケーション行動の改善・触覚過敏の軽減を図る（表29に母子遊びのプログラム例を示す）．就園前で集団行動の苦手な子どもには，小集団指導（社会生活訓練）を行う．不適応行動がある子どもには遊戯療法を行い，意欲や大人への信頼感を再構築する．

3）幼稚園入園後就学前まで（4歳～6歳）（表30）

幼稚園での適応行動が苦手な子どもには小集団指導（社会生活訓練）を行う．相手の気持ちなどを理解できない子どもや衝動性が強く自分の行動をコントロールすることが難しい子どもにはソーシャルスキルトレーニング，ロールプレイを行う．ことばの理解やことばでの表現が苦手な子どもには言語療法を行う．不器用な子ども（筆圧が弱い，6歳で箸を使えない，6歳でなわとびを跳べないなど）には，作業療法士が日常生活動作訓練や感覚統合療法を行う．視覚視空間認知が弱い子どもには作業療法で視知覚訓練を行う．不適応行動がある子どもには遊戯療法・行動療法を行う．このような治療や環境調整を行っても，衝動性や多動・固執性のため，問題行動が軽減しない場合は薬物療法を考

表27　療育施設における軽度発達障害児への対応（乳児期）

- 運動の遅れ：理学療法
- 育児不安：育児相談・親子教室（母子遊び）

表28　療育施設における軽度発達障害児への対応（幼児期前期）

- 対人関係・コミュニケーション行動が弱い：親子教室（母子遊び）
- 集団行動が苦手：小集団指導（社会生活訓練）
- ことばの遅れ：言語聴覚療法
- 不適応行動：遊戯療法・行動療法

表29　親子教室のねらい

① 母親と子どもがさまざまな遊びを経験する
② 子どもが物や人に興味をもち，多くの経験ができるように促す
③ 母親が子どもに対して，楽しく遊ぶことや安心して子育てに向かえるように支援していく

プログラムの例
Ⅰ　自由遊び
Ⅱ　体操・リトミック
Ⅲ　おあつまり（グループの歌・名前呼び）
Ⅳ　母子遊び
Ⅴ　設定遊び
Ⅵ　紙芝居・ノート返し
Ⅶ　帰りの歌

表30　療育施設における軽度発達障害児への対応（幼稚園入園後就学前まで）

- 集団行動から逸脱する：小集団指導（社会生活訓練）
- 他人の気持ちなどを理解できない：社会生活訓練，ロールプレイ
- ことばの遅れ：言語聴覚療法
- 不器用（筆圧が弱い，箸を使えない，なわとびを跳べないなど）：日常生活動作訓練，感覚統合療法
- 視覚視空間認知障害：視知覚訓練
- 教科学習の準備：読み書きなど（民間の塾でも配慮があれば可能）
- 不適応行動：遊戯療法・行動療法
- 環境調整のみで対応できない多動・衝動性・固執性：薬物療法（年長児）

表31　療育施設における軽度発達障害児への対応（保護者への支援）

- 発達の状況・問題点・症状の出現の意味・行動の意味を説明し，子どもの行動を理解してもらう
- 育児不安に対し医師・臨床心理士・ケースワーカーによる育児相談・カウンセリング
- ペアレントトレーニング
- 幼稚園や保育園との対応方法についての助言や協力
- 就学に向けて教育相談へ紹介
- 保護者にADHD，精神疾患などの合併があれば精神科へ紹介

える．

　軽度発達障害では，民間の幼児教室や水泳教室などでも少しの配慮があれば，机上学習や集団行動訓練と同等の効果が得られることもある．

2 保護者への支援（表31）

1）乳児期

　運動発達の遅れを主訴とする場合，個別理学療法で段階的運動発達の促進の方法を保護者に教示し，家庭で日々行ってもらう．視線を合わせにくい子どもには，日常の介助時にしっかり目を合わせることを保護者に意識してもらう．赤ちゃん体操などでスキンシップを図り，子どもが喜ぶ遊びを見つけてもらう（赤ちゃん教室，心理指導）．保護者の育児不安が強ければ，臨床心理士によるカウンセリングを行う．

2）幼児期前期（1〜3歳）

　マイペースな子どもに対しては，対人関係・コミュニケーション行動の改善を図るため，保護者に遊びかた，関わりかたの助言や教示を行う（親子教室の母子遊び）．

　子どもの発達の状態を説明し，育てにくさなどへの対処方法を助言する．今後の見通し（それぞれの年齢で必要になる対応方法や育児上の注意点など）を話す．発達の確認を行い，保護者に自信や安心を与える．

　ADHDで困る行動が多い場合に，それらへの対処方法を話し合っていく（臨床心理士・医師）．

　ペアレントトレーニングは，発達障害児の療育プログラムの効果を高めるために親を補助治療者としてトレーニングすることを目的として発展した方法である．心理指導の中で子どもとの関わりかたや行動変容に関連した課題につい

て心理士と親が話し合い，問題を整理し，まず，取り組むべき課題を明らかにし，子どもの家庭内での問題行動を減らす目的で行う．

　子どもがADHDと診断された後に，その子どもを発端者として保護者や同胞にも「同じ症状」があると保護者が気づく場合がある．ADHDは家族集積することもある．成人ADHDにも薬物療法や生活上の工夫などが有効である．ADHDの子どもへの対応は，同じ状態をもつ成人にも有用だと助言する．保護者への具体的対応では，「子どものどの行動を褒め，どの行動を無視するか決めて，わかりやすい所に貼り出しておき確認する」，「子どもを褒めて育てる技術を自分にも応用する（例えば，自分の努力に対し報酬を出す）」，また，「衝動性を抑えるために，"10数えてから叱る"という工夫が無用に子どもを叱ることを減らす方法になる」などの助言をする．

3）幼稚園入園後就学前まで（4～6歳）

　家庭の慣れたスペースや環境で自由に過ごしていた子どもが幼稚園へ入園すると，集団行動からの逸脱が明らかになる．当初，保護者はそれに戸惑い，幼稚園教諭との連携が重要になる．「他の親がどう見ているか」，「先生がうまく対応してくれない」など種々の悩みについて相談を行う．就学後に不安がある場合は，就学先の決定について教育相談室や教育研究所と連携をとる方法もあることを提案し，紹介する．療育から教育への連携は極めて重要である．

3 幼稚園・保育所への支援（表32）

　環境的支援を中心とした予防的アプローチと現在生じている問題（課題からの逸脱，離席，暴力）に対応するためのアプローチに分けられる．

　療育施設の専門スタッフによる巡回相談や，直接，療育スタッフと園のスタッフが連携をとるなど対象児のニーズや幼稚園・保育所の事情に合わせて種々の方法がある．

　また，診断書や判定書を作成することにより，教諭・保母を専属に配置することができる都道府県・市町村もある．これにより，園へマンパワーを提供できる．身辺自立はできていても，教諭の指示にしたがって行動することが苦手な子どもに教諭が細かく関わることにより，生活や課題をスムーズに行うことができる．状況判断の苦手な子どもや友人とのトラブルが多い子どもに教諭が細かく関わることにより，実際の園生活の中でソーシャルスキルを身につけていくこともできる．

表32 療育施設における軽度発達障害児への対応（幼稚園・保育所への支援）

① 環境的支援（予防的アプローチ）：子どもの行動特性から起こりうる問題を予測し，情報提供・予防のための環境整備（場所・人・課題など）
② 現在生じている問題（集団からの逸脱，離席，暴力）へ対応するための助言
③ 教諭や保母を専属に配置できるように診断書の作成（都道府県・市町村により対応は異なる）
④ 教諭・保母研修や巡回相談

個々の対応だけでなく，軽度発達障害の理解のための教諭・保母研修も療育施設が果たす役割である．

4 同胞への支援

同胞は家族の中でも障害のある本人と長く付き合っていく可能性のある存在である．同胞に対する支援は同胞自身に有用であるとともに，患児にも有用である．保護者からの相談でも，同胞について「兄弟に手をかけられない」「兄（弟）の方ばかり叱ることが多くなってしまう」「兄弟同士のトラブル」「兄弟に障害についてどのように理解させたらよいか」などがある．楽しい雰囲気の中で同じ立場の同胞と出会う，同じ立場の同胞と共通の喜びや悩みについて話し合う，同胞が普通に経験する状況に他の同胞はどのように対処しているか知るなどを目的として同胞に対してピアサポートの場を提供することも必要である．

■森　優子

C 幼児・学童期を中心に

1 ADHD

1）ADHDとは

1940年以来，極端によく動き，過度に不注意で，衝動的な子どもたちは「微細脳損傷症候群」「微小脳機能不全」「小児期多動反応」「過活動児童症候群」などと呼ばれてきたが，DSM-Ⅳ，ICD-10では注意を集中あるいは持続することが困難なために，多動，衝動的になることから「ADHD（注意欠陥/多動性障害）」と定義されている．

近年，症状や原因が徐々に明らかにされつつあり，遺伝的要因の可能性も指摘されている．この疾患の病態については，単に注意そのものの障害ではなく，さまざまな部位との入力や出力の抑制や制御に関与する脳（前頭前野）の障害によると考えられるようになった．

ADHDの症状については，不注意と多動および衝動的な行動に二分される．ADHDの子どもは活動的で，気が散りやすく，衝動的で周囲の環境に大きく影響されがちである．幼児期早期には自己中心的な状態であり，他者を配慮した行動すなわち自我の制御ができるようになるのは通常4歳前後で，7歳ごろまでかかる．このような機能の発達は，女児のほうが早く，男児のほうが遅い．いずれにせよ，このような行動が他の子どもたちよりも4歳以降にも顕著である場合には，ADHDである可能性があるが，ADHDの典型的なパターンは3～5歳の間に現れる．乳児期，時には胎児期から気づかれることもある．しかし，女児に多い多動がないタイプ（注意欠陥障害：atention deficit disorder：ADD）では思春期になるまで気づかれないこともある．

合併しやすい症状と疾患としては，不器用，睡眠障害，夜尿，言語遅滞などが頻度の高い症状であり，行為障害，反抗挑戦性障害，学習障害，うつ病が頻度の高い疾患である．発症率は2～9.5%であり，男児の発症率は女児の約3倍であるといわれている．

診断基準としてADHDは不注意と多動/衝動性が7歳未満から存在し，障害を引き起こすような社会的，学業的，職業的機能の著しい障害であり，広汎性発達障害，精神統合失調症，うつ病などは除くと定められている（表33，34）．

2）症状

ひとつのことに集中することが難しい，注意を払うことが難しい，行動する前に考えることが難しい，じっとしていることが難しい，順序良く物事を進めることが難しい，学校で学習することが難しいなどがあげられる．

3）原因と考えられているもの

病態として，胎生期の神経発達の異常として遺伝説（遺伝子）が最も有力であるが，その他の要因も関係していると考えられている．

原因と考えられている遺伝子と，関係があると思われている症状を以下に示す．

DRD4, 7：新しい物に対する好奇心

表33 ICD-10によるADHDの診断基準

注：多動性障害の研究用診断では，さまざまな状況を通して広範に，かついつの時点でも持続するような，異常なレベルの不注意や多動，そして落ち着きのなさが明らかに確認されることが必要である．またこれは，自閉症や感情障害などといった他の障害に起因するものではない．

G1. 不注意：次の症状のうち少なくとも6項が，6カ月間以上持続し，その程度は不適応を起こすほどで，その子どもの発達段階と不釣合いであること．
　(1) 学校の勉強・仕事・その他の活動において，細かく注意を払えないことが多く，うっかりミスが多い．
　(2) 作業や遊戯の活動に注意集中を維持できないことが多い．
　(3) 自分に言われたことを聞いていないように見えることが多い．
　(4) しばしば指示に従えない，あるいは学業・雑用・作業場での仕事を完遂することができない（反抗のつもりとか指示を理解できないためではない）．
　(5) 課題や作業をとりまとめるのが下手なことが多い．
　(6) 宿題のように精神的な集中力と必要とする課題を避けたり，ひどく嫌う．
　(7) 学校の宿題・鉛筆・本・玩具・道具など，勉強や活動に必要な特定のものをなくすことが多い．
　(8) 外部からの刺激で容易に注意がそれてしまうことが多い．
　(9) 日常の活動で物忘れをしがちである．

G2. 過活動：次の症状のうち少なくとも3項が，6カ月間以上持続し，その程度は不適応を起こすほどで，その子どもの発達段階と不釣合いであること．
　(1) 座っていて手足をモゾモゾさせたり，身体をクネクネさせることがしばしばある．
　(2) 教室内で，または着席しておくべき他の状況で席を離れる．
　(3) おとなしくしているべき状況で，ひどく走り回ったりよじ登ったりする（青年期の者や成人ならば，落ち着かない気分がするだけだが）．
　(4) 遊んでいて時に過度に騒々しかったり，レジャー活動に参加できないことが多い．
　(5) 過剰な動きすぎのパターンが特徴的で，社会的な状況や要請によっても実質的に変わることはない．

G3. 衝動性：次の症状のうち少なくとも1項が，6カ月間以上持続し，その程度は不適応を起こすほどで，その子どもの発達段階と不釣合いであること．
　(1) 質問が終わらないうちに，出し抜けに答えてしまうことがよくある．
　(2) 列に並んで待ったり，ゲームや集団の場で順番を待てないことがよくある．
　(3) 他人を阻止したり邪魔することがよくある（例：他人の会話やゲームに割り込む）．
　(4) 社会的に遠慮すべきところで，不適切なほどに過剰に喋る．

G4. 発症は7歳以前であること．

G5. 広汎性：この基準は，複数の場面で満たされること．たとえば，不注意と過活動の組み合せが家庭と学校の両方で，あるいは学校とそれ以外の場面（診察室など）で観察される．（いくつかの場面でみられるという証拠として，通常複数の情報源が必要である．たとえば，教室での行動については，親からの情報だけでは十分といえない．）

G6. G1-G3の症状は，臨床的に明らかな苦痛をひき起こしたり，あるいは社会的・学業上・仕事面での機能障害をひき起こすほどであること．

G7. この障害は広汎性発達障害（F84.-），躁病エピソード（F30.-），うつ病エピソード（F32.-），または不安障害（F41.-），の診断基準を満たさないこと．

〔中根允文他（訳）：ICD-10精神および行動の障害―DRC研究用診断基準，医学書院，1994〕

表34　ADHDの診断基準（DSM-IV-TR）

A．(1)か(2)のどちらか：
(1) 以下の不注意の症状のうち6つ（またはそれ以上）が少なくとも6カ月間持続したことがあり，その程度は不適応的で，発達の水準に相応しくないもの：
〈不注意〉
(a) 学業，仕事，またはその他の活動において，しばしば綿密に注意することができない，または不注意な間違いをする．
(b) 課題または遊びの活動で注意を集中し続けることがしばしば困難である．
(c) 直接話しかけられたときにしばしば聞いていないように見える．
(d) しばしば指示に従えず，学業，用事，または職場での義務をやり遂げることができない（反抗的な行動，または指示を理解できないためではなく）．
(e) 課題や活動を順序立てることがしばしば困難である．
(f) （学業や宿題のような）精神的努力の持続を要する課題に従事することをしばしば避ける，嫌う，またはいやいや行う．
(g) 課題や活動に必要なもの（例：おもちゃ，学校の宿題，鉛筆，本，または道具）をしばしばなくしてしまう．
(h) しばしば外からの刺激によってすぐ気が散ってしまう．
(i) しばしば日々の活動で忘れっぽい．
(2) 以下の多動性-衝動性の症状のうち6つ（またはそれ以上）が少なくとも6カ月間持続したことがあり，その程度は不適応的で，発達水準に相応しない：
〈多動性〉
(a) しばしば手足をそわそわと動かし，またはいすの上でもじもじする．
(b) しばしば教室や，その他，座っていることを要求される状況で席を離れる．
(c) しばしば，不適切な状況で，余計に走り回ったり高い所へ登ったりする（青年または成人では落ち着かない感じの自覚のみに限られるかもしれない）．
(d) しばしば静かに遊んだり余暇活動につくことができない．
(e) しばしば"じっとしていない"，またはまるで"エンジンで動かされるように"行動する．
(f) しばしばしゃべりすぎる．
〈衝動性〉
(g) しばしば質問が終わる前に出し抜けに答え始めてしまう．
(h) しばしば順番を待つことが困難である．
(i) しばしば他人を妨害し，邪魔する（例：会話やゲームに干渉する）．
B．多動性-衝動性または不注意の症状のいくつかが7歳以前に存在し，障害を引き起こしている．
C．これらの症状による障害が2つ以上の状況〔例：学校（または職場）と家庭〕において存在する．
D．社会的，学業的，または職業的機能において，臨床的に著しい障害が存在するという明確な証拠が存在しなければならない．
E．その症状は広汎性発達障害，統合失調症，または他の精神病性障害の経過中にのみ起こるものではなく，他の精神疾患（例：気分障害，不安障害，解離性障害，またはパーソナリティ障害）ではうまく説明されない

〔髙橋三郎，他（訳）：DSM-IV-TR 精神疾患の分類と診断の手引 新訂版．医学書院，2003〕

DAT1：ドーパミンに対する感受性の低下
D2：衝動，報酬

その他の原因として考えられているのは，妊娠，分娩時の障害や未熟児，低出生体重児（出血），妊娠中のたばことアルコールにより発症の危険性が2.5～5倍になる．また3歳までの鉛摂取などが言われている．

4) 病態

生化学的には，ドーパミンおよびノルアドレナリン系の機能低下，解剖学的には前頭前野（前頭連合野）・線条体・小脳の機能低下が想定されている．

認知神経心理学的には，①遂行機能（自分をコントロールする能力の障害すなわち長期的にみて自分の得になるような行動が取れる能力の障害：思考実験は健常発達では9～14歳で成熟する．②ワーキングメモリー（作働記憶）の障害，目の前で見たこと，聞いたことを過去の経験に照らし合わせる短期記憶と，それらの出来事と関係があると思われる過去の記憶を同時に考えるスペースの障害．視覚系ワーキングメモリーは，視覚イメージで2～4歳で完成，聴覚系ワーキングメモリーは，内的言語であり9～11歳で成熟すると考えられている．③感情を内に秘める8～11歳で成熟する能力の障害，④時間感覚（瞬間・瞬間と時間の予測）などの障害が想定されている．

5) ADHDへの対応

(1) 訓練

ADHDの子どもには，SST（社会生活訓練）や，"キレない"ために待つこと，リラクゼーション，自己有能感の形成の訓練も必要になる．ADHDは褒められたいという気持ちが多いが，なかなかそうならず，結局褒められるどころか怒られてしまうことも多い．その結果やる気が失せてしまう．まずやろうとした気持ちを褒め，失敗した結果を責めずに褒めることから始めることである．常日ごろから，子どもがどのようなことば掛けを喜ぶかを探し，あるいは褒め言葉の10個ぐらいは用意しておくこと．日本語では褒め言葉が少ないため，「すごい」「すばらしい」「たいしたものだ」「お母さんは思いもよらなかったな」などを使う．また，一般的な褒めかたよりも，その子どものオリジナルな部分に焦点を当てるほうが効果的である場合が多い．また，子どもは衝動的で不器用なので失敗することも多いが，体で覚える，すなわちパターン化することで防げることも多い．例えばわれわれが車を運転する時に，最初は音楽を聴きなが

ら運転はできないが，しばらく慣れてくれば，いちいち順番を考えなくても運転できるようになる．これと同様に，ワーキングメモリーの少ないADHD児では，パターン化により負担が減り，きちんとできるようになる．

(2) ADHDの心理・行動療法

幼児期に多動あるいは不注意を主訴に受診する場合に，ADHDはそれほど多くはない．むしろPDDであることが多い．学童期などで，すぐにキレる場合には，家庭環境，家族関係に問題のあることも多い．例えば親から殴られ続けて我慢をさせられ続けた子どもによく認められる．我慢し続けていて，さまざまな我慢が積み重なり（外からは理解できない積み重ねではあるが），限界になった時，衝動的に暴力的な行動をしてしまう．このような場合には「3秒ルール」を用いる．「ちょっと待って！」というふうに間を空ける．あらかじめどのくらい待てるかを決めておいてカードに書き，キレそうになったときにカードを見せてそこまで待たせる．その後のいらいらを解消する手段を決めておくことも有用である．

ADHDはワーキングメモリー（作働記憶）の障害ともいわれるように，ADHD児は無意味なものをなかなか覚えられない．通常，子どもたちが年号などを覚えるときでも，聴覚的暗記法として「いいくにつくろう鎌倉幕府」(1192年)，$\sqrt{2} = 1.41421356$ を「ひとよひとよにひとみごろ」，いまどきの小学生では視覚的要素も取り入れて「信長，はいていたイチゴパンツ」（本能寺の変の1582年）などとする．その結果，短期記憶から長期記憶に直接入る．応用はきかないが，意味づけができていなくても覚えることはできる．しかしその結果，学習現場は知識を多く増やすことが主となり，知識の背景まで教えたり理屈まで説明することはできない．このため覚えなければいけないことは基本的には必然性もないし，無意味なものばかりになる．ADHDの子どもはこういった方法では記憶できない．そこで，ADHDの子どもたちには覚えなければいけない内容に関連する同様の本を多く読ませることが有効である．同じことをいろいろな書きかた・レベルで書いてあるため，徐々にその意味がわかってくる．そうすると他の知識とリンクさせて覚えられるようになる．他には，あらかじめテレビを見たり，豊かな体験を通じ，あるいは周りの大人が語ることで知識をあらかじめ習得したうえで興味を広げておくことも有効である．

(3) ペアレントトレーニングの実際

最初に述べたADHDの子どもの状態は，母親にとって最も受け入れがたいものかもしれない．行動面では自分勝手で集団行動ができず，そのため友達も

いない，不器用，大人の秩序ある生活をかき乱す，何度言ってもわからないで同じ間違いを繰り返す，まったく反省がない，口ばかり達者．しかもこれらは，余計まずいこととして家の外の許されないような状態で起こることがしばしばである．またこれらに対してきちんとしていなければ許せない母親，大人としての生活が長く子どもとの接触が少ない母親，良い子どもについて特定のイメージをもっている母親などの場合に特に顕著に対立（否定）的な考えが現れる．その上，夫が，ADHDの子どもが大人になったような人である場合，たとえ自分の好きなあるいは得意分野で成功していても，子どもを夫に重ねてしまうことにもなる．家の外では尊敬され，仕事も独創的で一流だが，人に対する優しさや配慮が欠けている，家庭で仕事のことばかり考え仕事の話ばかり，まったく自分のことを振り返ってくれない，2人の大事な約束や大事なことをちっとも守らずすぐ忘れてしまう夫であるような場合，夫に対する思いが重なり，子どもに対するさらなる憎しみとなり，かわいく思えず，時には養育放棄あるいは虐待に至ってしまうこともある．特に夫がアルコール依存であったり家庭内暴力があったりして，金銭的にも追い詰められたりするような状態では，母親がうつ状態になり養育困難となることもしばしばである．

　このような場合が多く認められるので，児に対するトレーニングに加え，ペアレントトレーニングとしてきちんとしたコースを作ることが必要となる．

　保護者に対しては，まず子どもの状態を客観的・認知的な側面から理解させることから始める．認知の問題としてこれらをどのように考えるか，あるいは何が遅れているか，などである．次に，応用行動分析あるいは認知行動療法によるアプローチを教えていく．子どもの行動には理由があるので，ある行動に対して悪い行動を促すようなことを言っていないかどうか，正しい，あるいはしてほしい行動を自分が具体的にイメージできているかどうかを考えてもらう．また，行動や人格を否定するようなことを言われた子どもの気持ちを，子どもの立場に立って考える訓練も行う．夫婦関係，家族関係の再構築も含めて，具体的な方法について一緒に考えていく．これらのセッションは，5〜10回をめやすに行う．効果があまり得られないようなら，もう一度診断，背景になる問題点の把握から考え直さなければならない．背景に顕在化していない家族あるいは家族間の問題が原因であることも多い必要な場合には，MSW（医療ソーシャルワーカー），児童相談所の力も借りることも必要となることがある．

6）他の精神疾患との合併の可能性と鑑別と対応

発達障害と考えられていても，他の精神疾患，身体疾患などがあり同様の状態を生じること，あるいは合併していることもある．治療方針が異なってくるため，診断は慎重でなければならない．鑑別すべき代表的な疾患について述べる．

(1) 被虐待児症候群

乳幼児期において，親から身体的，性的，精神的な虐待を，意図的に繰り返し，長期間にわたって行われた時に，ADHDあるいはPDDと同様に，多動，衝動性，不注意，対人関係・コミュニケーションの障害，認知機能の不均衡などが生じることもある．早期発見により虐待要因をなくし，心理療法などの早期治療が原則である．対人関係・コミュニケーションの障害は，比較的良く，早期に改善する場合が多いが，学習に関係のある認知機能の不均衡は残存することが多い．ADHDあるいはPDDは「育てにくい」子どもであり，周囲からのプレッシャーから母親がうつ状態あるいは虐待に至ることもあり，診断が困難な事例も多い．

(2) 気分障害，双極性障害など

ADHDの約半数は多くの疾患を合併している．特に双極性障害（躁うつ病）には注意しておく必要がある．双極性障害の半数以上にADHDが認められる．行為障害がある場合は，気分障害あるいは不安障害を伴うことが多い．

うつ症状とは，意欲や社交性の低下，趣味などの変化，食事や睡眠パターンの変化，すなわち活力の低下が起こってくる．自己無価値感，死への不安，不眠などで能力が発揮できない症状を認める．また双極性障害の場合，不注意，気の散りやすさ，落ち着きのなさ，気分の変わりやすさ，衝動的な行動，早口で切迫した話しかた，かんしゃくや気分の変調などを認め，ADHDや行為障害が同時にみられることもが多い．怒りっぽく敵意を示しやすく，強い興奮を示し，いわゆる"キレる"という状態になる．小児では，不機嫌や怒りっぽさが強く，躁とうつの循環の傾向は，成人と異なりあまり明らかでないことが多い．すなわち，小児の双極性障害は，躁状態であるエネルギーにあふれ，きわめて怒りっぽく，精神病的な状態と同時に，うつ状態でもあるということになる．このような場合，家族の機能を完全に破壊しかねないし，物質乱用につながる可能性もきわめて高い．

(3) 強迫神経症

小児の強迫神経症（obsessive compulsive disorder：OCD）は，統合失調症

と非常によく似ていることがあり，幻覚，妄想などを伴い統合失調様にみえる場合にOCDのことがあり，鑑別診断を慎重に行う必要がある．

(4) 不安障害

ADHDの症状である多動や不注意はないことが多いが，落ち着きがなく，緊張が高く，動悸，発汗などの自律神経症状も認められる．衝動的で不適切な言動により，仲間はずれにされることも多いため，その後社会性恐怖として，集団に属することを怖がり，不登校や引きこもりなどの状態になることも多い．

(5) 身体疾患

甲状腺機能機能亢進あるいは低下症などの内分泌疾患で，不注意，衝動などの症状が認められることがある．

コラム　　　　　　　　　　　**中枢神経刺激薬**

中枢神経刺激剤であるメチルフェニデート（コンサータ）はわが国唯一のADHD治療薬であり，75％に有効といわれている．思春期以降は約50％と減少する．適応年齢は5～9歳ごろまでが最も望ましい．9～12歳ごろには飲むことにより自分の障害を認めることになると感じてしまい，自己否定につながることから飲みたがらなくなることが多い．12歳以降になると自分で薬物効果を認識できる場合は服用するようになる．具体的な効果としては，漢字をきれいに書くことができる，英語のスペルを覚えることができるなど．そのために英語がまったくできなかった子どもが，英検一級に合格するなどの改善が認められる．

また効果を実感して自ら服用するようになる思春期以降には，投与量が多くなりすぎないように，薬物の管理がきちんとできるような家族がそばにおり，少なくとも月1回の来院が必要条件である．副作用としては，食欲不振，成長障害，不眠，チック，心電図異常，けいれん誘発などがある．週1回以上の休薬日を設けること，成長曲線の記入，採血，心電図，脳波検査などをあらかじめ行っておくことが必要である．有効時間は約4時間だが，長時間の有効時間を保つための徐放剤も治験中である．1日投与量は，学童で18mgと27mgのカプセルがあり，27mgあるいは36mgで有効なことが多い．54mgを超えないようにする．成人においては，過量投与の場合に幻覚などの副作用が認められることがあり，投与には慎重でなくてはならない．

成人に投与時の感想を求めると，頭の中でことばが溢れてくる，ことばをたくさん溜めることができる，相手の立場がよくわかるようになる，道に迷わなくなる，仕事がてきぱきできるようになる，などの感想が出る．しかし，論理的でなく感情的に豊かになることもあり，ある分野の専門家にとってはむしろマイナスであるかもしれない．またコンサータの服用により，過去の出来事を思い出しうつ的になってしまうこともある．

2 学習障害(読字・書字障害：ディスレキシア)

1) 診断基準と疾患概念

「学習障害」の概念は，1960年代はじめアメリカにおいて，それまでの「微細脳機能障害(MBD)」，「読字障害(dyslexia)」の用語を中心に統一して作られた．このような子どもたちの発生率について，西欧諸国では約3～6%といわれており，男女比は4：1から7：1の範囲で男児に多い．原因については，何らかの中枢神経系に原因をもつ機能障害であることが想定されている．わが国においては，平成11年の「学習困難及びこれに類似する学習上の困難を有する児童生徒の指導法に関する研究協力者会議」から文部省に報告された最終報告の定義では，「学習障害とは，基本的には，全般的な知的発達に遅れはないが，聞く，話す，読む，書く，計算する，または推論する能力のうち特定のものの修得と使用に著しい困難を示すさまざまな障害を指すものである．学習障害はその原因として，中枢神経系に何らかの機能障害があると推定されるが，視覚障害，聴覚障害，精神薄弱，情緒障害などの状態や，家庭，学校，地域社会などの環境的な要因が直接の原因となるものではない」とされている．一方，DSM-IV-TRでは，読字障害，算数障害，書字表出障害，特定不能の学習障害を学習障害としている(表35～37)．ICD-10によれば，心理的発達の障害に含まれる学力(学習能力)の特異的発達障害であり，特異的読字障害，特異的綴り字障害(書字)，特異的算数能力障害などが学習障害である．

学習障害を理解するために，学習課程を入力，統合，反応，フィードバックに分けて障害過程を分析していくことが比較的理解しやすい．口頭言語においては，音システム，音味論，文法，言語使用論を支配している規則を理解していることが必要になり，書字には，綴り，文法，句読点，話法の知識が必要である．学習障害とは，このような話しことば，読み言語，書き言語，数学を支配している規則の獲得と使用に問題がある．

■発達性読字障害：欧米では有声破裂音である(b/d/g)の弁別において，変化する聴覚的刺激(子音と継続母音の遷移部の聴覚情報)の処理過程に問題があり，聴覚的弁別能力・聴覚的記憶に問題のあることが多く，さらに語韻の処理に問題があれば，より高次の言語学的な能力を修得することができないため，意味理解，話す，読む，書くなどの能力も修得しえないことがある．また，読字障害といっても，小児においては読字・書字ともに未獲得であるから，読字障害だけでなく，書字障害も伴うことが多い．遺伝性については，両親ある

2 発達障害と年齢:診断,対応と治療

表35 読字障害の診断基準(DSM-Ⅳ-TR)

A. 読みの正確さと理解力についての個別施行による標準化検査で測定された読みの到達度が,その人の生活年齢,測定された知能,年齢相応の教育の程度に応じて期待されるものより十分に低い.
B. 基準Aの障害が読字能力を必要とする学業成績や日常の活動を著明に妨害している.
C. 感覚器の欠陥が存在する場合,読みの困難は通常それに伴うものより過剰である.

〔髙橋三郎,他(訳):DSM-Ⅳ-TR 精神疾患の分類と診断の手引 新訂版. 医学書院,2003〕

表36 算数障害の診断基準(DSM-Ⅳ-TR)

A. 個別施行による標準化検査で測定された算数の能力が,その人の生活年齢,測定された知能,年齢に相応の教育の程度に応じて期待されるものよりも十分に低い.
B. 基準Aの障害が算数能力を必要とする学業成績や日常の活動を著明に妨害している.
C. 感覚器の欠陥が存在する場合,算数能力の困難は通常それに伴うものより過剰である.

〔髙橋三郎,他(訳):DSM-Ⅳ-TR 精神疾患の分類と診断の手引 新訂版. 医学書院,2003〕

表37 書字表出障害の診断基準(DSM-Ⅳ-TR)

A. 個別施行による標準化検査(あるいは書字能力の機能的評価)で測定された書字能力が,その人の生活年齢,測定された知能,年齢に相応の教育の程度に応じて期待されるものよりも十分に低い.
B. 基準Aの障害が書くことを必要とする学業成績や日常の活動(例:文法的に正しい文や構成された短い記事を書くこと)を著明に妨害している.
C. 感覚器の欠陥が存在する場合,書字能力の困難は通常それに伴うものより過剰である.

〔髙橋三郎,他(訳):DSM-Ⅳ-TR 精神疾患の分類と診断の手引 新訂版. 医学書院,2003〕

いは兄弟が読字障害である場合には34～40%の確率で読字障害となり,重度の読み書き障害の88%に家族歴が陽性であるといわれている.病理学的には,シルビウス溝を中心に異常のあることが多く,特に左半球前方および後方領域のつながりに障害あるいは島の機能障害が推定されている.

■視覚-空間認知障害:書字と描画に障害がある.形を具体的に描き写すことが苦手で,ことばの発達は正常であり,計算では部位や位取りを間違えることがある.文字を書いてもページをはみ出してしまうことが多く,個々の文字を書くのが困難で,「oとa」のように形の似た字を間違える.単語間の空間は一定でなく,文字は時に省かれ,終わりの部分はそろっていない.これらは,書き写しでも聴き取りテストでも同様である.

学習障害を理解するためには，欧米での歴史的な経緯としてディスレキシアの概念が，より一般的な疾患概念としての学習障害に発展したことを知らなければならない．一方わが国においては学習障害の概念の導入から始まっている．わが国においてディスレキシア（読字障害）とは，読むことの問題として理解されてきたことと，読むことの各年齢（学齢）における標準的示標がなかったため，文字が読めないから漢字が書けない（漢字は学年ごとの習得目標が定まっており，小学校時代に約 1,000 文字習得することが決まっているために，書字障害が具体的症状として現れない），あるいは中学校入学後，英語のスペルが覚えられないとしても，単なる不勉強による学業不振と理解されてきた．

2）ディスレキシアとは：聞きと読みの問題として

語音の聞き取り（音韻弁別），語音の記憶，音と文字の結びつけ，背景から特定の物（文字）の抽出が困難である．以上の問題に加えて，文字を動きとして理解すること（筆順）が困難等の障害から，文字を絵あるいはマークとしてとらえてしまう．家族に同様の病態を認めることも多い．知的に高い症例などでは，10 歳前後になると自分なりの方法を考案し学習上の問題が目立たなくなり，職業によっては才能が障害を上回り，社会生活上明らかな問題を認めなくなることも多い．ディスレキシアに対する対応としては，学習に関する認知障害に適した学習方法を小学校低学年で提示することからはじめ，職業選択までが社会的サポートとして重要である．適した職業としては，写真家，設計士，画家，料理人，俳優などがある（68 ページコラム参照）．

3 PDD（高機能自閉症とアスペルガー障害も含む）

1）定義と疾患概念

1956 年，アイゼンバーグは，以前のカナーの自閉症の診断基準を表 38 のようにまとめ，この診断基準が現在の PDD の診断基準と，最後の項目を除けばほぼ一致している．

PDD は，対人的相互反応における質的障害，意思伝達の質的な障害，行動，興味，活動が限定された反復的で情動的な様式を特徴とし，3 歳以前に始まる．

以上のような診断からは，大多数が知的障害を有することになるが，時に明らかな知的障害を有しない場合もあり，その場合に高機能広汎性発達障害（HFPDD）と言われるようになった．この場合には，知的レベルとして IQ が 70 以上である．すなわち，3 歳くらいまでに現れ，① 他人との社会的関係の形

表38　自閉症（自閉性障害）

- 他者との情緒的接触の重篤な欠如
- 物事をいつも同じままにしておこうとする強い要求
- ものに対する強い関心とものを器用に扱うこと
- ことばがないか，あったとしてもオウム返しや他者には通じない独特のことばを作ってしまうなど，コミュニケーションに役立たないことばの使いかた
- 知的な顔立ち，カレンダーの計算など特殊な領域での優秀な能力

カナー，アイゼンバーグ（1956）

成の困難さ，②ことばの発達の遅れ，③興味や関心が狭く特定のものにこだわること，を特徴とする行動の障害である自閉症のうち，知的発達の遅れを伴わないものをいう．中枢神経系に何らかの要因による機能不全があると推定される．以上の概念に関連して，言語発達に明らかな遅れがない場合に，アスペルガー障害の診断ということになる．しかし，言語発達においては，初語の奇妙さ，二語文が遅れることなど初期発達についても，注意すると問題が明らかであることもある．

　PDDは，広義の自閉的な発達障害群であり，アメリカ精神医学協会の診断基準であるDSM-Ⅳでは，「相互的な社会的関係能力，コミュニケーション能力などいくつかの領域の発達の重篤で，広範な障害，または情動的な行動，興味および活動の存在で特徴づけられる」とされる（30ページ表10，31ページ表11参照）．

　最近の研究では右前頭葉白質，右線条体などの機能低下，大脳半球の機能障害（認知と言語）と間脳および脳幹網様体を含む皮質下の神経神経核の機能障害，前庭核を含む脳幹ならびに非特異的な視床の障害，あるいは海馬・扁桃核・小脳を含む神経核の微細な障害などが想定されている．また，認知心理学的には「心の理論」，執行機能の障害，言語性の短期記憶の障害，感情の読み取り障害仮説などが想定されている．

　また，吃音，登校拒否，家庭内暴力，抜毛症，摂食障害，気分障害，統合性失調症，チック障害などさまざまな精神障害の合併がある．

　症状的には，幼児期の多動と衝動，学童期以降の不注意，パニック，運動の不器用さなどの点でADHDと類似している点も多いが，病態的には異なっており対応も異なる．メチルフェニデートに対する反応も異なる．

> **コラム**
>
> ## ディスレキシアの病態とは
>
> 　ディスレキシアであることを自らも表明しているマッケンジー・ソープ（Mackenzie Thorpe，イギリス）の絵「大きな笑顔の大きな頭の子どもたち」（図7上）から，ディスレキシアの人がなぜ文字を読むことが困難なのか想像することができる．彼の描く多くの絵は，全体的に平面的な印象を受け，背景と主題であろうと考えられる人物や物との境界が明瞭でない．また，物や人物は著しくアンバランスであり四肢は細く目立たない．時には，背景がメインだと思われるような絵すらある．重要な物（文章では文字にあたると思われる）を背景から抽出することが苦手であると解釈できるかもしれない．ディスレキシアの子どもの描く絵は，これに非常によく似ている．多くの子どもは，背景を塗ってから，主題をその背景の中に溶け込ませて描いていることが多い．
>
> 　また，我々のクリニックを訪れる子どもたちの描いた絵（図8）を見ると，文字をどのように理解しているかもわかる．例えば，「病院までどうやって来たのか，文章で書いてごらん」と言って紙と鉛筆を渡しても，まず拒否されてしまう．それでは，「好きな物を描いていいよ」と言うと，言われたことをしなかったことを気にしているのか，文章を書こうとしているのかわからないが，ほとんどの子どもたちは，絵やマークの付いている物の文字（車体に文字の書いてあるトラック，文字の書いてある洋服など）や，50音表などを教科書に書いてあるとおりに描く．ときに書道の書き初めなどを書くこともあるが，その場合にも周囲の紙も含めて描いている．しかし「これらの物を読んでごらん」というと，正しく読むことができない．このことから，文字を図形の一部（マーク）として認識していることが理解できる．ときに，文字とマークの区別がつかないような発言が聞かれることもある．
>
> 　また，ディスレキシアの子どもたちは，書き順を覚えることが苦手であり，毎回違う書き順で描いてしまうことが多い．文字をマークとして覚えていると考えると当然といえるのかもしれない．このような子どもには，文字の書き順を動きとして理解させる方法が有効である．すなわち奥行きのある三次元空間の物として覚えさせると，文字の構成がわかるといわれている．したがって例えば，ひらがなの「あ」を奥行きのあるものとして3つのパーツ（横棒，縦棒，「の」の字のような部分）に分け，それが重なって「あ」が構成されていることを三次元映像で示すのである．このような文字の教えかたによって，文字の構成がわかり，文字を覚える早道になる場合がある．ただ何度も繰り返し書くことだけが学習ではない，ということを示唆する症例である．
>
> 　音と文字の結びつきについては，ひらがなの形に意味づけをして，「ありの巣」を思い出させるような教材を作り，音と文字のつながりを覚えさせることが有効である．また，他種類の感覚を総動員して覚えることも重要で，文字を立体的な形に作り上げる，指で触る，音で聞く，目で見るなどを併用する方法も有用である．
>
> 　漢字を理解させるには，まず枠を作り中を点線で4つのマスに分け，全体のバランスを理解させる．次に漢字は部品の集まりであることを理解させるために，部首，偏（へん）と旁（つくり）に分け，各々の部品は，簡単な以前習った漢字であることを説明する．また各部分ごとに，色分けすることも効果的である．
>
> 　文章は，文節ごとに覚えるようにし，助詞のみで意味づけさせないことも重要である．また，図鑑ではなく文章を読ませるためには，あらすじを教えることはある程度知識として必要であり，ふりがなの振ってある歴史，偉人伝，成功物語などを何度も読ませること

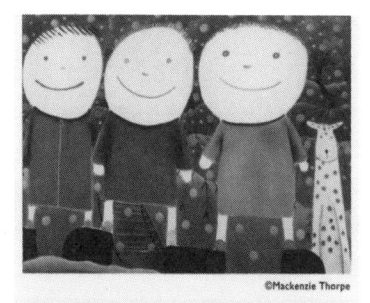

❷ 発達障害と年齢：診断，対応と治療　69

図7　マッケンジー・ソープの絵

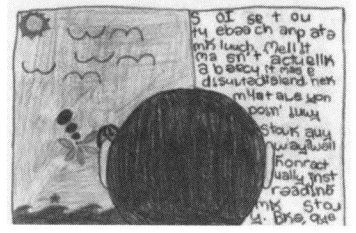

図8　文字を図形として見ている

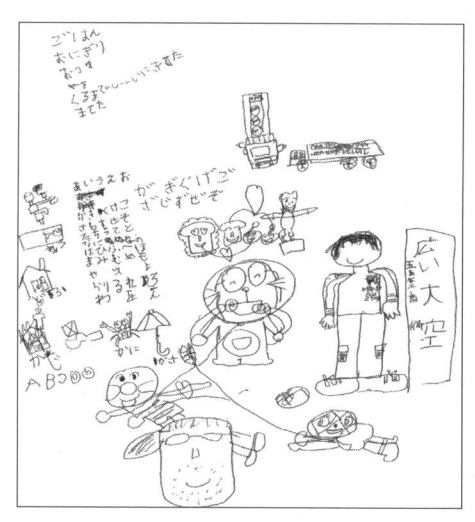

図9　筆者らのクリニックを訪れる子どもたちが描いた絵
文字は読めないが書くことはできる．図形として認識．

も有用である．
　ときに単語，文章の暗記が苦手な子どもに，ADHDに比較して効果は低いが，メチルフェニデート（コンサータ®など）が有用な場合もある．LDに対する医学からのアプローチとして，検討する価値はある．

2) 多動と衝動性
(1) 病態
　ADHDにもPDDにも多動と衝動性は認められることがあるため，時に誤った診断と対応がなされることがある．

　ADHDの場合には，周りに注意を向けるだけの余裕がなく，人は自分と同じ考えをもつ，あるいは言わなくてもわかってくれると思ってしまう．その結果，状況にそぐわない自分の「感情」をストレートに噴出させる自己中心的な行動をとってしまう．

　PDDの場合には，ことばで説明できるようなつながりではなく，目に入った事柄から，ある部分的な要素に注目し，視覚的（フラッシュバック的）な記憶とに触発され，不安・恐怖的な感情と関連し，多動や衝動的な行動となり，その結果他害（キレる）などの行動をとる．自身で抑制しようとする場合には，周囲との関係を断つことが最も有効となることから，時には過集中，いわゆる「こだわり」として現れることもある．そのため，原因と行動との関係が周囲では理解しにくく，本人自身も説明できないことが多い．

(2) 対応
　ADHDの場合には，状況を考えるだけの余裕がなくなることと，過去の継続的な状況が関連しているので，行動する前に待つ時間をもてるように，周囲が本人の行動が突発的でなく同様の状況が積み重なった結果，行動に及んでいることを理解する．ADHDの場合には，褒められることが少なく，褒められることによる行動の改善は，著しいことが多い．褒めること，シール，メダルなどを用いてポイント制を用いること，が著効を示すことがある．忘れがちなことであるが，家庭において，説明なく行動の結果のみで暴力あるいは虐待を受けていることもあるので家族機能の改善のために，両親に対するカウンセリングも重用である．

　PDDの場合には，周囲の状況，誘因，行動パターン，結果，反応に分けて周囲の関係者が理解するようにする．行動化する状況と対応も自ずから明らかになる．知的に高い場合には，落ち着いてから，行動する状態を分析させると本人も理解し自分で対応を会得できるようになることも多い．

　メチルフェニデートの有効性に関しては，幼児期後期には行動抑制という点からは，ADHDに比し，PDDにおいて量的に少なくても同様の効果が得られる．時にこだわりが強くなることがあり注意する必要がある．

3) 不注意
(1) 病態
　ADHDの不注意は，刺激するあるいは興味をもっている物が多い場合の周囲の状況により変化し，注意があちこちに向いてしまう転動や，多動性と行動の衝動性が結びついた注意の欠陥による症状である．PDDの場合，注意以前の段階の問題として，身体知覚障害により，末梢部分の知覚が意識されなかったり，遂行機能障害である行為の結果に意識が及ばなかったりすることがある．不注意は，場面や場所が変化することによる意識の連続性の障害であり，そのため短期記憶や記憶の保持に障害を生じる注意の転換の障害である．時には，周囲から逃れたいために自分の世界（ファンタジー）に逃げこんでしまっていることもある．

(2) 対応
　ADHDの場合には，さまざまな刺激に注意を奪われることから，周囲からの刺激をできるだけ少なくするために教室の構造と座席位置などを決め，常に今何を行っているかを，注意を喚起しながら示すことが必要である．
　PDDの場合には，あらかじめどのようなことをどのようにするかを決まった場所に時間，場所，順番を視覚的に示しておく（構造化）．時に身体知覚を再認識させるために，軽く四肢を動かしたりすることが有効なことがある．行為の結果に意識がいかないために，注意が集中できない場合には，短期的で段階的な行動目標を具体的に設定する．周囲から隔絶するために自分の世界に浸っている場合には，授業時間に行うべきでないことと，休憩時間に行うよう指示を与える．禁止や非難的なことばに対して過敏であることが多いため，できるだけ肯定的な，認めるようなことばを使った注意も重要である．

4) パニック
　自分の行動や意図，世界を妨害され抑制がうまく作働しなければ混乱しやすく，癲癇を起こしたりパニック状態に陥る．
　ADHDの場合は，周囲と無関係に，自分の「感情」をストレートに噴出させ，また情報を読み違えた時にも混乱する．あるいはそれまでの習慣から，相手に自分を表現できないまま「我慢」を積み重ね，結果耐え切れなくなることもある．
　PDDでは知覚や認知の歪みにより，物事の要素に瞬間的に反応してしまうことがあり，日常的に多いのが，急な予定変更や予想外のできごとに対応でき

ずに，癇癪やパニックを起こすことである．要するに状況判断，あることに関してこだわりをもつことが関係している．

5) 不器用

不器用は両疾患で認められるが，ADHDの場合には，不注意と立体知覚認知の障害であり，練習効果はあまり上がらない．PDDの場合は，身体知覚と運動企図の障害と関係している．あらかじめ運動のプログラムを教え込むことにより，できなかったことが突然上手にできるようになることも多い．すなわち，ADHDの場合には，周囲に注意が行き届かないことと周囲の状況などを記憶し過去の記憶から再現し，体で覚えておくことすべてに障害があることが関係している．PDDの場合には，身体知覚の過敏あるいは鈍感があり，運動を行うときに身体全体をどのように動かせばよいのか，認知できないことに問題がある．また，どのような順番で，どの部分を動かせばよいのかがわからない．すなわち部分から全体を組み立てられないことに問題があるので，組み立てかた，すなわち方略を憶えてしまえば，応用は利かないが，同様の運動は上手に行うことはできる．

6) 精神疾患との鑑別

PDDの場合には，対人関係およびコミュニケーション障害などを含めた認知の歪みに関連した社会生活上，生育上さまざまな問題が生じる．PTSD類似のフラッシュバック的な独特の記憶メカニズムに加え，脆弱性が関連して精神疾患類似の状態となる．合併するあるいは鑑別を要する精神疾患としては下記を考慮する必要がある．

(1) 人格障害

敵意，反抗心，対抗意識のために，危険，自己顕示，他人の不幸を生きがいとしているようである．そのため，小児の反抗挑戦性障害と類似する．行動が暴力を伴う（軽犯罪などの）場合は，行為障害となる．一方，ADHDの場合は成人で反社会的な人格に至る危険性が指摘されている．

(2) 統合失調症

自閉症は成人の統合失調症の最早期型であると考えられたこともあるが，実際には異なった疾患である．しかし，こだわり，不安などから状況により幻覚，妄想的な症状を認めることがあり，統合失調症として治療されている症例も認められる．

主な相違点として発症年齢で，自閉症は3歳未満に発症し，統合失調症は15歳ぐらいから発症頻度が増加し始める．性差では，自閉症では4：1ぐらいで男に多く，統合失調症は同率である．知的・認知能力について，自閉症では早期より遅滞あるいは特有の不均衡さが認められるが，統合失調症ではこれらの所見は発症してから認められ，疾患の経過と相関する．幻覚・妄想についても，自閉症では特定の相手があるが統合失調症では特定できないことが多い．

両疾患とも経過中において，同様の症状が認められることもあり小児期からの成育歴・既往歴が重要である．しかし，広汎性発達障害（自閉症）における脆弱性は無視できないため，自閉症が統合失調症状態に移行する危険性は高いと言わざるをえない．

(3) 境界性人格障害

自分自身を社会の一員として現実どおりにとらえられないために，周囲と円満な関係を築けない．感情が不安定で，しばしばとっぴな行動をみせるが，周囲は理由がわからない．気分がひどいうつ状態から次の瞬間には攻撃的で敵がい心をあらわにしたり，幸福の絶頂にいたりと極端から極端へ揺れ動き，行動が予測できない．自傷行為もよくみられ，批判的かつ断定的で，周囲の人間を悪人か聖人かの2種類に分類してしまう．思春期におけるHFPDD（アスペルガー障害）において認められることもある．

ADHDにおいても，同様の症状を認めることもあるが，周囲に影響を受けること，またこれほど頑なではない．自傷行為もまれであるが，周囲の状況や

コラム　　　　　非言語性学習障害とは

現在の医学的診断基準にはないが，言語的な知的能力に比して非言語的知的能力，主に視覚的認知に関連して障害がある場合をいう．ウェクスラー系検査（WISC-IIIなど）では動作性といわれている部分にあたる．これらはこころあるいは精神に関係した障害として，対人関係，コミュニケーションの問題などが重要になる．すなわち，主に非言語的知的能力における障害がある場合をいい，後者を含めた場合には広い意味になり，広汎性発達障害とほぼ同義に用いられる．最も高度なこころの働きとして，人との社会的距離を適度に保ち，相手のこころの状況を察知したりする際に必要な認知能力であり，他者の感じかたや考えを理解する，年齢，権威，序列などの概念を理解する，恥ずかしさや周囲の状況を理解する，相手の意図を読みとるなどがあげられる．

これらのことに関連して，その場にいない人の絵を描いてもらうことが診断上有用である．このことで，対象物をどのようにとらえているか，自分のあるいはヒトの身体に関してどのように感じているのか，表現すなわち出力系に問題はないのかなどのボディーイメージの問題をみることができる．

相手の気持ちを思いやることはが苦手である．

7）広汎性発達障害を疑うために
　広汎性発達障害は，直接関係のないと思われるさまざまな症状の組み合わせであることから，何らかの神経伝達物質が関与した系統的な認知システムの障害であろうと考えられる．小児においては，発達によるさまざまな障害は特異的な方略により克服することができるが，最後に問題として残るのが，表象機能あるいは概念である．自閉症の認知障害では，これらのことがどれが重要かわからない，部分から組み立てられた全体がわからない，ことばの意味理解が悪いなどが社会生活上の問題として現れてくる．
　ではこれらの事柄をどのように診察室で見分ければよいのかというと，まず診察室で「パパってどんな人？」と聞いてみる．すると，父の性格を答えないで，仕事の地位や本名でいう子どもがいる．「どんな人？」と聞かれた意味がわからない．「鼻テスト」も有効である．診察室にいるそれぞれの人を鼻を指して「これはだれ？」と聞いてみる．2人ほどを順に指し，それぞれの名前を言う．次に子どもの鼻を指し「これは？」と聞くと，「鼻」という．これは答えとしては正しいが，文脈から言えば「だれだれ」と言わないといけない．文脈がわからなければこのように答えてしまう．また「片足だけで立ってください．」といいながら，わざと手を上げて左右にゆらしたりすると，子どもは「片足で立つ」ということばの意味が解からないで，手の動きのほうをまねてしまう．ことばの意味理解が悪いので，視覚的に相手の真似をすればよいと思ってしまう．このように相手の意図理解，ことばの意味理解などに問題があるということがわかる．すなわち，ひとつの単語にある物あるい事象をあてはめることになるので，概念的にことばが使えず，難しいことばを使うことになる．概念的なことばがわからないとは，例えば「病気だったのだから，すぐに学校に行くのではないので，ゆっくりやっていきなさい」と説明してはいけない．「ゆっくりとは，どれくらいの早さですか，例えば普通，急行，特急のどれですか」と返答される．ゆっくりとは速度に使うことばだからわからないのである．
　比喩もわかりにくい．死ぬことである「首をくくる」はわかっても，度胸を据えるといいう意味の「腹をくくる」はわからない．「腹をくくるように」と言うと，本当にひもで腹をくくってしまう．
　このような点から考えてみると，アスペルガー障害はいつも正しく診断されているわけではない．専門家の間でもアスペルガー障害の概念は，あまり浸透

していないことに加え，学習上の問題や不注意や多動性などのほうが微妙な社会性やコミュニケーションの問題などより受診することも多いために目につきやすく，LDやADHDなどと診断されていることも少なくない．「こだわり」が目立つために強迫性障害として治療されていることもある．成人期になって初めて診断が下されることも少なくない．アスペルガー障害の人たちも多くが専門医を受診しているが，「分裂型人格障害」，「単純型統合失調症」，「ひきこもり」などの診断がつけられていることさえもある．

8) アスペルガー障害における特徴的な症状と具体的対応
(1) 対人関係（社会性）の問題
① あそび

幼児期には，ひとりでビデオやDVDなどの話を演じている．道を走っている自動車（縦の車並べ），いろいろな道の交差，車の横並べ（車庫），台詞を言いながらのキャラクターあるいはヒーロー物語．幼稚園や保育園での行事の再現などのひとり遊びが中心になる．大人や年長児が参加することで，自分の遊びが広がる，あるいは人が入るとおもしろいなどの思いをもたせるように遊

コラム　　　　　　　**自閉症とアスペルガー障害の違い**

基本的には明らかな言語の障害あるいは遅れがない場合がアスペルガー障害で，感覚過敏も特徴的な症状であることが多い．耳塞ぎ，目を覆う，偏食，身体接触を嫌う，服や靴下を脱ぎたがるというような感覚過敏はよく認められる．このようなことから，周囲からは，奇妙な，変わった，取っつきにくいなどの評価がなされるが，本人は気がついていないことが多いため周囲とのとトラブルになり，ときにはいじめに発展し，周囲から孤立（引きこもり，自閉）という状態に陥ることも珍しいことではない．一方，身体感覚鈍麻（痛いはずの盲腸の痛みも感じなくて，なんとなく不機嫌になって，気がついたらお腹の中で完全に破裂したなど）もある上に，感覚過敏の状態もあるために過敏な感覚に集中しすぎる，あるいは自己防衛のために自閉の状態になるとも考えられる．

ウィングらが提唱しイギリスを中心にヨーロッパで主に使われているアスペルガー障害の概念とは，国際的な診断基準で定義されているアスペルガー障害の概念（自閉症スペクトラム）である．日本やアメリカではDSM-IVの考えかたを採用する専門家が多い．アスペルガー障害群は，認知・言語発達の遅れがない，コミュニケーションの障害がない，そして社会性の障害とこだわりがあることで定義される．一方，ウィングの考えではアスペルガー障害も上記の3組の障害があることで定義されるので，当然コミュニケーションの障害も併せもつ．これらのことから，同じ子どもが国際的な診断基準を適用すると自閉症，ウィングの基準で考えるとアスペルガー障害となることも少なくはない．あるクリニックではアスペルガー障害，別の病院では自閉症と診断されることはありうる．

ぶ．そのようにすることにより，人と関わりをもつ楽しさを学び始める．

② 社会生活での暗黙のルール

接しかたのルールがわからず無邪気に周囲の人に対して迷惑なことをしてしまうことがある．例えば，年配の先生に向かって「おばあさん先生おはようございます」，髪の毛が薄い人に「何ではげてるの」といってしまう，そのことばが相手にどういう影響を与えるか，どんな気持ちをもつかが考慮できないことが多い．悪気がなく，正直なのだが，社会生活の暗黙のルールがわからないため他の子どもから嫌われたり，いじめられることも多い．暗黙のルールがわからないので，状況によりどういうべきか教えてあげればよいということであり，何でわからないのかを追究しても意味がない．

③ 同年齢の子どもと波長が合わない

幼児期のひとり遊び中心から，要求のことば，それから会話の段階にいたると他の子どもに関心をもつようになる．ただ同年齢の子どもは，自分勝手で自分のことを待ってもくれないし，配慮もしてくれないので，年長の子どもにリードされて遊んだり，年少の子どもを指図して遊ぶことを好む．遊びも，自分のルールで進めていく．仕切りたがることも特徴の1つで，友達の気持ちや状況を考慮することは困難で，同じパターンで遊ぶために友達は飽きてしまい，だんだん一緒に遊ばなくなったり，勝手にルールを変えてしまったりする．すると，自分の思い通りに動いてくれないからと癇癪を起こしたり，ひとり遊びに戻っていったりする．友達と遊び始めていた子どもがひとり遊びに戻るときは，退行ではなく，そうするしかないのだということを理解する必要がある．学童期の子どもがゲームにはまってしまうのも，まったく同じことである．ゲームにしか逃げ場所がない子どもから，ゲームを取り上げるのではなく，どのような遊びができるのか，どうやって時間を使うのか一緒に考えてあげなければならない．

④ 積極的すぎることもある

親しくないのに密着したり，知らない人に話しかけたりと，相手によって距離感を変えることは苦手である．相手がいやがっているかもしれない，何か悪いことを計画しているかもしれないということには無頓着である．話しかけるときに，場所によって良いところと悪いところを決める．話をしてもいいですか，忙しいですか，などのフレーズを使うことや，家族との距離，前腕の距離，他には手から肩までの距離と，適切な距離のとりかたを具体的に教えてあげることも重要である．また，話の内容についても自分の興味のあることを一方的

に話すことが多い．人に話しかけてもあまり問題のない話題についても教えてあげる必要がある．
(2) コミュニケーションの障害
① 変わった話しかた

話しかたがちょっと変わっていることも対人関係を難しくしている要因である．よくしゃべる，話の内容がくるくる変わる，話しかたが回りくどい，細かいところにこだわるなどの特徴がある．話しかけられたときには，いちいち真剣に答えるのではなく，気持ちを理解して話に相づちを打つというスタンスが重要である．その他，会話のやり取りが長続きしない，その場で何が話題になっているか，言外の意味を汲み取ることが苦手であったり，比喩や皮肉，曖昧な聞きかたをされると意味がつかめない．どういうことを，どういう意味で，ど

コラム　PDDの認知障害仮説

PDDの認知障害について，現在までさまざまな仮説がある．神経心理学的観点からの注意，ワーキングメモリーなどに加え，遂行機能の障害，その結果としてのプログラミングの障害などが想定されてきた．その他，最近本質的な問題として想定されてきているものに，「心の理論」，ミラーニューロン障害説などがある．

① どこが大切かわからない (Frith, 1989)，注意の障害：選択的注意 (Ornit Z, 1992)，柔軟性 (Pasculvaca, 1998)，全体を把握することができない (Mottron & Belleville, 1993)

状況判断を行うことに困難があるために，いわゆる場が読めない状態であるといえる．相手の注意，全体から物事を理解する，場の流れを理解する（文脈）などに障害がある．

② 遂行機能障害：プランニングの障害 (斉藤, 1999)

物事を行う過程を頭の中で，計画して遂行する能力．先が読めないあるいは先がみえるが今どうしてよいかわからないなどの表現と一致する．

③ 「心の理論」障害説：「心の理論」の遅れ (Frith, 2001, 2002)

他者が何を考えていることの理解，他者の意図や信念の把握が難しい＝他人の立場で考えることが難しい，サリーとアンの課題などのように，まるで観客として舞台を見ているかのような状況判断をする．すなわち，舞台の俳優の立場になれないかのごとくである．

④ ミラーニューロン障害説：(Rizzolatti et al, 2004)

他人の動作を見ているときに"ミラー"のように，同じような反応をする神経細胞で，意味のある複雑な動作を観察している時に主に活性化する．コミュニケーションの送信者と受信者の間を繋ぐ機能がある．相手の動作の意味を理解し，この理解に基づいてその時に実行すべき適切な反応を形成する．表情によるコミュニケーションの解釈や表出や，言語的ジェスチャー（例：手話）の理解と表現に関与しており，動作を認識するメカニズムは言語発達の一端を担う．意図を感知するという意味で，無意識的・自動的に他者に共感する神経細胞であるともいえる．

のような答えを想定して質問をしているかがわかるように会話を進めていく必要がある。その他，相手によって言いかたを変えることが難しいために，大人びた難しいことば，場にそぐわないほどの丁寧語を使うことがある。ことばの意味を状況に応じて使い分けることも苦手で，場面ごとにことばを使い分けるためにこのような大人びた言いかたをするということも理解する必要がある。

② ことばの間違った使いかた

助詞がところどころ抜けたり不正確な使いかただったり，受身文で混乱したり，「そこ，ここ」「もらう，あげる」「いく，くる」など，視点の違いで異なる表現を間違えたりしがちである。相手との位置関係，方向性の理解が困難であり，ジェスチャーを決めておいて，方向性を覚えさせることも有効である。

③ しゃべり続け

小さな声でひとり言を言ったり，考えていることを声に出して言うことがある。また相手の言ったことを小声で繰り返した後に返事をする人もいる。わかりにくい話しかた，訥々とした話しかた，駄洒落を好む，会話の内容よりも「音声」のほうに関心があって，やたらと語呂合わせの駄洒落をいう人もいる。思考を言語化して頭の中で推敲していくことは最も苦手である。黙って相づちを打ちながら聞いてあげることや，絵に描いてことばの思考を補う訓練も有効である。

(3) 想像力の障害

① 遊び：こだわりと自分の世界

重度の自閉症では，体を前後にゆする行動（ロッキング），興奮した時にジャンプをすることを繰り返す，手をひらひら目の前にかざすなどの行動がみられることはよく知られている。HFPDDでは，そういった行動は目立たないが，幼児期，試験前などのストレス情況や人目のないところでは同様の常同行動がみられることがある。感覚遊び，ふり遊びが少ないことや，融通の利かなさ，おもちゃを舐める，洗濯機・換気扇・扇風機の回転，車のタイヤやマーク，モビールや風にゆれる木の葉を何時間も眺めて笑うといった行動も認められる。あるいは，特定のビデオの同じ場所を繰り返し見たり，他の遊びには目もくれずテレビゲームのみに熱中し，攻略本などで完全に裏技などもマスターするなども一種の「こだわり」とみなされる。ごっこ遊びやふり遊びが少ないことも特徴である。ふり遊びには自分がもし○○だったら，と想定するための想像力が必要であり，ごっこ遊びには相手に合わせて柔軟に遊びのストーリーを変えていくことが要求される。相手のある遊びでは相手の行動は予測できないし，

予想外のことが起きるから楽しいが柔軟性が乏しいために予想外の事態を嫌い,複数の子ども相手のごっこ遊びを避ける.自分が見たストーリーのシナリオで遊ぶことはできるが,ごっこ遊びではない.すなわち,ものまね遊びであり,ひとりで遊ぶことが多かったり遊びの内容が反復的でテレビの場面などのコピーになっていることが,健常の子どものごっこ遊びと違うところである.実際にテレビアニメの主人公に「なりきって」しまう子どもも少なくない.ただし,相手に応じてストーリーを柔軟に変えることは苦手であり,ひとりでテレビの場面を再現するような遊びかたになる.テレビ番組では医学物などのドキュメンタリー番組,ドタバタ系のバラエティ番組など状況がわかりやすいものを好む.読み物も図鑑や辞書などが好きなことが多いが,小学校高学年になると歴史,SF,医学もの,刑事ものなども好むようになる.より年長になっても,人間関係の心理のあやがテーマになるような小説を好むことはまれである.

② パターン的行動,融通が利かない

こだわりとしての,パターン的行動も特徴的である.朝起きたら必ず雨戸を開け,雨が降っていても開けたがる.1日の行動パターンを完全に決める人も

コラム　　　　　**自閉症で目が合わないことの意味**

　小児科領域では自閉症の子どもは目が合わない,目が合うから自閉症ではないということを聞く.しかし,「一歳頃までは目は合っていた,気持ちのつながりは次の子どもと明らかに違っていたが,目は合っていた」ということを親からは聞くことが多い.児童精神科領域では,目が合わないということについてあまり重要視されていない.目が合わないということはどういうことであろうか.健常発達で認められている共同注意の一段階として考えるべきなのか,あるいはそれ以外なのか.思春期以降のアスペルガー障害の人に尋ねてみると,「人と話をするとき,聞くときに目を合わさなければならないことを知らなかった」「相手の目をみると心が荒らされる,自分より大きい動物の目は威嚇である」という人がいる.その話から考えると,アスペルガー障害の人は,顔を見ても目を見ないので,人の顔をなかなか覚えられないことが多く,顔型,洋服等で人を憶えるということもあるかもしれない.一方,眼を見ながら話をすることは,「見ながら書き写す,食べながら話すなどと同じことで,感覚系と運動系を同時に行うことができない」と説明する人もいる.あるいは,相手を自分と同じ仲間,すなわちヒトとして理解していないのかもしれない.仲間と思わなければ,目も見ないし,コミュニケーションをとろうとしないのも当然かもしれない.目を見ることを覚えても,何かを行っているときには斜めに見るようになり,その後視線を向けるといった見かたで,短時間であるが目を見るようになる.その後思春期になると,目をじっとにらめつけるように見ることも時に認められる.このことがどのようなことを表しているのかは,まだ明らかではないが.

いる．毎朝の通学電車では同じホームの同じ場所から，同じ時間の同じ号車に乗ることに決めていたりしている．融通が利かないことも学校生活で問題になる，時間割の変更や突然の教師の欠勤という事態で不安を感じたり癇癪を起こしたりする．あまりに規則に厳格なために，遅刻した同級生に延々と注意をしたり，修学旅行などで消灯時間をかたくなに守り，他の生徒のひんしゅくを買ったりすることがある．このように同じパターンで生活することは，新しい状況や刺激にさらされることが少ないため，生活することが楽になる．TEACCH（83ページ参照）の構造化と相通じるものがある．

③ コレクション：機能や用途ではなく，ものとして

いろいろなものを集めたがることは多い．道ばたの小石，葉っぱ，トイレのブラシやコンビニのレシートといった風変わりなもの，その他，電車や飛行機のミニチュア，カードといった一般的なものまでさまざまである．小学生以上になると，ある種の情報を集めることに熱中することが多くなり，検索の手段としてインターネットに耽溺していくことも多い．

ときには武器や反社会的な興味に惹かれることもある．いたずらに禁止するのではなく，それらのもつ良いこと，悪いこと，反社会的なことなどを具体的に説明する姿勢は重要である．禁止することが人に言わずに隠れて行動することになり，子どもを犯罪に追い込む場合もありうるので，前記のようなコレクションあるいはこだわりとして考えるほうがよい．

④ 機械的記憶力

機械的記憶力が優れていることが多いので，虫や動物の名前，語学や歴史，地理，コンピューターなど反復練習が効果をあげる科目で優れた成績をとることがある．友人や教師の名前，誕生日，クラスの配置や教室の広さなど細かく覚えていることがある．友人の名前や誕生日を覚えているからといって対人的関心が強いとはかぎらない．顔を覚えることはとても苦手で，部分的な点からめがねを掛けているとか髪型とかでその人を覚えていることも多い．

(4) その他の特徴

① 不器用

動作はぎこちない印象を与え，三輪車のペダルをうまくこげなかったり，小学校に入っても自転車の補助輪がとれない，ボール遊びが苦手，お箸が上手に使えないなど，運動が苦手なことが多い．歩きかたや走りかたもどことなくぎこちなく，家の中を歩いてもあちこちぶつかったりする．小学校では体育が苦手で，平均台，跳び箱がうまくできなかったり，ドッジボールなどのボール遊

びに参加できなかったりする．手先が不器用で工作が下手だったり「みみずのはったような」字を書くこともある．ときには，特定のことに関してとても器用なこともある．箸はうまく使えず運動はまったく苦手なのにピアノは上手に弾いたり，読めないような字を書くのに絵はとても上手に描けたり，粘土で上手にものを作ったり，テレビゲームのコントローラーはとても素早く正確に操作したりする．このような不器用さは，ADHDと異なり，感覚の統合に問題があるというよりは，運動の企図能力や模倣能力の乏しさや，模倣するときの注目点が一般の子どもと異なることなどが関係している．

② 音や光，味などへの過敏さ

感覚刺激に対して敏感なことがある．過敏さは聴覚，視覚，味覚，嗅覚，温痛覚などのいずれの感覚の敏感さでもある理由が説明できないことも多く，子どもの声，予測できない音，なすやキノコのようなフニュッとした食べ物，においなど独特のものがある．感覚の鋭敏さも関係があるが，感覚刺激の選択性が悪いために，過敏になっていると考えることもできる．避けるための手段や予測，必要性の理解などの方法が有効なことが多い．反対に，痛みや熱さに対して鈍感な場合もある．他のことに気をとられ，怪我や火傷に気づかないことがあるので注意が必要である．

他人に触られることや抱きしめられることを嫌がることもある．赤ちゃんの頃に「抱くとそっくりかえって嫌がった」ということも多いが，触覚過敏なのか人としての安心感と関係があるのかは明らかではない．

③ 学習の問題

成績はさまざまであるが，社会や理科などが好きで図鑑などから詳細な知識を得ていることや計算問題は得意なことが多い．国語は苦手なことが多く，字を書くのが苦手，字の書きかたが乱雑で，中学生になっても「わ」と「ね」，「シ」と「ツ」などの区別で混乱したり，簡単な漢字を覚えられないことがある．「ヘ

コラム　　　　　　　　**DAMP概念**

DAMP（Deficits of Attention, Motor control and Perception）は北欧圏で使用される概念である．注意障害（注意欠陥/多動性障害）と運動の協応性あるいは知覚の障害（発達性協調運動障害）の両者が合併した状態がDAMPと定義される．GilvergはDAMPの重症型の2/3は自閉症的状態を示し，その1/4はアスペルガー障害と診断できると述べている．ADHDかPDDか迷う症例が時にみられるがDAMPと説明するとピッタリすることがある．

ん」と「つくり」の位置が逆転したり，いわゆる鏡文字を書く子もいる．文末の「は」と「わ」の混同なども時にみられる．

自閉的な要素が少ない場合には，ディスレキシアとして教育現場で扱われることも多い．

④ 計画をたてること

自分で物事を計画して，複数のことがらを連続して実行していくことが苦手．ある程度周囲が，一段一段目標を決めて，プランを立ててあげる必要がある．ひとりで複数のことを連続して実行していくことは難しい．

(5) アスペルガー障害の子どもとの接しかた

まずアスペルガー障害を理解すること．これらの子どもが社会性，コミュニケーション，想像力の3領域に障害がありながら，周りをまねし，わかっているふりをしながら生きていることがどんなに努力を要するか，理解することから始める．

生活，認知訓練の基本として，聴覚訓練は音やことばに対する認識の向上に，音楽療法は社会性と体の協調性に関連して，感覚統合訓練は協調運動障害に関連して有効である．行動療法として応用行動分析は，言語化が不十分な時期あるいは知的に低い自閉症に関して有効なことが多い．言語的能力が優れている場合には，認知行動療法が有効である．認知行動療法とは，認知のありかたに働きかけてより柔軟な考えかたができるように援助し，問題解決を助けることによって，うつや不安を改善する短期の精神療法である．発達レベルを勘案した短期目標と長期目標の設定がポイントである．

環境要因の改善として理解できるレベルでの構造化を根底としたTEACCH療法も併用する必要がある．

言語的理解度，社会性の獲得のためには，言語，特に会話を中心にしたコミュニケーション手段としての言語療法（インリアル・アプローチなど），リラクゼーションは有効なことが多い．

状況判断が悪いということは，遊びといじめの区別がつきにくい時期もあるということであり，学校の休み時間，登下校時など大人の目の届かないところでいじめられていることも多く，その時いじめられていることがわからないこともある．まして，自分ひとりの力でいじめに立ち向かっていくことはほぼ不可能である．できるだけ大人やしっかりした年長者の監督下におくことが必要であり，具体的な対処法を教えてあげることも必要である．

① 予測しやすい環境（TEACCHプログラム）

予測できないことや変化に対して苦痛を感じることが多い．どこで何が予定されているかということをなるべく前もって伝える．ことばだけでなく文字（年少の場合は絵や写真）で伝えるのが効果的．つまりスケジュールを予告することが大切であり，予定外の出来事やスケジュールの変更も，できるだけ本人に理由がわかるように，たとえ直前であっても明確に伝えることが大切である．

② 悪い行動と良い行動（応用行動分析）

余分な刺激の少ない静かな環境で，できるだけ感情的にならず穏やかに冷静に話をする．状況に適した行動がわからないためなので，単に否定あるいは怒ってしまうことは，「怒られた」「拒否された」という気持ちのみが残ってしまうだけである．困った行動が減るように，良い行動が増えるように短期目標を立て，褒めながら少しずつ改善していくのを目標とする．目標はできるだけ具体的にわかりやすく提示する．

良いこと，悪いことも具体的に状況により提示してあげることが軽犯罪を防ぐためには必要である．

③ サプリメント

- ビタミン，ミネラル治療：N,N-ジメチルグリシン（DMG）は穀類，レバーに含まれる微量栄養素である．言語，アイコンタクト，社会性，注意において改善を認めたとの報告がある．DMG開始後，2週間でビタミンB_6とマグネシウムを併用する．多動など行動の改善，言語機能，睡眠リズム，過敏性，注意力，自傷，健康状態の改善などが報告されている．
- 整腸薬：*candida albicans*がいらいら行動，健康障害などを引き起こしているとの報告があるが，医学的には，腟カンジダ症，鵞口瘡を認めるのみのことが多い．*candida albicans*のトキシンが中枢神経系に影響を及ぼし，多動，注意転動，嗜眠，感覚過敏，攻撃性などを発揮し，頭痛，便秘，下痢，鼓腸，外陰部掻痒感，そのほか炭水化物，果物，甘いお菓子などに対する要求が亢進する．髪や足の異臭，アセトン臭，発疹などが認められることもある．
- アレルギー治療：カゼイン，グルテン除去食．生後3年の間にアレルギーによる自閉症状が出現することがある．ある自閉症児は，多種類の化学物質と食物に対するアレルギーがあり，小麦，牛乳，砂糖，柑橘類などさまざまであるが，いわゆる明らかなアレルギー症状がないことも多く，異常

なのどの渇き，発汗過多（夜間），体温調節障害，低血糖，下痢，鼻炎，目の下のくまなどが認められる．自閉症児において，（高頻度にムギ，オートムギ，オオムギおよびライムギの穀物に含まれている）グルテンおよび/または食糧に含まれているカゼイン（ミルクタンパク質）を食べることによって作成されたと考えられる突然変異タンパク質があったことが報告された．これらのタンパクは，グルテンおよびカゼインタンパク質がモルヒネ様物質と結合していると考えられる．

④ 薬物療法

薬物療法により自閉症が治癒するわけではないが，さまざまな併存症状，合併症などに対して用いられる．

興奮，重度の攻撃行動，自傷，不眠などに対しては，抗精神病薬としてリスパダールが有効であることが多い．全般的な鎮静を考えて，フェノチアジン系のメレリル®，ニューレプチル®が用いられるが，不眠が悪化の要因である場合にはクロルプロマジン，レボトミン®が用いられる．また，幻覚症状が強い場合には部分的な鎮静であるブチロフェン系のハロペリドールを用いる．

頓服的に用いる場合には，ピモジドを用いることも多い．

新しい抗精神病薬であるリスペリドンは，比較的少量で比較的高機能の自閉症における上記症状に有効であるとの報告が認められる．

- 抗てんかん薬：カルバマゼピン，バルプロ酸などが，衝動性，合併症としてのてんかんについて，向精神作用も期待して用いられる．
- 抗不安薬：強迫症状，こだわりなどが軽減してくると，不安症状が認められることが多い．抗不安薬として，ベンゾジアゼピン系のクロルジアゼポキシド，ジアゼパム，オキサゾラム，ブロマゼパムなどが用いられる．
- 抗躁うつ病薬（気分安定薬）：双極性障害に用いる，炭酸リチウム，バルプロ酸も興奮状態，躁状態のときに用いられる．
- 抗うつ薬：うつ状態あるいは強迫症状に関連して，選択的セロトニン再取り込み阻害薬（SSRI）であるフルボキサミン，パロキセチン，選択的ノルアドレナリンセロトニン取り込み阻害薬（SNRI）であるミルナシプランなどが用いられる．環境の変化などのストレスによる不安，怒りなどが強い場合によい適応になる．また，こだわりなどの強迫性障害のある場合に適応になるのはもちろんである．ときに，けいれんの閾値を低下させることがあるので注意して使用する必要がある．三環系抗うつ薬として，アモキサピン，イミプラミン，クロミプラミン，デシプラミンなどが用いられる．

コラム

自閉症からみた世界

　自閉症の人からよく「周りの人間は景色だと思っていた」とか、「仲間だと思わなかった」と言われる。ニキ・リンコ（Niki Lingko）氏の本に「周りの人間は、ト書きのある世界、巨人に見つめられた小人の世界である」とある。周りの人間に気づくのは、だいたい2歳半〜4歳で、周りの刺激でいらいらすると言った人がいる。周りの人は自分の仲間と気がついて、初めて孤独ではなくなったと感じることもある。

　トラウマ体験的要素も二次的な問題の形成に大きく影響する。視覚的認知とか記憶形態の特有さによるトラウマ体験、外に出るのが怖い、ひとりでいるのが怖い。これは何でもないことかもしれないが、たとえば外出先でたった一言「すぐ戻ってくるからね」と言って母親が行ってしまったとき、「すぐ」という意味は非常に曖昧であるが、その子どもは文字通り、即時という意味にとってしまい、一生懸命待っていた。母は買い物に夢中になっていて、欲しいハンドバッグを一生懸命見ていた。戻ってみると、子どもは待たせた場所にいなくて、ひとりで家に帰ってしまっていた。子どもは捨てられたと思ったわけである。この時のトラウマ、見捨てられ体験は、その子にとってはとても大きいできごとであり、その後のこころのよりどころ（愛着）の形成がうまくできないことと相まって、大きな原体験になる。

　次に「自分とは何か」という命題について考えてみると、こころと身体の分離ということと関係してくる。手ってどれ、足ってどれと聞いたときに、いちいち動かさないとわからないとしたらどうだろうか。そして刺激に弱く、感覚が極端に狭く、まるで潜望鏡からしか世の中を見ないで、世の中を渡っているようなところがあるのかもしれないし、広い海の中をたったひとりでうろうろしているのかもしれない。

　自閉症の子どもは、ジグソーパズルがよくできることがある。内容の絵を見て合わせるのではなく、1ピース1ピースの触れ合っているラインの形で合わせる。このときが最もジグソーパズルに長けているときであり、絵の意味や状況がわかるようになると、複雑なものができなくなったり、遅くなったりする。

　自閉症の子どもは、すごくつらいとか悲しい時に、私たちが「ちょっと温泉に行こうかなー。疲れたし」というのと違って、今の世界、自分が生きている場所しかない。そうすると自分がどこかへ行きたい、休みたいと思っても、行くところがない。どういう世界が想像できるかというと、「千と千尋」や「ディズニー」の世界であったり、「ピーターパン」や「メリーポピンズ」の世界。これらはみんな元の世界へ戻って来る話であるが、自閉症の子どもたちも、きっと帰ってこれるだろうと思っている。すごくいじめられて、つらくて「死にたい、死にたい」と言っていても、死ぬということが何なのか、わからない。ベランダに靴を脱いで、不思議なことにこうもり傘をさして、2階から飛び降りてしまった子がいた。幸い足を折っただけですんだが、その子は、ちょっと（メリーポピンズのように）違う世界に飛んでいって、そしてまた帰ってこられると思っていた。そういうことは起こりうる。このような、ことばを文字通りに受け取る子どもたちに対して、「おまえなんかいなくなればいいんだ」とか「おまえなんかいらないんだよ」「おまえなんか川から拾ってきた子なんだよ」とか、そういうことを絶対に言うべきではない。

- β遮断薬：多動あるいは攻撃性に対して有効なβ遮断薬である塩酸クロニジンが用いられる．
- 自閉症としての中核症状である社会性，コミュニケーション，言語障害などがセクレチンの投与により改善したとの報告が散見される．
- 睡眠薬：不眠に対してトリクロールシロップ，ジフェンヒドラミン，シプロヘプタジンなどが用いられる．睡眠サイクルの以上に関連して，ビタミンB_{12}，メラトニン投与が有効のことがある．
- 中枢神経刺激薬：メチルフェニデート（リタリン®，デキセドリン®）が，不注意，多動，注意障害などに用いられるが，ときに強迫症状が悪化することがあるので，少量の使用が望ましい．

■宮尾益知

D 児童精神医学的立場から：学童・思春期を中心に

1 ADHD

1）診断における基本概念

　ADHDは，多動・衝動性，注意力の障害を主症状とする，脳の器質的要因に基づくもので，発達障害の1つととらえられている[1]．診断はDSM-Ⅳ-TRの診断基準に沿って行われる（58ページ表34）．

　診断においては，A項目をチェックするのみならず，7歳以前にいくつかの症状が発現し，なんらかの問題が生じていること（B項目），2か所以上の状況において症状がみられ，障害が生じていること（C項目），社会的問題もしくは学業上の問題など，この症状がその子どもにとって障害となっていること（D項目）を確認する必要がある．

　なお，A項目の「しばしば」という表現はやや判断のしにくいところであるが，基本は，同程度に精神発達を遂げている子ども（多くは同年代の子ども）と比較して，その言動が頻度も程度もかなり問題となるものと考える．例えば，各項目に述べられている内容が，ほぼ毎日，あるいは要求される状況ではほぼ毎回観察され，目的が達せられないか親や教師が何らかの手助けをしなくてはならない程度をいう．

　正確な診断のためには，母親だけの申告や，診察室場面だけの行動観察では

不十分なこともあるので，教師からの情報や場合によっては第三者による観察の情報が必要となる．

2）疾患概念の背景としての精神機能の発達と症状形成

　ADHDの基本的病態である衝動性や注意力障害は，衝動統制力の発達の遅れや注意力持続のスパンの発達の遅れと考えられる．そもそも正常発達の過程で，衝動をコントロールする力は年齢とともに発達する．例えば，欲しいものがある時，幼児は我慢できずにどうしてもそれを得ようとして泣いたり，その場所へ走っていってしまったりするが，小学校高学年ともなれば，買ってもらうのを待つことや，泣きわめいたりせずに我慢できるようになっている．また，注意力を持続できる時間も，年齢とともに長くなる．例えば，小学校1年生の教室で，先生が「自習」を指示してその場を去ってしまったら，指示どおりの自習を40～50分継続できる子どもはほとんどいないだろうが，中学3年生の教室で，受験直前の「自習」などは，先生がいなくても続ける子どものほうが多い．このように，衝動のコントロール力や注意力の持続は年齢とともに発達するものであるが，さらに，これらがその子どもの好奇心や意欲や衝動性の大きさに見合って育っているかどうかが重要である．好奇心や意欲や活動性・衝動性が高い子ども（例えばIQの高い子どもはしばしばそのような傾向があるものだが）において，注意力の持続や衝動統制力が十分でなければ，どうなるであろうか？　湧き上がってくる高い好奇心や衝動性に抗して1つのことがらに注意を向け続けたり，我慢してやらないでおくことは非常に困難を伴うことになる．これが，ADHDの子どもにみられる特徴である．気が散りやすく，思いついた眼前のことをすぐに行動に移してしまい，先の見通しを欠き，結果的に簡単な失敗や仲間関係の問題を多く引き起こす．男子では，特に過活動・衝動性の目立つ傾向があるが，女子の場合には，だらしなさやおしゃべりの多さなどが前景に立つ傾向がある．

症例　**小学校入学後にADHDと診断されたA君**

　A君　男子　初診時8歳　小学校2年生
　【生育歴】　乳幼児期の発育・発達は順調．乳児期にはよく泣く子だった．歩き始めは1歳の誕生日の少し前で，当時より活発．始語は1歳で，ことばの発達も特に問題はなかった．2歳台からスーパーへ買い物に行くとすぐに遠くの売り場ま

でひとりで行ってしまい，何度か迷子になった．公園では，同年代の他の子が怖がって登らない滑り台にもひとりで登ってしまい，2歳10か月の時に，滑り台から転落してあごの下を数針縫う怪我を負った．以後も，活動性が高く，擦り傷や打ち身は絶えない．2年保育で幼稚園に入園，すぐに友人もたくさんでき，楽しそうに通っていた．理解は素早いが，ブランコなどの順番待ちができず「いつも1番でないと気がすまない子ですね」と幼稚園の先生から言われた．

【既往歴】　1歳の時に1度，熱性けいれんの既往があるが，脳波では異常なしと言われ，薬物療法などは行っていない．軽度のアトピー性皮膚炎がある以外，著患なし．

【家族歴】　父は会社員，母はパート勤務．両親ともに健康で明るい性格，父は短気なところがあるが，休みの日には子どもを連れて外出することも多い．3歳年下の妹あり，健康．

【現病歴・経過】　小学校に入学後，授業中いつも体が動いており，椅子からずり落ちそうに座っていることが多く，後ろや隣の席の子によくちょっかいを出した．先生に注意されるとその時にはハッと気づいてやめることができるが，5分もしないうちに同じ行動を繰り返してしまう．授業中にもかかわらず，突然席を立って友人の席に歩いていって話しかけてしまうこともあった．特に，校外へ出る時は多動が目立ち，並んで歩く列からはずれてしまう，おしゃべりしたり楽しそうにウキウキしながら車道側でもフラフラはみだしていってしまうために，副担任はいつもAの隣で手をつないで歩く必要があった．学習面の理解力は十分にあり，授業中はよく挙手する．一方，テストになると，すぐに飽きてしまい，他の子の集中もそがれてしまうような大きなため息をつく．

2年生になって，朝礼で整列する間程度は，頭が揺れているものの，その場にいることはできるようになった．だが，全体に落ち着きはなく，忘れ物も多く，他の子から非難されることも増えた．ある時，掃除の時間にモップを振り回して遊んでいるところを，同級生の女子にとがめられて逆上してしまい，モップを投げつけてしまった．幸い相手には当たらなかったが，植木鉢が壊れてしまい，教室で大騒ぎに発展．先生が駆けつけた時には，Aは興奮して両手を振り回して周りの子に誰彼の区別なく向かっていた．このように些細なことから大騒ぎに発展することが，毎週1回程度は起こるために，教師から専門機関受診を勧められた．

【見立てと対応】　このような子どもが来談した場合，まず児の発達水準を判断するための評価としてこれまでの発育・発達歴を丁寧に聞き取り，学業成績を確認し，できるだけ知能検査を施行することが望ましい．次に，ADHDの診断基準の各項目について検討するが，家庭と学校の両方の情報を得ることが必要なので，可能であれば担任教諭からの直接の情報を得るなど学校生活の実態を評価する．親あるいは教師による自記式評価法として，ADHD RS-Ⅳ-J（家庭版/学校版）[3]および，子どもの行動チェックリスト（CBCL）とその学校版（TRF）が有用である．

学童期におけるADHD児への対応では，まず環境調整が重要である．A君のように問題行動が繰り返されていると，表された行動そのものが重要視されてしまい問題行動への叱責や罰が繰り返されてしまう場合が多い．周囲がADHDの特徴をよく知ることによって，暴れたりキレたり，最後までやり遂げられない，だらしないなどの問題となる行動の理由をつかみとり，その児にとって問題行動に至りにくい環境を作ることが重要である．

【A君への具体的環境調整】
- 座席を，先生の立ち位置から一番近い最前列の席とし，周囲にはしっかりした女子児童などA君のちょっかいに乗らないタイプの子どもを置いた．
- テスト問題は，皆と同じ問題だが，1ページに2問ずつ書いた問題用紙を渡し，できた順に先生に渡して次のページへ進むというやりかたにした．
- 掃除の時には，A君だけが担う具体的な役割を与えた（ちりとり係，黒板ふきのクリーナー係など）．
- 教室移動の際にも問題が生じやすかったので，教材を運ぶ係や教師の手伝いをその都度指名して与えた．

4）対応の基本

まず，第一にADHDの病態を周囲の者が理解した上で，前述のような環境調整を行うことである．さらに，self-esteemを低下させないように，正の強化因子を明確に送ることも，特に学童期の対応においては重要である．親や教師に褒めてくれるようにアドバイスをすると，たいていは「褒めるところがないんです」という返事が返ってきてしまうが，これは要求水準を改善すると褒めかたがわかってくる．例えば，机の上に登ってはしゃいでいる子どもに対して「やめなさい」といくら言ってもちっともやめないように大人は感じてしまうが，むしろ，繰り返し注意することで煽ってしまいかねない．こういう場合は，いくら興に乗っていてもいつかはやめるものであると心得て，1, 2度注意をしたら危険のない範囲で様子を見守る．大人が注目しているというメッセージを過剰に送らないようにして，その行為をやめた時にすかさず，やめられたことを評価してやる．1度の注意で治まらないことがADHDの特徴でもあるが，ここは根気強く正の強化を続けることにより，徐々に子ども自身の自己統制力を高めることに結びついていく．

さらに，環境調整やself-esteemを支える働きかけなどが功を奏さず，学業や仲間関係あるいは母子関係などにおいて重大な問題が持続したり，本人の情緒不安定や抑うつが重大である場合には，薬物療法を試みる．第一選択薬は，中枢刺激薬（メチルフェニデートなど）である．注意力持続や衝動統制に対し

て有効な薬剤である一方で，覚醒剤類似物質であり，成長障害や依存性という重篤な副作用があることを念頭に置かなくてはならない．少なくとも親には副作用の説明も含めたインフォームドコンセントを明確に行った上で開始し，漫然とした使用を避ける意味でも，長期休暇や休日に休薬期間を設けるなどして使用すべきである．

思春期以降のメチルフェニデートの投薬については議論のあるところである．薬物への依存性の高まり，薬物を売買するような非行の可能性，希死念慮の出現など乱用の危険性がより高い年代であることを念頭に置く必要がある．服薬に際しては学童年代と同様，親へのインフォームドコンセントが重要なことは言うまでもないが，思春期年代には本人への説明と同意を行う必要があることは明らかである．本人を主体に投薬することで，服薬することによる二次的な自尊心低下を防ぐばかりでなく，前述したような乱用を防ぐべく，自覚的な治療へと持ち込むべきである．

2 学習障害（LD）

1）概念と診断

医学的な診断基準に定義される学習障害 learning disorders（formerly Academic Skills Disorders）という診断は，心理・教育の分野から提唱された概念としての学習障害（learning disabilities：LD）という用語と，その意味に若干異なる部分があるものの，両者の開きについて今のところ明確な回答は得られないまま，わが国では「学習障害」という語が一般には広義に用いられている（64ページ参照）．

現在，国際的に用いられ，わが国でも精神医学の臨床と研究の両面で広く用いられているDSM-Ⅳ-TRによる学習障害の診断基準は，65ページの表35～37に示すとおりである．もう1つの国際的に通用する診断基準である国際疾病分類ICD-10では"学力〔学習能力〕の特異的発達障害 Specific Developmental Disorders of Scholastic Skills：SDDSS"と表されており，下位分類には特異的読字障害，特異的綴字〔書字〕障害，特異的算数能力障害〔算数能力の特異的障害〕，学力〔学習能力〕の混合性障害，他の学力〔学習能力〕の発達障害，学力〔学習能力〕の発達障害・特定不能のもの，という6診断がある．

ICD-10の診断ガイドラインには，どのタイプの学習障害にも共通する概念として，①特定された学力に，臨床的に有意な程度の障害がなければならない，②障害は単に精神遅滞あるいは比較的軽度の全体的知能障害から説明で

表39　学習障害：文部省の定義

学習障害とは，基本的には全般的な知的発達に遅れはないが，聞く，話す，読む，書く，計算する又は推論する能力のうち特定のものの習得と使用に著しい困難を示す様々な状態を指すものである．学習障害は，その原因として，中枢神経系に何らかの機能障害があると推定されるが，視覚障害，聴覚障害，知的障害，情緒障害などの障害や，環境的な要因が直接の原因となるものではない．

きないという意味で，特異的なものである，③障害は発達性のものであり，教育の早期から存在し，後の教育課程で獲得されたものではない，④学習困難の十分の理由となる外的要因がない，⑤学力の特異的発達障害は，矯正されない視覚あるいは聴覚の障害に直接起因するものであってはならない，と挙げられている．

さらに，平成11年「学習障害及びこれに類似する学習上の困難を有する児童生徒の指導方法に関する調査研究協力者会議」により文部省に報告された定義を表39に示す．

2つの主要な国際的診断基準による概念には大きな違いはないが，わが国における学習障害の診断には問題点が残されている．それは，各診断の項目に挙げられている「個別に施行される，標準化された」学習の到達度検査が確立されていないという点である．したがって，診断を行う際には，K-ABC検査を用いて「ことばの読み」「文の理解」をみる，WISCを用いて言語性IQや下位項目のばらつきを測定するなどから，ある程度の客観的評価を行い，さらに症状の特徴を加味して総合的に判断するべきであろう．

2）学習障害にみられる症状と対応

学習障害が明らかになるのは，学童期以降であることが多い．学習の基本に必要な読み，書き，算数の少なくともいずれかに問題があることは，学習全般に大きく影響を及ぼす．最も主要な学習障害は読みの障害（英語圏ではdyslexiaという）である．たいていは書くことも障害されているので，その場合は読み書き障害となる．わが国では，ひらがな，カタカナ，漢字のいずれか，あるいはいずれにも読字障害がありえる．「め」と「ぬ」などの読み違え，拗音（シュ，チョなど），促音（コップ，ほっとなど）がうまく読めないなどは比較的多く，漢字では文字と音が1対1対応ではないものの読みに障害が出やすい．アルファベットを使用する言語ではbとd，pとqの区別がつかず，単語の読みに障害を生じるなどである．このような読みの障害があると，文章を読み取るこ

とが結果的に困難となり，国語の読みができないばかりではなく，算数やその他の教科においても，教科書の記載や試験の問題文の意味がわからないために，評価される成績が著しく悪い場合がある．

> **症例　小学3年生になって読字障害に気づかれたB君**
>
> B君　小学校3年生　男子
> 　普段の生活や教師とのやりとりにおいては，特に知的な遅れを感じさせることのない子どもで，性格も素直であり，休み時間には仲間といきいき遊んでいた．が，学年が上がるにつれ成績不良が目立つようになっていた．授業中の教師の質問には比較的よく答えることができ，試験でも計算問題は解けるのに，国語や文章題はほとんど点数をとることができなかった．B君は文章を読むことが苦手であると気づいた担任教師が，試験の時に問題文を読み上げてやると，算数の文章題を解くことができた．読字障害を疑われて，受診を勧められ，知能検査を試行したところ，全般性知能に遅れはなかったが，言語性IQは動作性IQに比べて優位に低く，K-ABCにおける「ことばの読み」「文の理解」は標準以下の水準だった．特に漢字の読みの障害が顕著であることによる文章読解のつまづきが明らかとなったので，以後の学習の支援策として，必要な文章には漢字にふりがなを振る，試験の問題文は教師が読んで聞かせるなどを行った．

3）学習障害に伴う二次的症状と対応

　学習障害がある子どもは，学業が振るわないために，特に学校や仲間関係における自己評価が低くなりやすい．学習への意欲が乏しくなるばかりではなく，仲間に対しても自己表現がうまくできなくなっていたり，うまくいかないことがからかいの対象になってしまい，さらなる自己評価の低下を導く可能性がある．ADHDに合併している学習障害では，注意力障害も顕著であるために，学習効果を上げることはさらに困難を伴う．

　このような状態が長引くと，適応障害やそれに準じた心理的反応としての抑うつ感や意欲低下，または"キレる"と表現されるような衝動制御困難や非行など，行為の問題が現れてしまう可能性がある．学習障害という状態に周囲が気づくこと，診断を受けたならばできるだけ早くその子どもの学習に見合った適切な支援策を講じることが必要である．

3　HFPDD（高機能自閉症とアスペルガー障害）

1）概念

　高機能という語は，high functionの訳語であり，知的障害はないという意

> **症例** 時々，キレてしまっていたC君
>
> 　C君　中学2年生　男子
> 　幼少期から，比較的寡黙な傾向があったが，言語発達や精神発達，身体発育に特記すべき異常はない．小学校年代は仲間の中ではリーダー的な子についていくタイプだが，5～6人の仲間といつも遊んでいた．当時から，ノートをとることや作文を書くこと，絵を描くことが苦手で，小学校2年頃からは吃音が目立つようになった．普段は穏やかな性格だが，4年生の後半から，ときどき仲間に対してキレるようになった．中学に入学してからは身長が急に伸び，しっかりした体つきになってきており，仲間から吃音をからかわれることがときどきあったものの，普段は我慢できるようだった．しかし，中学2年になって，からかわれることが度重なったある日，これまでの我慢をすべて表出するかのごとく激しくキレて，仲間のひとりを殴り軽い怪我を負わせてしまったため，情緒的な問題があるのではないかと案じた母に連れられて受診した．
> 　診察室では，中学2年にしては落ち着いた雰囲気のあるC君はきちんと座って，医師の質問には緊張しつつも礼儀正しく応じ，友人を殴ったことについては反省していたが，「何だかわからなくなって…．抑えることができなかったんです」と語った．診察場面では吃音は明らかではなかったが，普段の生活ではよくどもってしまうと自覚していた．書字の苦手も自覚があり，名前を漢字で書くように指示されると「下手なんです」と，大変緊張して，白紙の隅っこにぎこちなく，偏とつくりがばらばらに並んでいるような文字を時間をかけてようやく書いた．その後，知能検査や文字の書字検査，ベンダーゲシュタルト検査を行い，全般的知能は正常範囲であるが，特に漢字の書字と図形の描写が著しく困難であることが明らかになった．
> 　C君と家族に，学習障害であることを伝えたところ，C君はとても合点がいったと納得し「だから，作文も書けなかったんですね．理由がわかってよかった」ととても安心した柔らかな表情になった．学習面のサポートとして，その後の作文や文章で表現する提出物はワープロを用いてよいように学校側に配慮してもらった．その後，C君はキレることなく高校へ進学した．

味で用いられる．そもそも自閉症（特に従来よりカナー型幼児自閉症といわれる中核的症状を有する群）では，ことばの獲得や使用に重大な障害をきたすことが多いこともあり，知的能力が十分に発達せず，精神遅滞を伴うものが多い．しかし，1970年代後半からローナ・ウィングらの研究によって，自閉症の疾患概念が整理されてくると，自閉症の障害の3つ組（社会的相互交流の障害，社会的コミュニケーションの障害，社会的想像力・柔軟な思考・ごっこ遊びの障害）の特徴をもちながら，知的遅れを伴わない群があることがわかってきた．

欧米ではIQ65～70以上あるものを，わが国では中根がIQ85以上（正常知能以上）を高機能としている．

2）診断と症状

　高機能自閉症は自閉症（自閉性障害）の診断基準を満たす高機能群である．DSM-ⅣおよびICD-10の自閉症の診断基準は，前述のウィングらの指摘した自閉症の障害の3つ組を基本としている（75ページコラム）．

　アスペルガー障害は，疾患概念としていまだ十分にその位置づけを確立したものではなく，絶対的診断基準はない．DSMの基準では自閉性障害のコミュニケーションの質的障害を欠くもので，自閉性障害ではないものと示されているが，これまで，いろいろな研究者によって診断基準が提示されてきており，これを神尾がまとめた特徴を表40に示す．

　いずれも，その症状が知的発達によりある程度目立たなくなっていたり，学校という枠組みの中では，当初目立ちにくく，むしろ独特な秀でた能力（記憶力がよい，限局されてはいるが専門的な知識の豊富さ，ある分野におけるずば抜けた技能や習得度など）のために問題が表面化しないこともしばしばある．しかし，高学年になるにつれて，社会性は徐々に高度に要求されるようになる．HFPDDの子どもは，「心の理論」の障害などのために，相手の意図や思惑がわからない，仲間同士の暗黙の了解が読み取れない，雰囲気が読めないなど，特に思春期年代では仲間から疎まれてしまうようなふるまいをしがちである．さらに，中枢性統合（central coherence）の欠陥によって説明される，物事をより上位の概念に統合して判断する能力が乏しいために，社会的に優先すべきことがわからず，ともすると自分本位に見えるような言動をとってしまう．このようなことが重なると，仲間関係がうまくいかないことに自信をなくしてしまったり，いじめを受けることもありうる．その結果，抑うつ状態や不登校に陥り，ますます社会的経験が乏しくなるといった悪循環に陥る．ときに顕著なトラウマ反応を伴う場合もある．

3）対応[3]

　HFPDDへの対応は，自閉性障害への対応を基本に考慮されるが，特にその子どもの言語発達の水準を見極めることは大切である．語彙やことばによる知識の豊富さと，コミュニケーションとしてのことばの能力が見合っているかを検討する．その上で，問題行動を極力少なくするためにも，まず，環境の調整

表40 アスペルガー障害の特徴

対人的交流の障害
- 親密な友人がいない．
- 友人を作ることに関心がない．
- いつもひとりでいる．すべてではないが，拒絶されるような近づきかたをした結果のことが多い．
- 共感や思いやりに乏しい．他者の感情が理解できない．

非言語的なコミュニケーションの特徴
- 表情，視線，ジェスチャー，姿勢などの表現が乏しい．あるいは独特で不適切な表現をする．
- 対人場面の手がかりを理解できない．

言語の特異性（語用論的障害）
- 表面的には完全な表出言語を有する．
- ペダンティックな独特の言い回しを頻用する．
- 字義通りの言語理解をし，言外の意味は理解が難しい．
- 音声の韻律が不適切である．一本調子の声，反対に芝居がかった声色など．

狭い独特な興味，関心事
- 興味の対象が特異的であるか，またはその興味の持ちかたが強迫的である．
- 物の収集や事実の記憶と関連することが多い．

型にはまった行動パターン
- 生活のさまざまな場面で型にはまった行動パターンがみられる．

運動の不器用さ

常識のなさ
- 社会的慣習にしたがってふるまうことができない．

〔神尾陽子：アスペルガー症候群をめぐって．中根晃（編）：自閉症．日本評論社，1999〕

を行う必要がある．身体的特殊感覚や感覚過敏のために苦痛を感じてイライラしたり落ち着かなくなる場合はしばしばあるが，高機能であってもこのことを言語的に表現できる子どもは少ない．広汎性発達障害の子どもが苦手な環境であれば，その要素（光，色，音，感触など）を可能な限り調整する必要がある．さらに，コミュニケーションの環境も整える．指示の与えかたや意思の伝えかたを，視覚的な手がかりなどを用いながら，より正確に伝わるように工夫していく必要がある．しばしば生じる問題として，指示が通らないことが挙げられるが，広汎性発達障害圏の子どもは，たとえ高機能であっても，「○○君，〜して下さい」と自分に向けられたことばでない限り，指示と受け取れないといった特徴があるので，必要な指示は常に本人に向けて明確に伝えるなどの工夫が必要である．

環境調整を行っていても，HFPDDの子どもにとって，思春期の対人関係や

社会適応における困難さは大きい．情動不安定や著しい抑うつ状態，あるいは興奮を伴う激しいパニックなどが改めて出現する場合もある．このようなケースには薬物療法を用いることが検討される．広汎性発達障害のこだわりやパニックや情動不安定には，SSRIや非定型抗精神病薬が有用である．ただし，これらの薬剤を用いる際に注意すべき点として，小児への使用の安全性が未確立であること，副作用としてSSRIには吐き気，頭痛，眠気，希死念慮の増大などが，抗精神病薬にはめまい，ふらつき，錐体外路症状，便秘，けいれん閾値の低下，頻度は少ないが高熱を伴う悪性症候群などがみられることを周知の上，少なくとも家族にはインフォームドコンセントを行った上で使用することが必要である．

コラム　コツのコツ：支援の場では，診断名は「理解のためのツール」である

　発達障害の子どもを支援する際，その子どもの特性をより的確に理解し，日々の生活の中で支援・指導していくことは重要である．しかし，支援者や医療従事者の前に子どもが現れる時間は，その毎日のほんの一部の切り取られた瞬間でしかない．そのような場面で，専門家として適切な判断を行ったとしても，生まれた時からその子どもをみてきた親にとって，またその様式でずっと暮らしてきた本人にとって，「○○障害」という考えかたをにわかには受容しがたいことは当然であろう．症状が問題になったかどうかはともかくとして，改めて障害名を告げられたところで，親にとっても本人にとってもあり様はなんら変わりはないのである．

　重要なことは，その診断が，子どもにとって最大限の成長を遂げ，その人の能力に応じて，その人らしい生きかたができるように援助するために役立つことである．つまり，診断とは，親や本人にとっては，そう理解されることで本人への支援がより適切に受けられること，それだけかもしれない．一般的には軽度発達障害への正確な理解が十分に進んでいない現時点のわが国においては，医学や研究のために厳密に行われる診断と，親や本人への発達障害の告知の意義は異なると考えられる．

　したがって支援の現場では，その障害名を告げることがその親子にとって役に立つ場合には，積極的に告知すべきであろう．一方，親（場合によっては本人）にそれを役立てる準備ができていない時期には，明確な告知は先送りしてよいと思われる．その場合，その子どもへの理解と支援を促進するために，診断名ではないが，子どもの特徴をとらえる手がかりとしての表現を用いるべきであろう．例えば，ADHDの子どものために「先を見通して行動することが苦手なんですね」とか，広汎性発達障害（PDD）圏の子どものために「全体を大きく把握したり，相手の立場に立って考えることが苦手な子ですね」などと表現して，親と概念を一致させていく．ある程度，親や周囲の理解が進んだところで診断名を告げることは，受容の過程をよりスムーズに乗り越えられるかもしれない．臨床的な支援の場では，診断名は1つのツールであり，その子どもを支援するために役立つように用いるものと心得る．

● 文献

1) ADHDの診断・治療指針に関する研究会：齊藤万比古，渡部京太（編）：改訂版 注意欠陥/多動性障害—AD/HD—の診断・治療ガイドライン．じほう，2006
2) 髙橋三郎，大野 裕，染矢俊幸（訳）：DSM-Ⅳ-TR精神疾患の診断・統計マニュアル．医学書院，2002
3) バル・クミン，ジュリア・リーチ，ギル・スティーブンソン，齊藤万比古（監訳）：教師のためのアスペルガー症候群ガイドブック．中央法規，2005

■笠原麻里

E 発達障害の成人期：問題点と対応

1 成人のADHD

1）現状

　発達障害児・者支援法の成立によりADHDの子どもたちに関しては，対応策が医療や教育現場で論じられたり，医学の分野でも生物学的特性の検討が行われるようになった．しかし，わが国においてのADHDは子どもに限っての障害として認知されている場合がほとんどであり，成人にも存在するという考えかたは，まだ一般的ではない．ただ実際の医療現場とその研究において，かつては本人の意識や，育ってきた環境の問題，こころの病気，脳の欠陥が原因とされてきたような「衝動性・多動・注意持続困難・先延ばしなど」の症状が，実は大人になっても脳神経の発達の特性が原因で，そうならざるを得ない部分が多々あるということがわかってきた．このようなADHDをもつ成人の有病率については，低いもので2％，高いもので10％程度と報告されている．ADHDの成人は，子ども時代の症状をもちこしているため，症状などは小児期と似通っているが，発達の過程で一部の症状は質・量ともに変化する．成人になると生活の中で要求されることも変わってくる．小児期にあった症状が消え去ることもあるが，さらに困難になる症状もある．多動性や衝動性は質的に変化し，治まってくることも多いが，攻撃的な性格としてキレると言われる症状が社会生活上大きな問題となることも多い．注意力の問題も変化のないことが多く，周囲からの要求水準が高まるために，やっかいな問題となることも多い．すなわち，小児と成人においては要求水準が異なるため，DSM-Ⅳでの小児の診断基準は成人に対しては適しているとは言い難い．子どもは，周囲から

一定のルールを守ることを求められるが，成人においてはある程度選択の余地がある．ただし，成人になれば，生活全般を管理する必要が求められ，さまざまな日常的な社会的要請に応えていかなければならない．ADHDの成人では，そうした事柄の多くについて責任を負ったりやり遂げることに問題を生じやすい．日々の家庭生活において配偶者や子どもとの関係で悩んでいたり，職場での対人関係や仕事自体の問題で日常生活においていつも「生きにくさ」を感じている場合が多々ある．わが国のADHDの成人への理解の低さから，自分の日々の悩みがADHDに関連し生物的な理由からきていることに気がつかれないで，適正な診療やサポートを受けられない人たちがたくさん存在する．

2) 原因

大脳皮質の前頭前野で神経伝達物質（ドーパミン・ノルエピネフリン）が不足していることがわかっており，このような神経伝達物質の不足が行動の抑制障害やワーキングメモリーの障害，動機づけの障害，運動制御の障害を生み出していると考えられている．このような異常については代謝の問題，また，その他RASや青斑核や尾状核，扁桃体などの領域の機能不全など，生物学的な問題が原因とされている．

3) 主症状

ADHDの診断基準についてはDSM-Ⅳ-TRあるいはICD-10が用いられるが，成人のADHDの診断には，Hallowell & Ratey's Diagnostic Criteria For ADHD（表41）が用いられることが多い．

最も一般的な成人のADHDの主症状は下記に記載してあるが，これらの症状がすべて当てはまるわけではない．1人ひとりに異なる程度で現れるが，この他にも各人の固有の症状がある．

(1) 不注意

特定の物事に注意を留め置くことが困難で，課題に取り組んでもすぐに飽きてしまう．自分が楽しめる事柄には，特に努力しなくても自発的に注意が向くが，義務を果たしたり新しい物事を学習する際に，意識を集中して，整然とやり遂げることが困難なことが多い．忘れやすさ，整然と行うことの困難さ，集中困難，時間管理能力のなさとして現れ，学業・人間関係，職場での評価など，人生さまざまな面での障害となる．また，ストレスを受けたり自分でどうにもならないような状況では，簡単に落ち込んでしまう．気持ちがころころ変わっ

表41　成人のADHDの症状

(1) 実力を発揮できていない感覚
(2) 秩序だった行動がとれない
(3) 物事を先延ばしにする．取っかかりが遅れる．
(4) 多くの計画を同時に進め最後までやり遂げられない
(5) タイミングや状況を考えず思ったことを口にする
(6) 頻繁に強い刺激を求める
(7) すぐ気が散る，集中できない
(8) しばしば想像力や直感，高い知性を示す．
(9) 決められたやりかた，適切な手順を守るのが困難
(10) 気が短い，ストレスや要求不満に耐えられない
(11) ことばと行動の両面での衝動性
(12) 不必要な心配をあれこれする，心配の種を自分からあれこれ探す傾向
(13) 心許ない不安定感
(14) 気分が揺れやすい，変わりやすい
(15) こころが落ち着かない感じ
(16) 嗜癖の傾向(アルコール，薬物などの物質，ギャンブル，ショッピング，食事，仕事等の活動の場合)
(17) 不適切な自己認識
(18) ADD，躁うつ病，物質乱用，その他の衝動抑制の障害または気分障害の家族歴

以上の項目が15以上あれば，成人のAD(H)Dの可能性がある．

　ひとつのことに集中することが難しい，注意を払うことが難しい，行動する前に考えることが難しい，じっとしていることが難しい，順序よく物事を進めることが難しい，学校で学習することが難しい，社会で適応することが難しいなどがあげられる．基本的に，これらの症状は成人期まで持続する．これらのADHDの症状に加えて，学童期および思春期における二次的な障害が影響し成人の症状が作られる．ただ，小児期に顕著であった多動は，目立たなくなるがじっとしていることが苦痛であったり，体のどこかがいつも動いているといった症状に変化する．

〔Hallowell & Ratey's Diagnostic Criteria For ADHD〕

たり，自己の内面的な考えや空想に心を奪われて，ボーっとしていたり，周囲で起きていることにも気づかなかったりすることも認められる．そのため，「にぶい」「ぬけている」「意識がふっと別の次元にいく」という問題がでてくる．

(2) 衝動性

　生涯にわたってずっと続いていく症状であり，短絡的な反応を抑えたり，行動に移す前に考えたりすることが難しい．そのため，不注意なことをしゃべったり，急に怒りを爆発させたりすることがある．あえて危険なことをしたり，交通違反，麻薬，賭博などの違法行為に走ったり，衝動買い，クレジットカー

ドの乱用，過剰な収集癖，といった衝動性が認められる．辛抱ができない，ことばが乱暴，周りの人の非言語的なサインや身振りの意味がわからないといった問題がみられる場合もある．このため社会からはみだし，社会性や対人関係に深刻な問題を引き起こすことも多い．外界からのさまざまな刺激に対して無条件に，一見反射的に反応する症状で，特に頭に浮かんだ考えをそれをすぐにことばに出してしまう欲求に駆られ，それが原因で問題に直面する場合が多い．

(3) 散漫性

現在していることと無関係な音や目に入るものに気をとられ，そちらに注意が向いてしまう．そのため，気が散りやすい環境では集中できず，背景や音を意識の外に閉め出すことが難しく，そのため，必要なものや約束などを忘れてしまう．他人の指示に従えず，優柔不断，強情，ぐずぐずして決められないなどの症状を認める．そのため，能力に応じた実力が発揮できない．このような至らなさから，仕事，結婚生活，性生活，家族との関係，さらには法律の遵守などにおいてしばしば問題を抱えてしまう．

(4) 多動性

多動性は，成人になってから経験による学習効果と行動のコントロールで抑制される場合が多いが，貧乏ゆすりや早口の絶えまないおしゃべりという形で置き換わってくる．一定の時間座っていることができなかったり，じっとしていることが求められると緊張が高まることもある．

(5) その他具体的な症状

だらしない，整理整頓ができない，ミスが多い，ストレスに弱い，刺激が多い道を選ぶ，モノをなくしやすい，金銭の管理ができない，遅刻が多い，不器用，危険な行為をする，計画・準備が困難，仕事が完成しない，退屈に耐えられない，気分が変わりやすい，気ぜわしい，不安感，うつ，心配性，目標に対しての達成感が感じられない，癇癪もち，怒りっぽい，マニュアルに従うのが苦手，自尊心の低さ，不正確な自己認識，対人関係に一喜一憂しやすい，暴力行為を犯しやすい，アルコール中毒や薬物中毒になりやすい，しゃべりすぎる，手足を無意味にそわそわ動かす，順番を待つことが苦手であるなどもADHDの症状である．

4) 二次的障害がもたらす症状

ADHDの症状として，ひとつのことに集中することが難しい，注意を払う

表42 反抗挑戦性障害

A. 少なくとも6か月以上持続する拒絶的，反抗的，挑戦的な行動様式で以下のうち4項目（またはそれ以上）が存在する．
（1）しばしばかんしゃくを起こす．
（2）しばしば大人と口論をする．
（3）しばしば大人の要求，または規則に従うことを積極的に反抗または拒否する．
（4）しばしば故意に他人をいら立たせる．
（5）しばしば自分の失敗，無作法なふるまいを他人のせいにする．
（6）しばしば神経過敏または他人からいらいらさせられやすい．
（7）しばしば怒り，腹を立てる．
（8）しばしば意地悪で執念深い．
注：その問題行動が，その対象年齢および発達水準の人に普通に認められるよりも頻繁に起こる場合にのみ，基準が満たされたとみなすこと

B. その行動上の障害は，社会的，学業的，または職業的機能に臨床的に著しい障害を引き起こしている．

C. その行動上の障害は，精神病性障害または気分障害の経過中にのみ起こるものではない．

D. 行為障害の基準を満たさず，また患者が18歳以上の場合，反社会性人格障害の基準も満たさない．

〔髙橋三郎他（訳）：DSM-IV-TR 精神疾患の分類と診断の手引 新訂版．医学書院, 2003より〕

ことが難しい，行動する前に考えることが難しい，じっとしていることが難しい，順序良く物事を進めることが難しい，学校で学習すること，社会で適応することが難しいなどがあげられる．基本的にこれらの症状は成人期まで持続する．これらのADHDの症状に加えて，学童期および思春期における二次的な障害が影響し成人の症状が作られる．一部の多動・衝動性優位型あるいは家族機能・社会環境に問題がある場合には，反抗挑戦性障害（表42），行為障害（表43），反社会性パーソナリティ障害（表44）へと発展する場合もある．小児期に顕著であった多動は目立たなくなるが，じっとしていることが苦痛であったり，体のどこかがいつも動いているといった症状に変化する．

5）成人のADHDが社会生活において成功するために

ADHDの成人が社会生活において成功するためには，思春期前期に自己有能感をもつことが必要である．すなわち学童前期までにある程度の，先を見据えたしつけが行われ，家族あるいは教師，友人たちから褒められることが重要である．またできる限り二次障害が少ないこと，思春期前期までにワーキングメ

表43　行為障害　Conduct Disorder

A．他者の基本的人権または年齢相応の主要な社会的規範または規則を侵害することが反復し，持続する行動様式で，以下の基準の3つ（またはそれ以上）が過去12か月の間に存在し，基準の少なくとも1つは過去6か月の間に存在したことによって明らかとなる．

【人や動物に対する攻撃性】
(1) しばしば他人をいじめ，脅迫し，威嚇する．
(2) しばしば取っ組み合いの喧嘩をはじめる．
(3) 他人に重大な身体的危害を与えるような武器を使用したことがある（例えば，バット，レンガ，割れたビン，ナイフ，銃）．
(4) 人に対して身体的に残酷であったことがある．
(5) 動物に対して身体的に残酷であったことがある．
(6) 被害者に面と向かって行う盗みをしたことがある（例えば，背後から襲う強盗，ひったくり，強奪，武器を使っての強盗）．
(7) 性行為を強いたことがある．

【所有物の破壊】
(8) 重大な損害を与えるために故意に放火したことがある．
(9) 故意に他人の所有物を破壊したことがある（放火による以外で）．

【嘘をつくことや窃盗】
(10) 他人の住居，建造物または車に侵入したことがある．
(11) 物や好意を得たり，または義務をのがれるために，しばしば嘘をつく（すなわち，他人をだます）．
(12) 被害者と面と向かうことなく，多少価値のある物品を盗んだことがある（例：万引き，ただし破壊や侵入のないもの，偽造）．

【重大な規則違反】
(13) 13歳未満ではじまり，親の禁止にもかかわらず，しばしば夜遅く外出する．
(14) 親または親代わりの人の家に住み，一晩中，家を空けたことが少なくとも2回あった（または，長期にわたって家に帰らないことが1回）．
(15) 13歳未満からはじまり，しばしば学校を怠ける．

B．この行動の障害が社会的，学業的，または職業的機能に臨床的に著しい障害を引き起こしている．

C．患者が18歳以上の場合，反社会的人格障害の基準を満たさない．

◆発症年齢によって病型を特定せよ；
○小児期発症型：10歳になるまでに行為障害に特徴的な基準の少なくとも1つが発症
○青年期発症型：10歳になるまでに行為障害に特徴的な基準は全く認められない

◆重症度を特定せよ；
○軽症：行為の問題はあったとしても，診断を下すのに必要である項目数以上に余分はほとんどなく，および，行為の問題が他人に比較的軽微な害しか与えていない（例：嘘をつく，怠学，許しを得ずに夜も外出する）．
○中等症：行為の問題の数および他社への影響が軽症と重症の中間である（例：被害者に面と向かうことなく盗みをする，破壊行為）．
○重症：診断を下すのに必要な項目数以上に多数の行為の問題があるか，または，行為の問題が他者に対して相当な危害を与えている（例：性行為の強制，身体的残酷さ，武器の使用，被害者の面前での盗み，破壊と侵入）．

〔髙橋三郎他(訳)：DSM-IV-TR 精神疾患の分類と診断の手引 新訂版．医学書院，2003より〕

表44　反社会性パーソナリティ障害

A．他人の権利を無視し侵害する広範な様式で，15歳以降起こっており，以下のうち3つ（またはそれ以上）によって示される．
（1）法にかなう行動という点で社会的規範に適合しないこと．これは逮捕の原因になる行為を繰り返し行うことで示される．
（2）人をだます傾向．これは繰り返し嘘をつくこと，偽名を使うこと，または自分の利益や快楽のために人をだますことによって示される．
（3）衝動性または将来の計画をたてられないこと．
（4）いらだたしさおよび攻撃性．これは身体的な喧嘩または暴力を繰り返すことによって示される．
（5）自分または他人の安全を考えない向こうみずさ．
（6）一貫して無責任であること．これは仕事を安定して続けられない，または経済的な義務を果たさない，ということを繰り返すことによって示される．
（7）良心の呵責の欠如．これは他人を傷つけたり，いじめたり，または他人のものを盗んだりしたことに無関心であったり，それを正当化したりすることによって示される．
B．少なくとも18歳である．
C．15歳以前に発症した行為障害の証拠がある．
D．反社会的な行為が起こるのは，統合失調症や躁病エピソードの経過中のみではない．

〔髙橋三郎他(訳)：DSM-IV-TR　精神疾患の分類と診断の手引　新訂版．医学書院，2003より〕

モリー障害などを含む認知障害に対して個別の方略を有していることなどがあげられる．ADHDの場合には，新しい物に対する好奇心が旺盛であり，興味をもつと周囲状況にかまわずに突き進んでいく．

　以上の観点から職業選択の条件として，自分のペースで仕事ができ，専門性が高く，同じ手順で仕事をすることができることなどがあげられる．秘書のようにスケジュール，物品の管理などを行う人に恵まれることができればより望ましい．対人関係については，自身が自覚していないために，表面上問題となることは少ない．仕事上有能であれば対人関係を必要とする職業も選択範囲に入ってくる．ただ，一度に無関係ないろいろな仕事を平行して行うことは困難であるため，事務系の仕事は不向きである．このような条件から考えると理科系，医療系などの専門職，学者なども適していることが多い．しかし運動や手先が不器用なことが多いことも知っておく．さまざまなことに興味をもち，発想がユニークで，衝動的で思い立ったらすぐ行動できることから，マスコミ関係，貿易関係も適した職業ともいえる．突発的な事態が生じたとき，周囲に相談できる人がいない場合には，ひとりで考えをまとめていくことには困難を生

じる．メチルフェニデートを，人と打ち合わせをするような状況が予想しうるときのみ服用することも，社会生活を行う上で有用である．

　女性の場合にも同様であるが，不注意型が多いことなどから気づかれないことがある．加えて，約束を守る，順序良く物事を進める，学校で学習する，社会で適応することなどは，女性として男性よりもより高い規範を求められることが多く，女性として叱責，罵倒などを受け，うつ状態に陥ることもよく経験される．

6）思春期から成人に至るADHDの問題点

　さまざまな問題がADHDに関連して考えられるが，問題点を内在化障害と外在化障害と分けて考えると理解しやすい．

　思春期以降のADHDに影響する幼児期のこころの育ちかたとして，親子関係において愛着障害が前景に現れる場合には虐待を引き起こし，対人関係での貪欲さと空虚感が，境界型人格障害に発展することがある．衝動性・攻撃性が刺激されやすい状況では，強迫性の亢進が過剰な防御規制として現れる．父親にADHDの疑いがあり，一定性なく状況に応じて強い感情を家庭内で見せてしまう場合には，父に対する怖れから母に強く固執する．また父親に家庭内暴力やアルコール依存のある場合には，外在化障害として家庭内暴力がみられたり，父親の前ではおとなしくしているが，外では父親の目を盗んで攻撃性を発揮したりする．

　小学校高学年の前思春期では，母親離れが始まり，前思春期の自己愛が高まり始め母親を強く意識するが，母親に依存しない場合には，友人などと反社会的行動，集団的触法行動に至ることもある．また，外界からの被圧迫感と母に屈服させられることにより，しばしば仲間から孤立し，ひきこもりに至る．すなわち，ひきこもりと母親に依存することで自己愛性を守ろうし，家庭内における親子関係のゆがみからその後家庭内暴力に発展する．

　中学入学ごろからの思春期前期において孤立は決定的となり，不登校状態になることも多い．怒りは受動攻撃的に表現され，ときには直接的に表現される．また，「努力しない」などと周囲から攻撃されいわゆる荒れた子どもとなることも多く，自らの破壊性は自己評価を下げることとなる．

　この時期は，母親離れが進行し，友人関係へ没頭し仲間関係を意識するようになるが，過敏になると，恥へのおそれから，傷つくよりもますます家に戻る選択をするようになることもある．

思春期中期では，自尊心の低下と他者の目への過敏性が増大することもあり，このことは精神疾患へ移行していく可能性を示唆する．また，自己愛性を守る手段としての「ひきこもり」という受動攻撃的な表現が，ますます頑固なひきこもりとなることもある．いっぽう，外在化障害として，衝動性をよしとする反社会的集団の擬似家族性に同化することにより，自己愛性を守り，反社会性人格障害に至る場合もある．

ADHDだけの問題ではないが，思春期は，自分探しと自分作り，自己コンシャスと自己愛性の亢進が大きなテーマであるため，達成されなかった場合に自己をめぐる過敏性と自己へのひきこもりが惹起される．

内在化障害としての社会的問題点は，ニート，ひきこもりの進行から社会・生産的問題となり，反抗挑戦性障害（受動的攻撃的），不安障害（気分障害），パーソナリティ障害の存在と連関する．外在化障害としては，反社会性の進行から触法行為や反抗挑戦性障害から，行為障害への進行と反社会性人格障害が大きな問題となってくる．

7) 治療について

成人においては中枢神経刺激薬により，幻覚などの副作用が認められることがあり，薬剤投与には慎重でなくてはならない．その他，成人においては，頭の中でことばが溢れてくる，ことばをたくさんためることができる，相手の立場がよくわかるようになる，道に迷わなくなる，仕事がてきぱきできる，などの感想がある．またメチルフェニデートを服用することにより，周囲の状況により目がいくようになるため，良い意味で自己中心的でなくなり，過去の出来事を思い出し，うつ的になってしまうこともある．

(1) 薬物療法

ADHDは神経生物的な異常であり，しつけや，訓練，心理療法だけでは完全ではない．薬物療法はすべてを解決するわけではないが，現在最も有効であるのは，薬剤投与であると考えられている．精神が集中すれば途中で気が散らずに今後の生活設計を立て直ししたり，周囲にも助けを求めやすくなる．特に「衝動的に行動し発言する」「気分が変わりやすい」「整理整頓ができない」「物事の優先順位がつけられない」「何事も先送りする」「心配しすぎて行動できない」「自分のうちに混沌とした雑音がある」場合は，薬物治療が有効である．集中力が増し，不安や欲求不満，イライラなどの気分の変調も少なくなる．このような薬物の一次的効果で落ち着くと自信がつき幸福が感じられ，二次的効果

がもたらされることがある．

①メチルフェニデート

現在ADHDの治療で使用できるのが，主成分が塩酸メチルフェニデートである中枢神経刺激剤のコンサータ®とアトモキセチンである．抑制系を司るといわれる前頭葉の機能不全に対して，ドパミンを増加させる効果により抑制系を刺激すると説明される．中枢神経に対する刺激によって，情報のフィルター機能を高め，特定の事柄に集中できるようになり，小児期の75％に有効だといわれているが，メカニズムがはっきりと解明されていない点と，依存性，幻聴・幻覚などの問題点も指摘されている．

非中枢神経刺激薬で，ノルアドレナリンを増加させる作用により，ADHDの治療に用いられるアトモキセチンが治験中である（128ページ参照）．

②SSRI（selective serotonine reuptake inhibitor；選択的セロトニン再取り込み阻害薬）

セロトニンの再取り込みを阻害することで効果を発揮する新しいタイプの抗うつ薬でパロキセチン（パキシル®）やフルボキサミン（デプロメール®，ルボックス®）があり，二次障害のうつ気分や不安にも有効であるが，多動や衝動性，不注意などの症状に対する効果は疑問視されている．

③抗てんかん薬

テグレトール®，デパケン®などは感情調整剤といわれ，衝動性のコントロールや，気分の変調を調整する作用がある．

(2) その他の治療法

①ADHDを知ること

ADHDについてなるべく多くの情報を集め，生活の秩序の作りかた，将来の設計の立てかたなど自分のニーズに合わせた治療を組み立て，新しい自己イメージを確立する必要がある．ADHDをよく知ることで自分の立場をうまく他人に説明することができるようになる．対人関係にも大きな影響を与えるので，現在自分自身の中で何か起きているのかを知り，他人にことばで説明することでどれだけ理解してもらえるかを見いだすことで，改善が見られる．

②サポートネットワーク

精神的な支えと物理的・実際的な支えの2つのサポートが必要である．ADHDが社会生活を上手に送るためには，具体的な日常設計の見直し，自分の苦手分野をサポートしてくれる人を探し，周りに支援の輪を広げ，情報交換や感情の処理をうまく行うために精神的な支え合いが必要となる．特に整理整

> **コラム** **他の精神疾患との合併あるいは鑑別診断**
>
> 発達障害と考えられていても、他の精神疾患、身体疾患などにより同様の状態を生じること、あるいはこれらを合併していることもある。治療方針が異なるため、診断は慎重でなければならない。鑑別すべき代表的な疾患について述べる。
>
> ①気分障害、双極性障害など
>
> ADHDの約半数は他の疾患を合併している。特に双極性障害（躁うつ病）に注意しておく必要がある。双極性障害の半数以上にADHDが認められる。行為障害がある場合は、気分障害あるいは不安障害を伴う。
>
> うつ症状とは、意欲や社交性の低下、趣味などの変化、食事や睡眠パターンの変化、すなわち活力の低下が起こってくる症状である。自己無価値観、死への不安、不眠などで能力が発揮できない。
>
> 双極性障害の場合に、不注意、気の散りやすさ、落ち着きのなさ、気分の変わりやすさ、衝動的な行動、早口で切迫した話しかた、癇癪や気分の変調などを認め、ADHDや行為障害が同時にみられることもが多い。怒りっぽく敵意を示しやすく、強い興奮を示し、いわゆる"キレる"という状態になる。小児では、不機嫌や怒りっぽさが強く、躁とうつの循環の傾向は成人と異なり、明らかでないことが多い。すなわち、小児の双極性障害は、躁状態であるエネルギーにあふれ、きわめて怒りっぽく、精神病的な状態と同時に、うつ状態でもあるということになる。このような場合、家族の機能を完全に破壊しかねないし、物質乱用につながる可能性もきわめて高い。
>
> ②強迫神経症
>
> 小児の強迫神経症（OCD）は統合失調症と非常によく似ており、また精神病的にみえる場合にOCDのこともあり、鑑別診断を慎重に行う必要がある。
>
> ③不安障害
>
> ADHDの症状である多動や不注意はみられないことが多いが、落ち着きがなく、緊張が高く、動悸、発汗などの自律神経症状も認められる。衝動的で不適切な言動により仲間はずれにされることも多いため、社会性恐怖として大きな集団に属することを怖がり、不登校やひきこもりなどの状態になることも多い。
>
> ④パーソナリティ障害
>
> 敵意、反抗心、対抗意識のために、危険、自己顕示、他人の不幸を生きがいとしているようである。そのため、小児の反抗挑戦性障害と類似する。行動が暴力を伴う（軽犯罪などの）場合は、行為障害となる。いっぽう、ADHDの場合は成人にいたり反社会的人格に至る危険性が指摘されている。
>
> ⑤統合失調症
>
> 自閉症は大人の統合失調症の最早期型であると考えられたことがある。しかし、実際にはこの2つの障害ではいろいろな違いがあり、異なった疾患である。
>
> まず性比が異なり、統合失調症は男女が1対1、自閉症では4対1ぐらいで男のほうが多い。知的能力では自閉症では多くが遅滞しており、特有の不均衡さを示すが、統合失調症ではこれらの所見は認めない。発症年齢は、自閉症は3歳未満に発症し、統合失調症は15歳ぐらいから発症頻度が増加し始める。経過が違い、統合失調症は良くなったり悪くなったの経過をたどるが、自閉症ではこのようなことはない。統合失調症では家族的に出現する傾向もあるが、自閉症にはこの傾向はない。

頓がうまくできないので，苦手な作業は割り切って人に任せ，できるだけ生活をシンプルにすることから余裕が生まれる．

③ 生活方略

自分の合った環境はどんなものか徹底的に検討し，自身の弱点を知り，他人の手を借りるだけではなく，機械や道具を利用したり，作業計画の建て直しも環境作りとして考える必要がある．周囲の音に注意がそがれるのであれば環境音楽を流す，突然の話しかけや電話で作業が中断されるのが苦手ならばメールを利用する，専業主婦でも落ち着いて家事をこなすために保育所を利用するなど，生活方略を変えることも必要である．

④ サポート・コーチング

生活の再構築のためには，外から本人を励ましサポートし管理すること（コーチングスタッフ）が有用である．コーチは必ずしも専門家である必要はない．家族でも同僚でも主治医でも良い．

2 成人の学習障害（LD）

欧米においては，学習障害（LD）について長い歴史があり，早期発見，早期治療教育によるLDのためのプログラムが，就学前から小学校時代において始まっている．しかし，ある程度の効果は得ていても，特に発達や加齢と関係があると考えられている高水準の象徴的行動や概念思考において障害が著しい．そのため，小学校に加えて中学校における特殊教育も必要とされ，成人期にいたっての問題を少なくするために高等教育，メンタルヘルス機関，職業リハビリテーション機関などとの連携が求められることになる．成人期における問題点としては，LDといってもさまざまなタイプがあり，環境，生育歴などを含めて，二次障害の影響なども考慮しなければならない．

1) どのようなことから医療機関を訪れるのか

社会生活を送っていく中で，思春期から成人期にいたり，履歴書が書けない，読むことに時間がかかる，新しいことを習っても理解しにくいし，社会的な常識がわかりにくいなど，さまざまな問題を抱えている場合に，自分はLDなのかどうか，あるいは子どもの時にLDと診断されたが，思春期以降，何の援助も受けておらず，自分をどのように考え，具体的にどのようにすれば社会で生きていくことがもっと楽になるのか，そのための援助の必要性を明確にしたい，という思いで医療機関を訪れることが多い．LDに対する対応としては，

クライアントがどのようなことを求めているかを知ることから始めなくてはいけない．そのためにまず，求めていることを文章に書いてきてもらうが，文章の内容と書き方から問題点の内容と読み書きの障害について評価しうる．この文章を読むことで，そのクライアントの抱える問題が明確になってくる．すなわち，まず最初のサンプルは手紙ということになる．

2) 重要な既往歴と家族歴

　家族に同様の問題があるのかどうか，どのような生活を送ってきたのか．学習上の困難さと対人関係，社会性の問題はなかったのかどうかも重要なヒントとなる．

3) 診断のための検査とは

　問題点と希望する治療内容がわかれば，認知の問題と二次障害の問題も含め診断を確定していくことになる．あまり固い聞きかたでは答えるほうも緊張してしまう．まず，雑談的に今日の出来事，以前の出来事，計画性，創造性などについて生活上や職業上の事柄を用いて，自由な雰囲気で聞くようにしていく．学習上必要とされる能力（認知能力）は，みる，聞く，考える能力と分けることができるが，損なわれている感覚系と損なわれていない感覚系があっても，視覚や聴覚のように直ちに明らかにされるわけではない．例えば，絵画解釈にも言語理解，読解力が必要とされるし，読み書き能力にも視覚運動機能が必要とされる．そのほか，聴知覚，記憶，明瞭な発声，概念化，注意なども必要な機能である．そのため成人の場合には，小児期では簡単に同定されうる学習能力の問題点も，他の方略を用いて課題遂行を行っていることもあり，注意深い観察が必要である．

　検査は，入力系として (1) 聴機能では，純音聴力，純音と音声の検出，音節

コラム　ホスピタリズムと被虐待児症候群

　ホスピタリズムあるいは社会的遮断などの障害は，施設に入所するなどにより，刺激が少なかったり，不適切な扱いをかなりの長期にわたって受けた時に起こる．その臨床症状は自閉症と違っているのみならず，早期に発見し良好な環境に戻せば，一般的によく治療に反応する．被虐待児症候群は，乳幼児期において，親に身体的，性的，精神的な虐待を，意図的に繰り返し行われた時に生ずる症候群である．

同定，音節弁別，文の理解などについて，医療機関にて行う．(2) 視機能では，視力，近見視，輻輳，眼球運動，地と図の関係などの検査を医療機関にて行う．総合的な評価となる．(3) 知的能力検査では，言語的能力，非言語的能力を分けて検査する必要がありWAIS（ウェクスラー成人知能検査）が使われる．出力系では，(4) 聴覚-運動，視覚-運動，身体運動，ジェスチャーなどを検査する必要がある．

各検査の内容は，Ⅳ～Ⅵ章を参照されたい．

4）学力と認知過程の評価のシェーマ（図9）

成人期にさまざまな面から改善が得られていても，問題として残りやすい概念化については非言語的な認知過程か内言語に基づいている．すなわち，LDの場合には，知覚や想起，全般化する能力はもっていても，新しい学習や複雑な問題解決のために，それらの背景にある言語や，知識を使うことがうまく機能していないことが多い．また，言語性処理過程と非言語性処理過程のどちらに問題があるかにより，さまざまなLDのタイプを診断することになるが，いずれかの障害はその結果として，統合の障害をもたらすことになる．このような点から，入力-統合-出力図式と言語性-非言語性学習といった観点からLDをとらえると理解しやすい．

学習行動と問題解決のためには，多種多様な規則の獲得と応用が必要である．口頭言語は，音韻論（音システム），意味論（意味），統語（文法），実用論（言語使用）を支配している規則があり，書字は正字法（綴りのパターン），文法，句読点，話法の知識を必要としている．数学，音楽も規則性をもっている．

5）環境における適応性を困難にしている条件を評価する

成人の学習障害者が社会生活を送る場合，最も困難な条件は学習の問題ではなく，むしろ対人関係の問題である．すなわち非言語的能力障害であるが，教えられ，訓練されてこなかったことから学習方略に乏しく，学習の場においても対人関係の場においても，聞くことに躊躇してしまい，わかったふりをしてきていることの結果でもある．そのため日常生活においては，さまざまな状況における自立を妨げることにもつながる．

社会性，対人関係に大きな問題がない場合には，口答言語能力障害，読字・書字能力障害，数学能力障害，視覚-空間-運動障害，組織と計画の障害があげられる．また口頭による表出言語は，聴覚-運動系そのものであり，漢字に

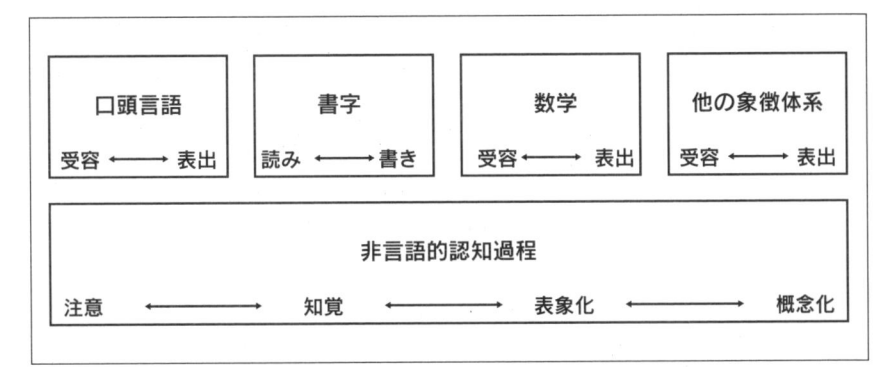

```
┌─────────────────────────────────────────────────────────────────────────┐
│  ┌──────────────┐  ┌──────────────┐  ┌──────────────┐  ┌──────────────┐ │
│  │   口頭言語   │  │     書字     │  │     数学     │  │  他の象徴体系 │ │
│  │ 受容 ⟷ 表出 │  │ 読み ⟷ 書き │  │ 受容 ⟷ 表出 │  │ 受容 ⟷ 表出 │ │
│  └──────────────┘  └──────────────┘  └──────────────┘  └──────────────┘ │
│  ┌─────────────────────────────────────────────────────────────────────┐│
│  │                      非言語的認知過程                               ││
│  │   注意 ⟷     知覚 ⟷      表象化 ⟷     概念化                      ││
│  └─────────────────────────────────────────────────────────────────────┘│
└─────────────────────────────────────────────────────────────────────────┘
```

図9　言語，語学，認知過程の関係

よる表現は，視覚‐運動系を必要するため，障害により思考の方法も異なってしまう．また，口頭言語では，聞き手から直接のフィードバックを受けることになるが，書字では読み手の要求や感性の感知も必要になる．

〔認知過程の障害と学習の障害〕

① 抽象的能力と問題解決能力では作業の遂行が著しく妨げられる．

② 音声識別，聴覚性言語と言語と意識化の問題では，話を聞いていないために，作業についての情報が不足し，行われている仕事内容から想像し，自分の解釈で行うことになり，うまくいかないことも多い．

③ 概念化と言語の問題では，仕事内容についての説明が概念的であって，具体化しなければならない状況では困難を伴う．学童期のように，視覚的指示やあらかじめの情報の提供などが行われないからである．

④ 読みの障害では，書かれている文書の内容が，決まっているパターンあ

コラム　　　　　境界性人格障害とADHD

　境界性人格障害は自分の能力や役目などを現実どおりにとらえられず，周囲と円満な関係を築けず，感情が不安定なためとっぴな行動をみせるが，周囲にはその理由がわからず，気分が極端から極端へ揺れ動き，ある瞬間にはひどいうつ状態かと思うと，次の瞬間には攻撃的で敵がい心をあらわにしたり，幸福の絶頂にいたりするように映る．行動が予測できずに，自傷行為もよくみられる．批判的で断定的で，世の中の人は悪人か聖人かのどちらかととらえている．一方，ADHDは生活の中の何かのきっかけで気分ががらりと変わるが，境界型のように頑なではない．自傷行為もまれで，ただ相手の気持ちを思いやることが苦手である．

るいは使ったことや記憶しているものについては理解できるが，新しい語や内容，助詞が内容に大きな影響を及ぼすように使用される場合などには，理解できない，あるいは誤って解釈する可能性が大きい．

⑤書字言語の障害では，文字の読みにくさ，間違いなどが多くみられるため，文書を用いる作業の場合，チームとしての進行が滞ってしまう．

⑥数学の障害について考えてみると，数学は形と関係の研究であり，言語，美術，また道具でもあるため，一般知能，空間能力，言語能力や問題解決へのアプローチ，論理思考力が関係してくる．学齢期には，数を扱う算数と問題解決能力が試される．中学以後で履修する数学は，学習としての位置づけで考えられることが多いので，成人期になると，「私はうまく読めない」より「私は数学ができない」という観点のほうが比較的社会に受け入れられやすい．

問題解決能力は，すでにわかっている情報や知識を新しい状況に応用することであり，ここには問題を分析し，計画を立て，関連情報を選択することにより計画を実行し，その答えを吟味することが含まれる．すなわち成人期の一般化された意味がわからなかったり論理的思考力に問題があることと関係がある．また実社会で必要とされる計算能力とは，足し算，引き算，掛け算，割り算，さらにパーセント，分数の計算などである．すなわち，数学障害がある人は，実生活における計算，計測と部分−全体関係，問題解決，図表を読み，概算や推定の機能，予測すること，計算機を使うことなどに具体的問題が認められている．

⑦非言語性機能とは，神経学的には，知覚運動障害，身体像，左右と空間の同定についていわれていたが，非言語性思考，社会的知覚，非言語性コミュニケーションにおける象徴的概念的側面についても重要であると考えられるようになってきている（V章参照）．この能力が，社会での対人関係，状況の理解などと関係しており，障害がある場合には社会生活上著しい障害となり，不登校，ひきこもり，ニートなどと関係して語られるようになってきている．

6) グループセラピー

グループは，5〜10人ぐらいが望ましい．数人のスタッフがある程度の方向性を調節しながら見守る形にする．LDをもつ成人の場合には，強い達成動機をもつが，かなりの知的能力があっても自尊心が傷つけられてきたことがあるために，セラピーを行う目標として，共通の目標を設定し，誤解を受けてきたことや能力に関しての困惑などを分かち合うことが重要である．そのため

に，具体的な学習方略から学ぶのではなく，全員が信頼感をもつために，過去の記憶を呼び戻し，互いへの関心と問題の解決とうまくいったやりかたをお互いに共有することから始める．このことは，うまく生活すること，仕事をうまく行うことなどにも広げることができ，認知の発展にもつながり，当人たちにとって受容的な支持的なグループとして位置づけられる．

7) 大学におけるグループセラピー

大学では，LDがある学生に対し適切な方法で学習させるサービスを提供する義務があり，LDであることによる不利を最小限にする必要がある（既出の方法論参照）．しかし，本人が自分の障害を正しく理解していることは少なく，また知っていても自身に関する不利益あるいは自尊心のために秘匿していることも多い．そのため，これからの大学においては，既存の身体，精神疾患に対する学生保健センターに加えて，入学したLDをもつ学生に対して適切なサービスのあることを募集時に告げ，あらかじめ相談に乗ることも必要である．これらのことに加えて，絶え間ない要求不満と度重なる失敗のためのカウンセリングあるいは心理療法を行うことも求められる．

8) LDを有する成人の職業適性

(1) 意味と概念の獲得の問題

知覚，知覚-運動機能，短期記憶は平均範囲であり，概念化，推理，理解，知識の応用に問題がある．すなわち問題が発見できない，新しい問題の解決に際してすでに獲得している知識を使うことがうまくいかないなど，意思決定や企図に問題があることになる．このような点から，知覚-運動技能技能を使うとき問題が明確であったり，仕事の手順が決まっていたり，適切な助言が得られる職場が適している．

(2) 一般的な言語能力の問題

非言語能力に優れているために観察から概念を抽象したり，非言語的に推理したり，非言語的な問題を発見，解決することができる．障害は主に話しことばの理解であり，話しことばによる表現，読み理解，書字表現，算数での推理に問題がある．職業的に適しているのは，芸術，製図，デザイン，機械であったが，大学入試においては外国語コースで失敗していた例がある．また，言語的な問題は非言語的な類推能力にも影響を及ぼし，職場に慣れるのに時間がかかったり，仕事が理解できないときに上司や同僚とうまくいかないこともあ

(3) 表出言語の問題

　読みに問題があると考えられているが，基礎として表出性言語障害を有している．多音節の言語の知覚と発音にも問題がある．そのため，文章を組み立てて書くことが特に困難である．読みの障害はあるが，知的好奇心は強く，聞いたり観察することで情報を得ている．

(4) 読みと綴りの問題

　視覚性の言語的符号に主な問題をもつ．すなわち古典的なディスレキシア（dyslexia）であり，系列化と聴覚的な分析に問題を有する．聴覚情報，視覚情報，運動情報の順序を同調することに問題があり電話番号，文字，単語の順序を間違える．多くの場合，補償的な方法を身につけ，責任ある仕事につくことも多いが，知的潜在能力より低い地位にとどまっていることも認められる．ADHDと合併することも多い．

(5) 綴りと書字言語の問題

　比較的うまく話すことができるが，柔軟性に欠け，要約や再構成などが不得意である．逆さ文字，一部を逆に書いたり，活字体と草書体を混じて書くこともある．問題は主に情報の出力にあるので，仕事はうまく遂行できる．しかし，昇進したために書くことを必要とされるようになると問題を生じることもある．

(6) 非言語性の視覚‐空間的，数量的な問題

　書くことと算数の問題があるが，日常生活技能の問題も負っている．視覚的分析や統合・操作を要する課題は苦手であるが，話しことばで補っている．方向音痴で不器用であることが多い．

(7) 非言語性概念化の問題

　観察によって意味の抽象化を行う能力であり，社会技能にしばしば問題があるが，非言語的な手がかりを利用していくことが困難なことによる．関係の作り方がわからないために，友達ができにくく，相手の目を見て会話をすることができない．しかし感受性はあり，他者に対する気遣いはもっている．

(8) 構成，企画，注意集中の問題

　快活で読字能力も良好であるが，企図や活動に順序をつけたり，きちんと計画する能力に問題があり，自己を検証する能力にも問題がある．注意集中に問題があることも多い．そのため要求不満耐性が弱く，ある時間内に多くの刺激を処理できず，いわゆるパニックを起こすこともある．

LDのこれらのタイプについてはもっと研究され，メンタルヘルス施設，職業プログラムで対応する必要がある．また作業療法士，言語聴覚士，心理職，神経学者，精神科医，治療教育士などの連携も必要である．

● 文献

1) Malone RP, Maislin R, Muniya S et al：Risuperidone treatment in children and adolescents with autism：short- and long-term safety and effectiveness. J Am Acad Child Adolesc Psychiatry 41：140-147, 2002
2) Gillberg C：The treatment of epilepsy in autism. J Autism Dev Disord 21：61-77, 1991
3) Mcdougle CJ, Naylor ST, Cohen DJ：A double-blind, placebo-controlled study of fluvoxamine in adults with autistic disorder. Arch Gen Psychiatry 53：1001-1008, 1996
4) Fankhauser MP, Karumanchi VC, German ML et al：A double-blind, placebo-controlled study of the efficacy of transdermal clonidine in autism. J Clin Psychiatry 53：77-82, 1992
5) 東田好広，森 健治，橋本俊顕，他：自閉症に対するSECRETIN治療の有効性に関する研究．脳と発達 36：289-295, 2004
6) Jan JE, O'Donell ME：Use of melatonin in the treatment of pediatric sleep disorder. J Pineal Res 21：193-199, 1996
7) Barthelemy C, Garreau B, Leddet I et al：Behavioral and biological effects of oral magnesium and, combined magnesium-vitamin B6 administration in autistic children.

コラム　LDの成人について

わが国では，LDを有する成人が，LDであることを明らかにしている場合はほとんどなく，そのため，自然歴や，どのようにして障害を克服したかについて明らかにされてはいない．ディスレキシアの子どもをもつ親は，小児期の症状から成人期の言語能力，職業適性を推定することは可能である．克服時期には，ひらがなや漢字をマークあるいは形としてパターン的に覚え，文章はたくさんの伝記や歴史物語をふりがな付きで読みながら，文節単位で文章を覚えていったと言われることが多い．職業的には，写真家，イラストレーター，設計士，料理人，シェフ，俳優など著名人にも多く存在すると思われる．成人に至っても，文章の読み違え特に助詞，ちょっとしたことばの言い間違え，聞き違えなどが認められることが多いが，職業的に成功している場合には，社会的に職業的に認められているという自尊心から，社会で十分生活していくことができる．しかし，職業的に不的確な職業であったり，成人までに自尊心が育っていない場合にはひきこもりやニートなどから，うつ状態になることも予想される．対人関係の障害を伴っている場合には，広汎性発達障害の要素があるために，場が読めない，社会適応が困難，人の気持ち，状況立場がわからないといった問題があって，ニート，うつ状態，ひきこもりになることも多々見受けられる．どのように社会生活を送ればよいのか，理屈として考えざるを得ないために，人のこころの脚本・演出を求めて俳優志望となる人も認められる．

Magnes Bull 3：150-153, 1981
8) D'Eufemia P, Petit M, Finocchianno R et al：Abnoramal intestinal permeability in children with autism. Acta Pediatr 85：1076-1079, 1996
9) McCarthy DM, Coleman M：Response of intestinal mucosa to gluten challenge in autistic subjects. Lancet 2：877-878, 1979

■宮尾益知

3 成人のアスペルガー障害

1) 診断に至る過程

アスペルガー障害の診断が行われる時期は，平均8歳ごろであった．しかし，疾患に関する理解が行われるようになったのは最近であり，成人の精神疾患を診療している精神科医において，生育歴すなわち小児期からの状態について家族からの情報が得にくいことから，小児期からの一貫した精神・神経疾患としてとらえず，非定型的精神疾患として診断・治療が行われてきた．しかし，小児期においても，診断が困難な場合がある．生育歴をたどってみると下記のような状況が聴取される（表45参照）．① 社会性の欠陥，② 興味，関心の狭さ，③ 反復的な決まり，④ ことばと言語表現の問題，⑤ 非言語コミュニケーションの問題，⑥ 運動の不器用さ

①〜③については，小児期に診断されていることが多いが，④〜⑥の場合には成人期になり診断されることが多い．まず，アスペルガー障害の診断方法について述べる．

(1) 第1ステップ：アスペルガー障害の診断

評定スケールを用いる〔ASAS（アスペルガー障害豪州版スケール）〕．

以下の質問（表45）は，小学校時代の子どもにみられるアスペルガー障害の徴候を示す行動や能力の有無を確認するためのものである．この年代では，変わった行動や能力のパターンがとても目立つ．それぞれの質問や叙述には，その年代の子どもに期待できる通常レベルをゼロ（ほとんどない）とする評定尺度が付されている．

(2) 第2ステップ：診断的評価

アスペルガー障害およびアスペルガー症候群の診断基準には4種類ある．ギルバーグ（Gillberg）たちの診断基準（表46）あるいはサトマリ（Szatmari）の診断基準（表47）が成人期には使いやすいが，公式（国際的）にはDSM-Ⅳ（30ページ表10）あるいはICD-10（表48）を用いる．

表45 アスペルガー障害の評定スケール（ASAS）

A. 社会的・感情的な能力
- ほかの子どもとの遊びかたの理解に欠けることがあるか？ 例えば，グループ遊びに暗黙のうちにあるルールに気づかないなど，をみる．
- 昼休みなど，ほかの子どもと自由に遊べる時間に，接触を避けるか？ 例えば，離れていられる場所を見つけたり，図書室に行ったりするなど．
- 人との接しかたの決まりやマナーがわからないらしく，穏当を欠く行為や発言をすることがあるか？ 例えば，相手の容貌に関することを口にして，それが相手の感情を傷つけるかもしれないことに気づかないらしいことなど．
- 相手の気持ちに共感する，つまりその直感的な理解に欠けることがあるか？ 例えば，相手に対して謝れば少しは機嫌を直してもらえるとわかっていないなど．
- 他人が自分の考えや経験，意見などをわかっているものと思い込んでいるなことがあるか？ 例えば，そこに居合わせていない人はそのことを知らないことを，わからないなど．
- 普段とは違うことをしたり不都合に対処するときに，普通以上にそれを繰り返し確認することが必要か？
- 感情の表しかたに，分別を欠いたところがあるか？ 例えば，実際とは掛け離れた感情の落ち込みや起伏を見せるなど．
- 感情の表出を適度に行えないことがあるか？ 例えば，相手が違えば妥当な感情表現レベルも違うことを理解していないようなこと．
- スポーツやゲーム，その他の課外活動でも，勝ち負けの争いに加わることに興味をもてないことがあるか？
- 仲間からの社会的圧力に「無感覚」なことがあるか？ 例えば，遊具や服装などの新しい流行を追わないなど．

B. コミュニケーションの技能
- 言われたことを，字義どおりに受けとることがあるか？ 例えば，「襟を正す」「お目玉を頂戴する」「胸に手を当てて考える」のような言いかたに混乱するなど．
- 口調にどこか不自然なところがあるか？ 例えば「外人風」のアクセントだったり，肝心なことばを強調しない一本調子だったりするなど．
- 子どもと話しているときに，相手側のことに関心がないように思えることがあるか？ 例えば，会話中に相手の考えや意見を聞かなかったり，それに対する自分の考えを述べないなど．
- 会話中に，期待するよりも目を合わせることが少ない傾向があるか？
- 話しかたがあまりに厳格だったり，細かなことにこだわることがあるか？ 例えば，形式ばった言いかたをしたり，生き字引のような細かな話しかたをするなど．
- 会話をスムーズに継いでいくことに問題はあるか？ 例えば，相手の言ったことがわからないときに，相手に聞き返さないで，いつもの話題に移ったり，延々と返事を考えているなど．

C. 認知的な技能
- 本を読むのは，知識を得るためが中心で，フィクションには無関心なように見えるか？ 例えば，事典や図鑑，科学の本には夢中になるが，冒険物語には熱心ではないなど．

- 以前あったことや事実に関して，ずば抜けた長期的記憶力があるか？　例えば，隣家の数年前の車のナンバーを記憶している，何年も前に起きた場面をありありと思い出すなど．
- 仲間との想像的遊びをしないことがあるか？　例えば，自分のする想像的遊びにほかの子どもを入れなかったり，ほかの子どものしているごっこ遊びには，とまどって入れないなど．

D. 特別な興味
- ある特定の関心事に熱中して，その情報やデータを熱心に集めたりするか？　例えば，乗り物や地図，リーグ戦の順位表などの知識が，まるで生き字引のように詳しくなるなど．
- 毎日の決まりや予測が変化すると，甚だしく気分を害することがあるか？　例えば，いつもと違う道順で学校に行くことに苦痛を覚えるなど．
- やらないと気が済まない手の込んだ約束ごと，つまり儀式的行動があるか？　例えば，寝る前に必ずおもちゃを一列に並べるなど．

E. 運動の技能
- 動作のまとまりが悪いか？　例えば，ボールの受け取りがうまくできないなど．
- 走るときに，足の運びがぎこちないか？

F. その他の特徴
本項ではそれぞれの特徴が，少しでもあればチェックする必要がある．
- 次のようなものに，独特な恐れや苦痛を覚える．
  電気器具などの，日常的な物音
  肌や髪の毛に軽く触れること
  特定の衣類を身につけること
  予期せぬ騒音
- ある特定のものを見ること
  人の集まる，スーパーなどの騒々しいところ
  興奮したり困難にぶつかると，手をパタパタさせたり，身体を揺する．
  低レベルの痛みへの感受性に欠ける．
  話し始めるのが遅かった．
  顔を不自然に歪めたり，チックがある．

上記のような症状が客観的事項として，家族や友人により小児期にあったことが確認されること

(3) アスペルガー障害の診断に至る過程
　①幼児期の自閉症の症状からコミュニケーション能力が就学前に進歩し，就学後アスペルガー障害の診断基準に合致する．
　②就学前に明らかな異常と思われる症状がなく就学後，友人関係，遊びのルール，遊びの創造性や会話などの問題から診断される．
　③運動発達，言語発達などの問題にしか気がつかれず，軽度の脳性麻痺，言語発達遅滞として訓練されていたり，ADHDと診断され治療を受けてい

表46　ギルバーグとギルバーグによるアスペルガー症候群の診断基準（1989）

1. 社会性の欠陥（極端な自己中心性）（次のうち少なくとも2つ）
    a　友達と相互に関わる能力に欠ける
    b　友達と相互に関わろうとする意欲に欠ける
    c　社会的シグナルの理解に欠ける
    d　社会的・感情的に適切を欠く行動
2. 興味・関心の狭さ（次のうち少なくとも1つ）
    a　ほかの活動を受けつけない
    b　固執を繰り返す
    c　固定的で無目的な傾向
3. 反復的な決まり（次のうち少なくとも1つ）
    a　自分に対して，生活上で
    b　他人に対して
4. 言葉と言語表現の問題（次のうち少なくとも3つ）
    a　発達の遅れ
    b　表面的には誤りのない表出言語
    c　形式的，もったいぶった言語表現
    d　韻律の奇妙さ，独特な声の調子
    e　表面的・暗示的意味の取り違えなどの理解の悪さ
5. 非言語コミュニケーションの問題（次のうち少なくとも1つ）
    a　身ぶりの使用が少ない
    b　身体言語（ボディランゲージ）のぎこちなさ/粗雑さ
    c　表情が乏しい
    d　表現が適切でない
    e　視線が奇妙，よそよそしい
6. 運動の不器用さ
    神経発達の検査成績が低い

ることもある．
④就学前には，特に問題があるとは考えられていなかった．小学校では，風変わり，引っ込み思案な子どもとして考えられている．その後思春期になり人と交わり，友達を作りたいと思うようになるが，友達関係を結ぶことが困難であるために，集団内での孤独感をより意識するようになる．ときには，仲間になろうとする試みが嘲笑を浴びたり，つまはじきになったりして抑うつ状態に陥ることもある．このような状況に伴って，抑うつ状態，強い不安状態に陥り，パニック発作や手洗いなどの強迫障害，ときにはアルコール依存などに陥り専門家を受診し，最近の疾患に対する理解が広がるとともに，アスペルガー障害から二次的に生じた状態であると気づかれることになる．

表47　サトマリたちによる診断基準（1989）

1. 孤独さ（次のうち少なくとも2つ）
   - 親しい友達がいない
   - 人との接触を避ける
   - 友達つくりに関心がない
   - 自分ひとりの世界を好む
2. 人との関わり方の欠けた面（次のうち少なくとも1つ）
   - 自分に必要な時だけ人と接する
   - 人への接しかたがぎこちなく不器用
   - 友達に対する一方的な接しかた
   - 人の気持ちを感じ取るのが困難
   - 人の気持ちに無頓着
3. 非言語的コミュニケーションの欠けた面（次のうち少なくとも1つ）
   - 表情が乏しい
   - 子どもの表情から感情を読み取るのが困難
   - 目の動きで子どもに意思を伝えるのが困難
   - ほかの人に視線を向けない
   - 手を使って意思を表現しない
   - 身振りは大げさでぎこちない
   - 人に対して近づきすぎる
4. 話しかたの奇妙さ（次のうち少なくとも1つ）
   - 抑揚のおかしさ
   - 口数が多すぎる
   - 口数が少なすぎる
   - 会話に一貫性が欠ける
   - 一種独特な言葉の用いかた
   - 繰り返しの多い話しかた
5. DSM-III-Rの基準で以下に当てはまらない
   - 自閉性障害

⑤このような状態がより深刻化すると，対人関係に関係した恐怖感から自分の内部世界に閉じこもり，人に対する興味を失い，独語が始まり幻覚ととらえられ，清潔を保つことさえしなくなるために，統合失調症（非定型的統合失調症）の疑いをもたれることもある．

このように，生育歴でアスペルガー障害の特徴があることを確認し，幻覚の内容が対人関係に関連した強迫あるいはこだわり的であることに慣れてくると鑑別は比較的容易である．ちなみに，統合失調症がアスペルガー障害から発症する頻度は，一般人口における頻度とほとんど変わりはなく，アルコール依存についても抑うつ症状からの二次的な状態であることが多い．

表48　アスペルガー症候群の診断基準（ICD-10）

A. 表出性・受容性言語や認知能力の発達において，臨床的に明らかな全般的遅延はないこと．診断にあたっては，2歳までに単語の使用ができており，また3歳までに意思の伝達のための二語文（フレーズ）を使えていることが必要である．身辺処理や適応行動および周囲に向ける好奇心は，生後3年間は正常な知的発達に見合うレベルでなければならない．しかし，運動面での発達は多少遅延することがあり，運動の不器用さはよくある（ただし，診断に必須ではない）．突出した特殊技能が，しばしば異常な没頭にともなってみられるが，診断に必須ではない．
B. 社会的相互関係における質的異常があること（自閉症と同様の診断基準）．
C. 度はずれた限定された興味，もしくは，限定的・反復的・常同的な行動・関心・活動性のパターン（自閉症と同様の診断基準．しかし，奇妙な運動，および遊具の一部分や本質的でない要素へのこだわりをともなうことは稀である）．
　次に上げる領域のうち少なくとも1項が存在すること
D. 障害は，広汎性発達障害の他の亜型，単純性分裂病，分裂病型障害，強迫性障害，強迫性人格障害，小児期の反応性・脱抑制性愛着障害などによるものではない．

〔中根允文他（訳）：ICD-10精神および行動の障害― DCR研究用診断基準．医学書院，1994〕

⑥成人になり社会生活上大きな障害はないが，子どもや親族が診断を受けたり，本やテレビ番組などをきっかけにして，自分の子ども時代からのさまざまな思いや疑問から自己診断をつけてくることがある．生育歴については自分のもつ小児期からの記憶によることになるので，記憶に関しての確認を家族，友人，教師からの客観的な情報で再確認する必要がある．

⑦特別な関心事（こだわり）などにより起こした犯罪行為がきっかけで診断されることもある．このような場合は通常の犯罪と異なり，物に対する偏った興味から起こっている．すなわち，盗もうという悪意があるわけではなく，通常は熱中，好奇心が過剰であるために，アスペルガー障害の思考過程の特徴である自分流，すなわち周囲の人からどのように考えられるかを考慮しないで起こしている行為である．このような観点から犯罪行為を分析することにより，アスペルガー障害という診断に至る場合もある．

　このような問題を抱えたまま誰も適切な助言を与えてくれないアスペルガー障害の成人に対してどのような対応を行えばよいのだろうか．当たり前のように聞こえるかもしれないが，具体的に，理論的に，一歩一歩ともに歩み，一緒に考え，同じ方向を向いて，解決していくことが重要である．決して難しいことではないが，これまで当たり前に行っていることを，なぜそのようにしてきたのか，あるいは今後どう解決していくのかを指導することは，新しい視点を獲得することであり，案外困難なことでもある．

2) 成人のアスペルガー障害の症状と具体的対応
(1) 社会的行動の特性と対応

　社会でうまく生きていくことは，人との適切な距離を保ちながら状況に応じた対応と適切なコミュニケーションをとりうることである．特に，多人数のルールのない環境下で困難を訴えることが多い．以下にさまざまな状況下での具体的な対応方法を列挙する．

　① 集団社会性訓練
- 挨拶（話の始めかたも含む）と困ったときの言いかたと対応方法を教える．
- より適切な行動をあらかじめ練習する（リハーサル）．
- 適切性に欠けた行動の実例を示す（失敗しない方法を学ぶために）．
- 自分の生きてきた軌跡を詩や自伝に開示し，共感や適切なアドバイスを受ける（過去を振り返る：ある程度，自分を客観視でき，困ったときに逃げ込む場所と方法をもってきたとき）．
- 視線を含めたボディランゲージを説明し，実際の用いかたを教える（特に視線の向けかた）．

　② 感情の理解と表現
- 感情の内容を理解する（喜怒哀楽など）．
- 感情の段階の読みかたと，反応のしかたを教える（表情の理解と感情，理由を推測する，そして対応方法）．
- 適切な表現方法をビデオなどを用いて学ぶ（表情，視線，ジェスチャーなど）．

(2) 言語に関する特性とその対応

　人はコミュニケーションを行うときに非言語的な方法を用いることは難しいため，ことばに頼った解釈をしがちであり，使いかたによってはお互いの誤解を生ずる．

　① ことばの使いかた：語用論の間違い
- 話し始めるときの適切な言いかたを教える（挨拶，季節の話題，身近で印象的な事件など）．
- 困ったときには，説明を求め，ときにはわからないと言うように教える（わからないということ，尋ねることに躊躇しない）．
- 答えかた，数人での話のすすめかた，話題を変えるタイミングを教える（人数が偶数の場合から始めて，奇数の場合の対応方法に進む）．

- 共感するときの言いかたを教える（自然に共感の程度を表す）。
- 演劇のセリフ，スピーチから，言いかたと対応のしかたを学ばせる（ト書きに合わせたセリフのしゃべりかた）。
- 相手によりコミュニケーションレベルが異なることを，絵本や漫画を使って学ばせる（コミュニケーションの相手をどう理解するか）。

② 字義どおりと杓子定規の解釈
- 抽象的な表現を用いない（物の種類による表現方法を重複させない，程度を曖昧な表現にしない）。
- 視点と文脈を用いての解釈のしかたを教える（どこに注目しているか，どのような話の流れになっているかの判断方法を学ぶ）。
- コメントや指示が誤って解釈される可能性を想定しておく（具体的に説明し視覚的に補う）。

③ プロソディー（ことばの流暢性：アクセント，イントネーション，リズム）の異常
- キーワードの強調と感情表現のための，語勢やリズム，早さの調節を教える（疑問，共感，反対の時のしゃべりかた）。

④ 奇妙な言いかた
- 創造的な面を肯定し，一般的な言いかたをアドバイスする（一般的な言いかたで置き換えてしゃべるように例を挙げる）。

⑤ しゃべりすぎ→思考をすぐにことばに出す
- 状況により小声で言ったり，頭で考える必要性を教える（ある程度考えがまとまってからしゃべる．聞いてほしい話かどうか相手に示す）。

⑥ 聴覚のみでの指示や説明では混乱する
- ことばのみでなく，絵や図，字で指示する（具体的に，いつでもみられるように）。
- 指示ごとに間隔を開け，つながりと必然性を説明する（直前の文脈のみでなく，系統だてて，小段階的に）。

(3) 特別な興味と日々の決まり（こだわり）に対して：社会生活上，他の人から変わっている，あるいは変人と思われる

① 偏った興味

物に対する興味（感受レベル）からはじまり特定の分野に対する興味（交通機関，恐竜，コンピューター，自然科学，動物，キャラクター，物語）に換わり，現実の人物に対する空想的な関心（ストーカーなど）に移る．人に対する興味

が現れると，人とキャラクターが一体化して最も理解しがたい．解決の方法として社会と人間を理解するために宗教，哲学に興味をもつ．

② 偏った興味の意味

特別な興味は，一部の集団では会話の手がかりにもなる．また特別な知識は知的能力や職業的特性を示すために役に立つこともある．このような場合は，秩序と普遍性を身につけること，リラックスするための方法と場所を知ること，集団であればより良いが，楽しめる活動を見つけることを教える．

③ 具体的な対処法

秩序立てた枠決めを設ける（時間と場所を決める．場面を設定し，ごっこ遊びの世界として処理する）．特殊な興味が建設的な事柄となるように導く．

(4) 認知に関する特性

① 映像記憶と映像思考

幼小児からの記憶，ときには出生前からの長期記憶を鮮明にもっている人がいる．通常，話しことばの発達以前に起こった出来事を思い出すことは難しいが，一部のアスペルガー障害の子どもたちにとっては，視覚的記憶であるが故に思い出すことができる．すなわち，目に見える情景をそのまま思い出すことができるのである．この能力は，すべてを記憶する能力（後述）にまで広がることがある．またこの記憶様式は，PTSDのフラッシュバックと同様の様式で惹起されることから，あるきっかけで当時の状態を思い出し，パニック状態に陥ることもありうる．

定型発達では，ある瞬間の自分の意識内容（思考）は，言語，感情，身体感覚，視覚イメージを含んだ幅のある内的思考が存在するが，アスペルガー障害においては，視覚的イメージを中心とするあるいは視覚的形態でのみで行う内的思考であるといわれている．このこと（映像記憶）から，他人に自分の思考を語るとき，浮かんだこころの中のノートやページを見ることから思考が始まり，その後に言語化される．すなわちこの映像から言語化へのタイムラグが，会話における「見たままの記述」という奇妙さと関連している．その後に，定型発達と同じ思考内容が語られることも多い．学校や社会における課題が言語による思考方法から行われることが多いために，このことは，理解が得られるまでに時間がかかることになり，学習上あるいは社会生活上マイナス要因となる．

② 「心の理論」

相手の立場や状況になることが苦手である．他人の視点や考えを，その人になりきってしまうロールプレイや説明，特に芝居のト書きのように，周囲が説

明することによって学ぶことができる．

　③ 想像力

　想像的（ファンタジー）の世界は，まずテレビドラマやヒーロー物，ファンタジーの世界から，現実の幼稚園や保育園の社会生活，友達との友達関係の一人芝居，あるいは演出と主役を演じながら，社会生活の問題点をもう一度リプレイしている．

　また，現実からの逃避や楽しみの一形態として，ファンタジーの世界に入り込むことがある．しかしそのような状態の時に，こちらからの働きかけに反応したり参加することを許容する場合には，自閉的な状態が強いわけではない．

　④ 思考の柔軟性

　さまざまな状態で，どのような方法を選択して行えばよいかがわからないことが多い．まず，2つの選択肢を与え選ばせることからはじめ，次にどのように考えて，ある選択を行うか，選択するための考えかたを教える．わからない場合に，タイミングや方法を含めて他の人に助けを求めることを，よいことであると教える．

　⑤ 感覚過敏と鈍麻

　味覚，強い光，色，香りなどさまざまな感覚器における過敏性が存在することが多い．児童期後半には音が出る理由や持続時間などが予測できるようになり，このような過敏性は減少することが多いが，生涯続くこともある．音では，予測しないときに起こる音，持続する高い音，たくさんの音が混じって聞こえるショッピングセンターなどの雑音，乳幼児の泣き声などに対する過敏性が多い．触覚では触られることに対する過敏性，髪の毛，ストッキングなどに対する異常な興味に関係していることもある．味覚や食感では，偏食として現れる．生涯続く場合には，拒食症として現れることもある．視覚では，明るい光や原色に過敏となり，ぼやけて見えることもある．また，特殊な場合にある特定の感覚系が刺激されると，別の感覚系が刺激されることで特定の音が特定の色に見えることなどを指す．

(6) 青年期の身体と精神的変化

　思春期の身体的変化は，彼らにとまどいを与える．変声を認められず，わざと高い裏声で話したりすることもある．この時期には，外見や社会的能力が，周囲からどのようにみられるかという価値判断を伴う批判に敏感になり，拒食症として現れることもある．この時期は，定型発達ではロマンスに憧れたり掟破りな行動をとるようになるのに対して，アスペルガー障害では単純な友情，

強い正義感やモラルをもち，良い評価をされたいと強く思うようになることもある．強い愛着や性的な興味の出現は20代まで延びることも多い．

3）精神疾患との関係

アスペルガー障害において，精神疾患の頻度が有意に多いという明らかな根拠はない．

青年期から成人期へと異常が持続する傾向が強く，これは環境に大きく影響されず，個人の持つ独特な感受性や認知が表れてくる．しかし精神病エピソードが成人期早期にときに出現することがあり，こだわり，不安，抑うつ，気分変動などが定型発達と異なる形で表出されることもあり，思春期，成人期にはまれではない．急性期には，それが精神疾患の発症か，アスペルガー障害に何らかの併存障害が出てきたのか，アスペルガー障害の症状が重度になったのか，鑑別が困難であることも多い．

(1) 統合失調症

幻視，幻聴が現れ，鑑別が困難なことも多いが，対象のはっきりした幻視であることや，明らかに自閉的な症状が周囲に対しての防御であることが多い．

(2) 不安

対人，社会などに関する不安症状であり，過去にあったある状況と関係したトラウマ的な様相を呈する．

(3) 抑うつ

自閉症状と結びついて死と直結した説明しがたい言動が多くなり，理解に苦しむ行動が多くなる．

(4) 気分変動と怒り

正義，約束，時間の厳守など規則に反した行動に対して突然怒りを抱くことが多い．いわゆるキレるという行動である．

(5) 犯罪行為

悪いことや，犯罪と冗談やいたずらの違いが具体的でないために，犯罪となることを意識しないで行動すること．周囲の人間や状況を意識しないために，結果として犯罪行為となってしまうこと．こだわりである特異な興味や趣味が結果として犯罪に結びつくことがある．

4）性による症状と予後の違い

アスペルガー障害は，頻度としては男性に多い．8：1から4：1であり，男

性において社会的技能に著しい偏りのあるプロフィールをもち，特にフラストレーションやストレスが高いときには，破壊的・攻撃的な行動に流れるような社会生活上の不適応を生じる場合もある．

女性は児童期に，さまざまな行為や動作をそっくりそのまままねるが，ほかの子どもよりタイミングが悪く，自発的ではない．未熟とみられる傾向がある．興味の対象は，特異でも頑固でもない傾向がある．ひとりきりで空想にふけっていても，秩序を乱すような行動はとらない．また青春時代に日常的な友人関係の基盤が変わることがある．おもちゃで遊んだり，想像力で遊ぶことから，実際の体験や対人関係，友人関係，感情などが会話の内容になってくる．アスペルガー障害では，ティーンエイジャーになっても，小学校でやっていた遊びを続けたいと感じる場合が多く，同年代の子どもと同じ興味を分かち合うことができない．その上，同年代の男の子たちからの，異性を意識した働きかけにどう対応するのか，会話についてはできても，身体接触やロマンティックな恋愛の観念に当惑あるいは嫌悪する．仲間との活動に入りたいために，自分の顔の一部であるかのように装う「仮面」をつける．他人にはほほえみを浮かべているように見せて，仮面の下では，不安と恐れ，自己喪失の感情に襲われ，必死で他の人に受け入れられるよう，他人を喜ばせ気に入ってもらおうとしているため，人前で感情が出せない．

また，人との交わりかた，自分の問題を目立たなくする方法を，年少時から男児よりうまく学習できる．しかし，「他人と感じかたが違う」という感情をずっと持っており，感情を直感的に表出できないと思っている．周りの人たちが，他人とどうやって互いに親密になり，あまり考えなくても友人関係を保てているのか，いつも疑問に感じている．青年期は，性差が現れることが最も多い時期である．女性の場合には，対人関係からくる自己不全感が強くなり，うつ的な状態になりやすい．

その後の成人期では，会社などの社会生活や家庭生活においては行為や行動の計画が立てられないことと相まって，仕事上の問題や仕事場における同性との対人関係に障害を生じることも多い．家庭生活においては，計画を立てたり，新しいことに挑戦したりすることが苦手であることから，夫婦関係に問題を生じることも多いが，同じようなパターンで生活することが確立できれば，たとえ地域において必要な役割を果たすことや，片づけなどに問題はあるにしても，夫の理解の程度によって大過なく家庭生活を営むこともできる．最も問題が起こりうるのは，子ども（乳幼児）に対する子育てである．もともと状況や

相手の年齢により対応のしかたを変えることは最も苦手であるため，わが子に遊びかたや社会的ルールを教えることは不得意である．子どもに対しては，ネグレクト（虐待）と同様の状態になる場合もある．

男性の場合には，外見や社会的能力などを他人から見られていることを過敏に感じる．何が問題点かがわからないために原因を探ることが視覚的に考えてしまう要因ともなり，他の人が見ている，自分を悪く思っているなどの幻覚を訴えたり，強迫神経症あるいは不安障害が強くなり，妄想性人格障害，統合失調性人格障害，非社会性人格障害，情緒不安定性人格障害（衝動型），強迫性人格障害などとして診断されることもある．

5）職業選択

アスペルガー障害において，社会生活上の予後を良くするために職業選択は重要である．知的に高く，社会的適応が比較的良好な場合には，興味の偏りを活かして理数系の学者や技術者，正義感と人に教えることを好むため警察官，裁判官，教師，翻訳家なども適職であることがある．職業選択上の必要な条件として，社会的あるいは対人的な能力があまり要求されない職業であること，求められる回答が決まっていることなどが関係している．

■宮尾益知

コラム　非中枢神経刺激薬

アトモキセチン（海外での販売名Strattera）は2003年1月の米国での発売以来，現在74ヶ国で承認，55ヶ国で販売されている．現在，日本では中枢神経刺激薬としてコンサータが，小児のADHD治療薬として唯一承認されているが，アトモキセチンは非中枢神経刺激薬に分類される唯一の薬剤であり，現在厚生労働省にADHDの治療薬として申請中であり近々承認される予定である．本剤は，ノルアドレナリンの神経終末への取り込み過程を選択的に阻害するが，ドパミンの取り込み過程にはほとんど作用しない．ノルアドレナリンは注意および衝動制御の調節経路に関与していることから，シナプス間隙におけるノルアドレナリンを増加させることで，AD/HDに対する作用を発揮していると考えられている．アトモキセチンは，不眠，覚醒・興奮，薬物依存・乱用，運動障害（チックなど）などの発現頻度は低いことが報告されており，海外主要国では第一選択薬のひとつとされている．以上の点から，成人ADHDにおける治療薬としても治験が行われている．

第 **IV** 章

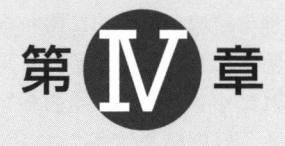

発達心理学からみた発達障害

軽度発達障害児に発達心理学領域が積極的に関わる理由として，この障害が脳機能障害に由来し本質的障害における認知過程の関与が大きいこと，知的障害がないことによる理解されにくさのために周囲を巻き込んだ心理的問題が生じやすいこと，があげられる．軽度発達障害については，認知神経科学的側面からの障害理解と治療教育，および臨床心理学的側面からの支援の双方が必要とされる．

　高機能広汎性発達障害（high-functioning pervasive developmental disorders：HFPDD），注意欠陥/多動性障害（attention-deficit/hyperactivity disorder：ADHD），学習障害（learning disorders：LD）を含む軽度発達障害は，障害の本質はそれぞれ異なるが，高次脳機能の障害とそれに起因すると思われる認知と情動の問題が共通して指摘される．近年，発達初期における表情理解や情動が再び注目されている．乳幼児期早期における他者や環境に対する反応は，その後の社会性や言語や情緒の発達を保障している．言い換えれば，発達初期のこれらの能力の問題は，HFPDDやADHDやLDなどの発達障害を予測できる早期サインであり，それゆえ，小児神経科医や臨床発達心理学の専門家は乳幼児の認知と情動の発達に強い関心を示している．

　本章では，最初に発達心理学の領域から認知と情動の発達と心理的発達課題について，さらに軽度発達障害に共通して重要な心理過程として取り上げられることが多いワーキングメモリー（作働記憶）と遂行機能について概観し，次に軽度発達障害児の特徴と対応を検討する．

A 心理学的発達

　認知（cognition）は次のように定義される．「認知とは生体が自己を含めた世界について知る過程を指す．つまり認知とは知的活動である．この場合，知覚だけでなく，記憶，注意，思考，言語，感情，意志なども含めたより広い過程を意味する」（心理臨床大辞典，1992）．「生活体が生得的に，あるいは経験的にもっている情報に基づいて行動を制御する一連の機能の総称である．知覚，判断，記憶，学習，推論，問題解決，思考，言語使用などのきわめて多様な働きが含まれる」（発達心理学用語辞典，1999）．すなわち，認知は知る過程の総称であり，多くの心的機能が相互に関連しあっている．認知障害は，認知活動の基盤である脳の障害により，この知る過程における発達の遅れやアンバラン

スや歪みとして現れる.

　一方，情動（emotion）は以下のように定義される．「感情の動的側面が強調される場合に用いられてきた用語であり，急激に生起し，短時間で終結する反応振幅の大きい一過性の感情状態または感情経験を指す．感情の動的側面は，生理的指標，行動による測定が容易である」（心理学辞典，1999）．すなわち，情動は急激に生じた一過性の感情であり，客観的に観察できる生理的あるいは身体的変化を伴うものである．ダーウィンの進化論的立場によれば，情動表現は，人間が環境に適応し生き延びるための有効な機能であり，生得的に組みこまれた行動とみなされる．情動は脳の大脳辺縁系が関与しており，特に扁桃体の役割が強調されている．大脳辺縁系は新皮質と異なり発生的に古い部分であるため，従来から認知と情動は相反するものとみなされがちであった．しかし，大脳辺縁系は新皮質と連合して人間の行動に関与する重要な働きを担っている．

　遠藤（2002）は，情動は認知との対立図式の中で語られるものではなく，多くの場合，それらと不可分かつ協調的に結びつき，人間の生物学的あるいは社会的適応を高度に保障する合理的な内的装置であると特徴づけ，「情動に支えられない知性では，時としてまったく乗り切れないような事態があるということが明らかにされつつある」と述べている．認知と情動は乳幼児期の早期から相互に関連しあって発達すると考えられるので，軽度発達障害児においても切り離して論ずることができない．

1 認知の発達

　乳児期から青年期に至るまでの認知発達に関するPiaget（1973）のモデルは，発達心理学の領域ではよく知られている．Piagetは，感覚運動期（0～2歳），前操作期（2～7歳），具体的操作期（7～12歳），形式的操作期（12～13，14歳）の4段階に区分して各段階の認知や思考様式の発達的特徴をあげている（表49）．感覚運動期では，対象の認知を感覚と運動によって行う．前操作期では行為が内面化し，シンボル機能が生ずる．具体的操作期では，具体的なものやそれらの関係についての理解が発達する．そして形式的操作期では，具体的現実に束縛されない理解ができるようになり，抽象的一般的で形式的な思考が可能になる．

　太田（1992）は乳児期から幼児期における認知の発達について，シンボル機能と概念の形成においてStage I～IVの発達段階を設けている（表50）．Stage I（0～1.5歳）はシンボル機能が認められない段階で，まだことばに意味がな

表49　Piagetの認知発達モデル

感覚運動期（0〜2歳）	感覚と運動による対象の認知
前操作期（2〜7歳）	行為の内面化，シンボル機能の獲得
具体的操作期（7〜12歳）	具体的なものやそれらの関係の理解
形式的操作期（12〜13, 14歳）	形式的・抽象的思考

表50　太田のStage─認知の発達段階

StageⅠ：シンボル機能が認められない段階
StageⅠ-1：手段と目的の分化ができていない段階
StageⅠ-2：手段と目的の分化が芽生えの段階
StageⅠ-3：手段と目的の文化がはっきりと認められる段階
StageⅡ：シンボル機能の芽生えの段階
StageⅢ-1：シンボル機能がはっきりと認められる段階
StageⅢ-2：概念形成の芽生えの段階
StageⅣ：基本的な関係の概念が形成された段階

く，「りんごはどれですか」と問われてもりんごを指すことができない．StageⅡ（1.5〜2歳）とⅢ-1（2〜4歳）ではシンボル機能が認められるようになり，物に名前のあることがわかり，問われたものの指さしが可能になる．StageⅢ-2とⅣ（4〜7歳）では基本的概念が形成され，文字の読み書きも可能になる．太田の無シンボル期はPiagetの感覚運動期に相当し，シンボル機能が発達するStageⅡ以降は前操作期と重なる（図10）．

　Myklebust（1971）は，目や耳や皮膚などの感覚器を通して入力された感覚情報が，認識され，保持され，意味が伝えられ，知識として使用されるに至る認知発達の階層的モデル（図11）を示している．このモデルでは，認知発達の過程は，知覚，表象化，象徴化，概念化の過程から成る．知覚は，感覚器に入力された視覚，聴覚，体性感覚等の感覚情報を認識する過程であり，新生児期からの刺激の繰り返しによって，中枢神経系の神経細胞に反応パターンが形成される．生後4か月を過ぎると表象化が可能になる．表象とは，すでに受け入れられ知覚された情報を頭の中で思い出すことである．例えば，りんごならりんごの形，色，大きさなどを思い浮かべること，すなわちイメージする（頭の中で物を見たり聴いたりする）ことである．これは，情報を保持し思い出すことであり，記憶過程の発達である．イメージは海馬周辺の記憶中枢に蓄積され，

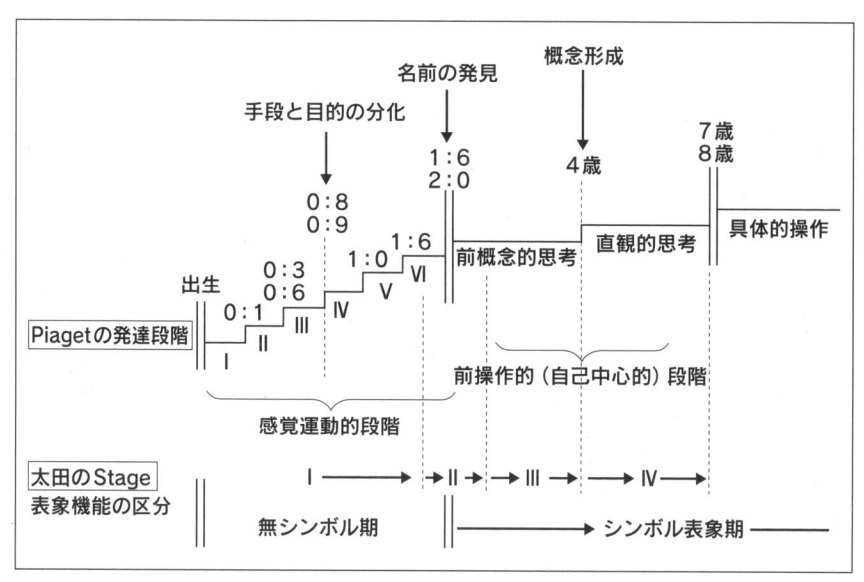

図10 Piagetの認知発達と太田のStage（太田，1992）

再度入力された感覚刺激は即座にイメージと結びつくようになる．乳児期後半から1歳前後になると，象徴化が認められる．象徴は，感覚（味，におい，歯ざわりなど）や表象（形，色，大きさなど）を引き起こす合図であり，対象を代理し意味を伝えるサインである．この合図は，多くの場合言語である．例えば，「りんご」ということばが，りんごの形や色や大きさや食べた時の食感などを引き起こすことである．この時期は，言語の獲得の時期であり，ことばの理解や表出が発達する．また，象徴機能の発達は遊びを中心とするさまざまな行動の発達をもたらす．身の回りのものを何かに見立てて遊ぶ"みたて遊び"や，人形やミニチュア玩具を使った"ごっこ遊び"や，描画，身振り，延期模倣などをするようになる．さらに，2歳を過ぎる頃からカテゴリー化や比較概念などの概念が発達する．「りんご」と「バナナ」は色も形も味も呼び名も異なる物であるが，食べ物であり果実であるという点では等しく，果物というカテゴリーに入る．同じように，大小，長短，多少，左右などの比較概念が獲得される．このように，異なる象徴化されたイメージを比較し，共通する意味や規則性をまとめる抽象的学習が可能になり，ことばを抽象概念として使用するようになる．

以上のように認知発達にはいくつかの発達段階があり，発達障害における認

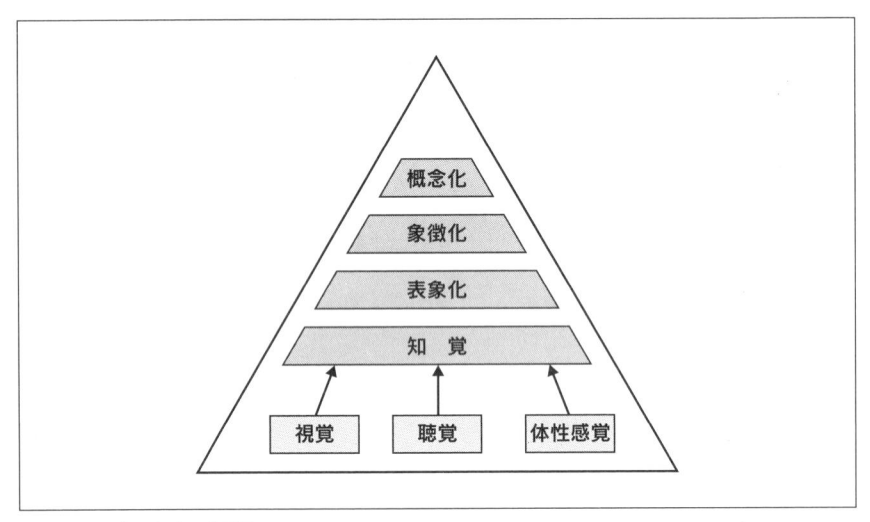

図11 認知発達の過程（Myklebust）

知の問題は認知過程との関連性において検討され類型化されることができる．すなわち，認知発達のどの過程に障害があるかによって発達障害に固有の認知発達について知ることができ，発達心理学的アセスメントによって発達障害に適した教育や指導計画が可能になる．以降では，Myklebustの認知発達の階層モデルに沿って認知発達の評価と発達過程において生ずる認知の障害について考える．

1）神経心理学的検査

　感覚異常や感覚過敏の検査には，実験心理学的に考案された感覚検査や，聴性脳幹反応・視覚誘発電位などの電気生理学的検査法が用いられることが多い．いずれも，年齢が幼いと実施不能もしくは反応が不確実であることが多い．知識，理解，記憶，推論などの各機能や，言語性および非言語性の知的能力は知能検査によって評価される．ウェクスラー知能検査は，言語性IQと動作性IQ，群指数，下位検査プロフィールが得られ認知能力を多面的に検討できるので，臨床上有用な知能検査である．神経心理学と認知心理学に基づく認知アセスメントのための特定領域検査やテストバッテリーは，言語学習能力，視覚・聴覚性認知能力，認知処理様式などを評価する．また最近では，ワーキングメモリー検査や遂行機能検査などを神経画像学的検査と併用して施行し，

表51 神経心理学的検査

感覚知覚に関する検査
● 視覚・聴覚・体制感覚検査
● 各種実験心理学的検査
● 電気生理学的検査
（例：聴性脳幹反応，視覚誘発電位）
知能検査
● ウェクスラー（Wechsler）法
WPPSI（適用年齢3〜7歳）
WISC-Ⅲ（適用年齢5〜16歳）
● ビネー（Binet）法
田中ビネー式（適用年齢2歳〜成人）
● マッカーシー知能検査（適用年齢2〜8歳）
特定の認知領域検査と評価バッテリー
● ITPA言語学習能力診断検査（3〜9歳）
● フロスティッグ視知覚発達検査（4〜8歳）
● ベンダー・ゲシュタルトテスト（5歳〜成人）
● ベントン視覚記銘検査（6〜13歳，成人）
● K-ABC（Kaufman Assessment Battery for Children）（2〜12歳）
ワーキングメモリー検査
遂行機能検査

軽度発達障害を領域特異的に検討する試みが行われている（表51）．

2）認知発達の過程における障害

　認知発達過程と関連して以下の障害が予想される（表52）．感覚器からの情報を認識する知覚レベルの障害は，感覚刺激に反応する脳の神経回路の形成を妨げる．知覚の障害は，視覚や聴覚など外界を認識するための基礎が障害されることであり，知的活動の基礎の部分の障害である．表象・象徴機能が発達する段階での障害は，知覚は正常であるがイメージや意味づけの困難を生じさせ，例えば，音が聞こえるが何の音かわからない，物が見えているがその物が何であるかがわからない，といったことが起こってくる．このような子どもは，入力された知覚情報の意味が理解できない状態に置かれていることが推測される．表情や身振りや声の調子などのサインの見分けや解釈の困難，ことばや文の不適切な使用など，社会的認知やコミュニケーションと関連する問題は，このレベルでの障害のために起こっている．概念化の段階で障害があると，属性

表52 認知発達過程と障害

概念	：共通の意味や規則性をまとめられない
象徴	：サインやことばの意味がわからない
表象	：情報をイメージできない
知覚	：感情情報を入力できない

や分類などのカテゴリー化の障害や，大小，多少，左右，遠近などの比較概念の障害などが生じ，学習困難の重要な原因となる．

2 情動の発達

1）乳幼児期の情動発達

　遠藤（2002）は，新生児段階からいくつかの情動の下位要素が存在することは認めつつも，情動の本質を固体と環境の関係性の中で位置づけるLa zarus（1991，1999）の観点に立って，情動を"事象に対する評価システム"ととらえ，発達における情動と認知の関係を考察している．すなわち，子どもは出会った事象から自分に関わる意味を見出し，それにあった反応（情動）のシステムを発達させていくが，この情動は認知能力の発達と絡みながら分岐・多様化する，と述べている．遠藤はLewis（1993，2000）を引用して，発達過程において先行事象と絡みながら分岐・多様化してある段階で明確化するにいたる情動発達のタイムテーブルを提示している．

　Lewisによれば，新生児には快（充足）・不快（苦痛）の意味判断と，新奇性に対する関心（興味）のような認知能力が生得的に備わっている．生後3か月ごろには，身体的・生理的状態への反応から人との関わりにおける喜び，悲しみ，怒りなどの反応に変化し，生後6か月ごろには，記憶やイメージが関与する恐れや，驚きの情動が表出されるようになる．これらの情動の分岐により，生後約1年目で，喜び，悲しみ，嫌悪，驚き，さらに怒りや恐れの情動の表出が認められるようになっていく．その過程においては，先行する事象と情動に関連した表象化や象徴化のような認知処理が行われている．生後2年目以降の発達は，自己意識や内省が関与し，自己と他者の関係性から情動が生起するという点において生後1年目と大きく異なるといわれる（Lewis，1999，2000）．1歳半を過ぎるころから自分を注視し，自己と他者の異同を意識するようになり，てれや共感や羨望の情動が表出される．さらに社会的基準の内在化や自己評価の介在により，3歳ごろまでに誇りや恥や罪の情動が発達する．

表53 不快や苦痛への対処

偶発的行動による気ばらし：指しゃぶりなど
養育者へのシグナルの送出：泣き，微笑，アイコンタクトなど
自らの働きかけ：因果関係の理解による原因への直接的働きかけ

(遠藤，2002)

　このような情動を獲得していく過程において，子どもは社会的適応に必要な情動制御，自分や他者の情動理解，情動表出の調節のスキルを発達させていく．幼児の身体的・生理的不快に対する情動反応の制御は，子どもの偶発的動きの効果による繰り返しや，不快を快に変えてくれる存在である養育者への依存，さらに，自ら原因に働きかけることによる解決へと変化する．ここでも情報をイメージしたり思い出したり言語化する認知能力が関与していることが明らかである（表53）．情動理解については，乳幼児期早期の段階では，子どもは他者の喜びや怒りなどの情動を区別し，その意味の一部を理解して対応ができるものの，情動の表出や状態が人によって異なることを理解できない．しかし，2，3歳になると他者の情動が自分と異なることを理解して，他者の立場に立った働きかけを行うことが可能になる．さらに，状況に応じて自らの情動表現をコントロールすることは，社会的適応のために重要である．周囲や他者の表情や反応を見ながら自分の情動を調節することは，3歳前後の年齢ではまだ難しく，自分を中心とした情動の直接表現となることが多い．しかし，幼稚園や保育園に入るころには，他者の存在を配慮した情動表出の制御が可能になるといわれる（遠藤，2002）．他者の心的世界の理解である「心の理論」の獲得も，幼児期後半から児童期初めにかけて可能になる．

2）児童期以降の情動の発達

　Erikson（1959）は，子どもの心理的発達段階において獲得される発達課題を示し（表54），児童期の発達課題として「勤勉性」をあげている．勤勉性とは，社会的に期待されることを自発的・習慣的に行うことであり，社会的生活スキルの獲得であるといえる．この時期は，幼児期と思春期の中間にあり，心身ともにバランスよく安定した年齢層であると考えられてきた．学校や地域などにおいて仲間集団を形成し，仲間と道具や知識や経験を共有して，共感的で相互依存的な関係を作っていくことが期待される．このような仲間関係の中では，自己と他者を意識し，自己と他者を含む状況に適した情動の制御が必要になる．

表54　心理的発達課題

乳児期（誕生〜15か月頃）：基本的信頼感〔絶対依存と絶対受容〕
幼児前期（15か月〜3，4歳頃）：自律性〔衝動のコントロール，しつけ〕
幼児後期（3〜6歳）：自発性〔対象に働きかけて本質を知る〕
児童期（6〜12歳）：勤勉性〔社会的生活スキルの獲得〕
思春期（12歳〜）：自己同一性〔自分の本質を知る〕

(Erikson, 1959)

3 ワーキングメモリーと遂行機能

　ワーキングメモリーの概念は，認知心理学の領域において，言語理解や推論など人間の高次認知活動の基礎となる記憶システムとして提唱された．1986年にBaddeleyが提唱したワーキングメモリーのモデルは3つのシステムからなる．すなわち，言語情報の処理や保持を行う音韻ループ（phonological loop），視覚イメージの保持や操作を行う視空間的スケッチパッド（visuo-spatial sketch pad），この2つの下位システムの活動を調整し情報の流れを制御する中央実行系（central executive）である．Baddeleyは2000年にさらにエピソードバッファー（episodic buffer）を下位システムに追加している（図12）．グレー部分が1986年のモデルであり，グレー部分を含む全体が2000年に追加・修正されたモデルである．Baddeleyは，エピソードバッファーを長期記憶からの検索を行う役割を担うものと位置づけている．新モデルでは，サブシステムのほかに長期記憶の保存庫が加えられ，従来の音韻ループと視空間的スケッチパッドの内容が長期記憶と相互に連結している．すなわち，サブシステムは長期記憶からのデータのやりとりを行いながら，一時的な情報の保持の場として機能している（苧阪，2002）．

　ワーキングメモリーは，「行動や決断を導くために必要な情報を一時的に保持しつつ操作する心理的機能」と定義され，情報の保持と課題の遂行とが並列的に処理されるような過程の制御に関係するダイナミックな記憶システムである（苧阪，2000）．ワーキングメモリーには容量制限があり，そのため，不要になった情報は消し去る必要があるため，「こころの黒板」とか「こころの作業所」にたとえられたりする．ワーキングメモリーは，読み，計算，推論，思考過程といった高次認知機能の心理学的基盤として機能しており，ADHD，LD，HFPDDを認知神経科学的に解明するために重要な概念である（表55）．

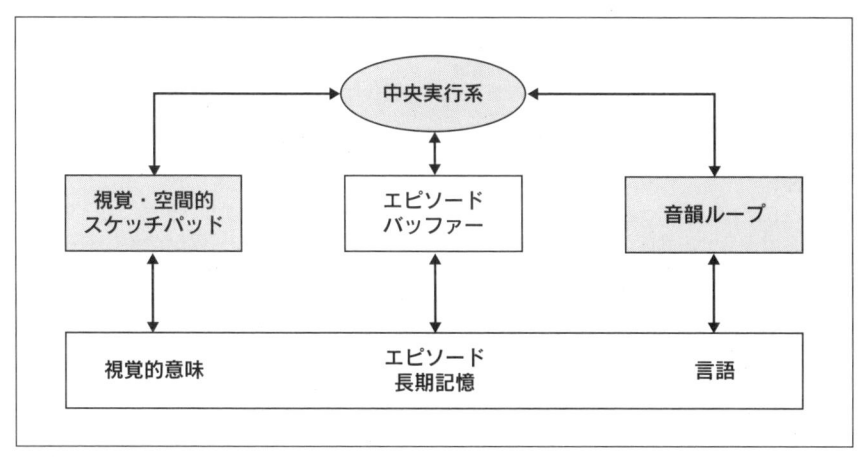

図12　ワーキングメモリーのモデル

表55　ワーキングメモリーとは

- 言語理解や推論など人間の高次認知活動と関連する心的機能
- 情報の保持と課題の遂行とが並列的に処理されるような過程の制御に関する記憶システム
- 教科学習に不可欠な読み能力や計算能力と深く関わる
- 前頭連合野が最も重要な役割を果たす

　教科学習の重要な要因である「読み」を例にあげる．文の内容を理解するためには，ことばの意味を追いながら，少しの時間であるがすでに読んだ内容をこころの中に保持（記憶）しておく必要がある．このような一時的な情報の保持は文を読むときに重要な役割を果たしている．情報はいつでも検索可能な活性化された状態で保持され，それに基づいて読み進むので，全体の文脈の中で現在読んでいる文章が理解でき，文中に多義語が出現したような場合でも，その意味の判断に困るようなことはない．また，繰り上がりや繰り下がりの数を一時的に保持しながら計算を進めるような暗算や，提示された数字を逆の順序で復唱する課題である数の逆唱でもワーキングメモリーが使われている（図13，14）．

　一方，遂行機能とは，前頭前野と関連する神経心理学的機能モデルであり（太田，2003），計画性，反応抑制，能動的注意の維持，行動の修正や調節などの認知的柔軟性といった精神活動を含み，前頭連合野を中心とした脳内ネット

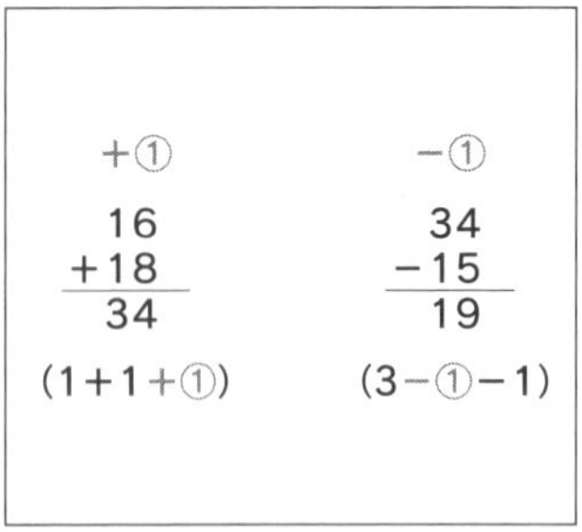

```
● 順唱
  6 1 7 4 2 ──→ 6 1 7 4 2
                 ショートタームメモリー
● 逆唱
  6 1 7 4 2 ──→ 2 4 7 1 6
                 ワーキングメモリー
```

```
    +①              -①
    16              34
   +18             -15
   ─────           ─────
    34              19
  (1+1+①)        (3-①-1)
```

図13　暗算 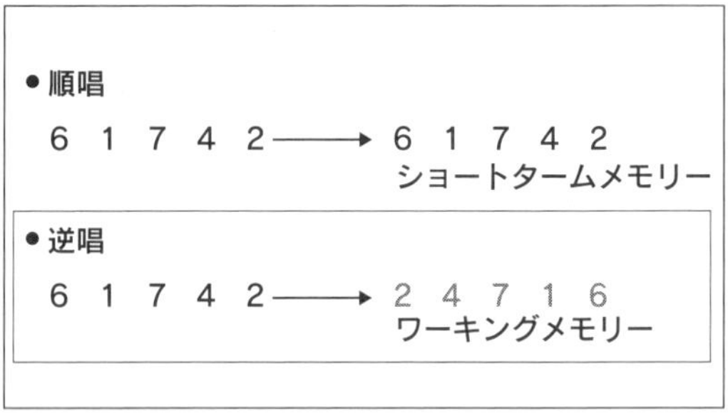　　　　図14　数唱

表56　遂行機能（Executive Function：EF）

将来の目標のために適切な問題解決を行う心的構えを維持する能力
● 反応抑制
● ワーキングメモリー
● メンタルセットの変換
● 計画性
● 柔軟性
背外側前頭前野皮質回路が担う
┌→ 背外側前頭前野皮質 ──→ 尾状核（外背内側）┐
└─ 視床（腹側前核と背内側核）← 淡蒼球（外背内側）┘

ワークが関与していると考えられている（表56）．この機能が障害されると，行動の計画，実行，転換，修正，調整などが困難になり，行動抑制や認知的リセットの困難といったさまざまな障害が生じる．遂行機能は，認知過程の中で最も上位に位置する機能である

B　ADHDの特徴と支援

1　神経心理学的特徴

　ADHD（attention-deficit/hyperactivity disorder）は不注意・多動・衝動性を主症状とし，認知や対人関係や行動および運動の障害を併せ持つ．発達に伴って顕在的症状は変化するが，本質的な特徴の一部は青年期から成人以降ま

表57 神経心理学的特徴

ADHD	● 右前頭前野の大脳皮質，大脳基底核（尾状核，淡蒼球），小脳の一部が小さい：注意のコントロール，時間の意識，反応の抑制，ワーキングメモリーと遂行機能の障害 ● 動機づけの調整
LD	● 書記素から音素へと変換（再符号化）するスキルの障害 　音韻処理：下前頭回 　文字識別：後頭葉 　意味づけ：上・中側脳回，縁上回 ● 書かれたことばを音声化するために必要なワーキングメモリー能力が劣る
HFPDD	● 脳の多領域（前・側・頭頂葉，連合野，小脳，脳幹など）：広汎な発達障害 ● 大脳辺縁系（扁桃体・海馬・尾状核の体積の減少，扁桃体と海馬の発達不良）：対人的関心，愛着行動の形成と解消に関連する機能の障害

で持続する例が多いといわれる．ADHDの病態については，前頭前野の大脳皮質，小脳の一部，大脳基底核の異常が指摘されてきている（表57）．神経心理学的にはこれらの領域の異常との関連から，①運動反応の抑制障害（response inhibition），②覚醒，賦活の障害（arousal level），③遅延嫌悪（delay aversion），④時間感覚，認知の障害（time estimation），⑤ワーキングメモリー，遂行機能の障害（working memory, executive function）などの障害仮説が考えられてきた．以下ではワーキングメモリーと遂行機能に関して言及する．

Barkley（1997）は，ADHDの多様な機能障害を背外側前頭前野皮質−尾状核−淡蒼球−視床という神経回路が果たす遂行機能の障害と関連づけて理論的モデルを提案している（図15）．Barkleyは，ADHDでは行動抑制（優勢反応の抑制，進行中の反応の中止，制御の妨害）の障害があり，本来この行動抑制のもとで形成される4つの遂行機能が形成されないため，その結果として行動や運動の制御，統合の障害をきたしていると考える．4つの遂行機能とは，①非言語性ワーキングメモリー，②発語の内在化（言語性ワーキングメモリー），③感情・モチベーション・覚醒の自己制御，④再構築である（表58）．このようなBarkleyの理論について発達的観点からの実証的研究は数少ない．また，行動の抑制障害によってADHDの障害のすべてが説明可能かについては議論の余地を残している（宇野，2003）．

宇野（2003）は，ADHDにおけるウィスコンシン・カード分類検査（Wisconsin card sorting test：WCST）とギャンブル課題や逆転弁別課題などの神経心理

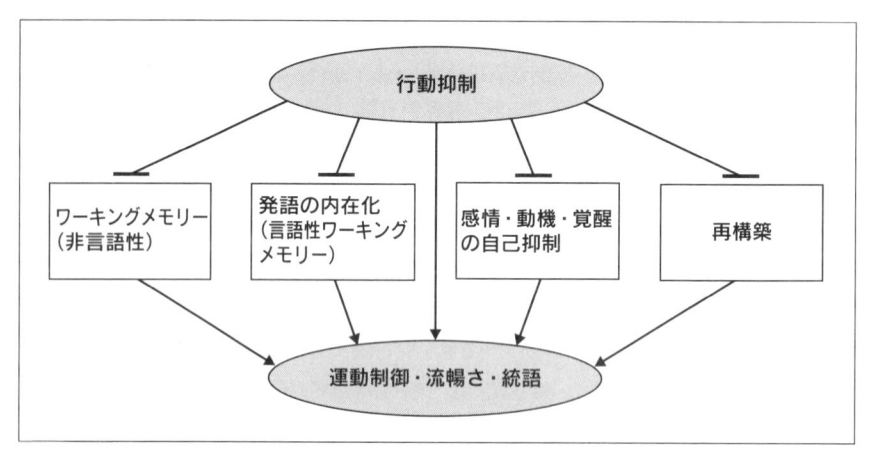

図15 ADHDの理論仮説モデル(Barkley, 1997)

表58 ADHDの理論仮説

行動抑制の欠如があり，通常ならばこの行動抑制のもとで形成される以下の遂行機能が形成されない 　①　非言語性ワーキングメモリー(情報をこころの中にとどめ置く) 　②　言語性ワーキングメモリー(受容および表出言語の無言化：反省，規範や規則の理解) 　③　感情・動機・覚醒の自制 　④　再構築(行動の分析統合，柔軟性，創造性) その結果，行動・運動の抑制・統合の障害をきたしている

(Barkley, 1997)

学的検査結果の相違により，前頭葉の背外側部と眼窩回は質的に異なる機能をもつと推測している．すなわち眼窩回損傷患者では背外側部損傷患者と異なり，ワーキングメモリーを必要とする遂行機能検査であるWCSTでは成績の低下を認めないが，ギャンブル課題においては以前に大儲けした後に負けが続いてもギャンブルを中止することができず，また以前に報酬と結びついていた正刺激に対する反応を抑制することが求められる逆転弁別課題においても著しい困難を示す．一方，背外側部損傷患者ではワーキングメモリー課題が困難であり，またWCSTではメンタルセットの変換困難のため保続反応を示すことが知られているが，ギャンブル課題の遂行は障害されない．以上のことに関連して，報酬期待機能をもつ眼窩回が注意の焦点付け機構やそれを支える覚醒度を上昇させるのに対して，背外側部は持続的注意システムを含む総合的認知に

関わっており，行動抑制障害には，情動制御（動機づけ）の失敗による場合と，注意の解放の困難によって認知処理が十分機能しないこと（ワーキングメモリー）による場合の2タイプがあると指摘している．さらに，ADHDのタイプについては，不注意優勢型では主として頭頂葉の注意システムに問題があり，混合型あるいは多動-衝動優勢型では前頭葉の注意システムあるいは右半球の両方の注意システムに問題があると述べている．

また，情動に関しては，不注意優勢型では情動制御に問題はないが社会的認知に欠陥があり，仲間とのコミュニケーションの問題を生じやすく仲間関係が築けない．一方，衝動型ではネガティブな感情や気分の変わりやすさなど情動の異常が認められ，混合型では攻撃行動が出やすく，ポジティブ，ネガティブ両方の情動行動制御に問題があると述べている．

2 認知・行動の特徴

ADHD児の多動は年齢が低いほど並外れている．保育士とADHD児の遊戯室における行動観察を例にあげると，入室して児の視線がボールに行った途端にまっしぐらに突進し，ボールを手にとって保育士に向かって投げつけ，あっという間に次の玩具に向かって走っている．相手がボールを受け取ったかどうかには頓着しない．保育士がボールを拾い，声をかけて児に手渡しても，保育士に向かって投げもせず，手に取ってすぐにあらぬ方向に放り投げることもある．この時に子どもの視線を観察していると，目的物を手にした時にはすでに他のものに視線が移っている．したがって，ボールをどう扱うかは関心外になってしまう．目的物に突進していく途中で他の物に視線が逸れて，他の物に方向転換して走っていくこともある．対象に向かっている時には周囲の人や物には注意を払わないので，蹴飛ばしたりぶつかったり突き飛ばしたりといかにも無鉄砲で粗暴な動きであるが，注意の持続や選択にも大きな問題があることがわかる．

児童期に入ると，薬物の服用や発達的変化によって多動は改善する傾向にあるが，注意の問題は持続する．授業中に外で大きな音がしたら，ほとんどの子どもは「なんだろう」と注意が逸れる．しかし多くの子どもは通常は注意が一瞬逸れてもすぐに授業内容に注意を戻すことができる．「今の音はなんだろう」と頭のどこかで少し考えながらも，教師の説明を聞き取っている．しかし，ADHDの子どもたちは注意が簡単に逸れて，しかもなかなか元に戻せない．「今の音はなんだろう」と気になると他のことはいっさい注意の対象でなくなる．

音のしたほうに行ってみたい衝動に駆られ，次の瞬間には席を立っているか教室を飛び出している．簡単に注意が逸れる場面があり，逆に関心のあることにはすべての注意をそこに集めてしまい他の刺激がまったく入らなくなる．「注意の集中や持続が可能ですか」という質問に対して，親や教師はしばしば「好きなことには熱中して周りが何を言っても聞こえないくらい集中力があります」と答える．集中力があるのではなく適度な注意の配分やリセットができないのである．

時間についても，「30分後に帰ってきなさい」といわれているのに，30分という時間が見積もれず，2〜3時間後に帰ってきて叱られるというようなことがよくある．本人は，30分くらいの時間を過ごして戻ってきたつもりでいるのであるが，あまりに時間の隔たりがあるので，勘違いやうっかりミスといった程度の言い訳では許してもらえない．あるいは，報酬が約束されても長い時間待つことができない．ある試行回数内に多く点を取ったほうが良いという設定があり，仮に，刺激提示後2秒待って反応すると1点もらえるが，30秒待って反応すると5点もらえるとする．私たちの多くは30秒待って5点もらって多くの得点を得ようと考える．ADHDの子どもたちも同様で，30秒待って5点欲しいと思うが30秒間が待てずに2秒で反応して1点しかもらえない，というようなことが報告されている．

ADHD児の年齢段階における行動特徴を示す（表59〜62）．このような行動の背景に認知や情動の発達の問題が想定される．

五十嵐ら（2004）は，ワーキングメモリー検査であるリーディングスパンテスト（図16）（苧阪ら，1994）と，遂行機能検査であるWCST（Keio版，鹿島ら，1993）（図17）をADHD群と健常群に行って比較している．その結果，知的に正常なADHD群においては，ワーキングメモリー課題の成績は児童から成人にわたって健常群よりも有意に劣り，遂行機能課題の成績は12歳以降のADHD群において健常群との差が明らかであった．すなわち，ADHDではワーキングメモリーの容量が小さく，複数の情報の処理や操作に困難が生ずること，年齢が成人に近づくにつれ遂行機能の障害が明らかになることが示され，ADHDにおけるワーキングメモリーの障害が児童期から認められ，思春期以降の遂行機能の発達に影響を及ぼすことが推察される（図18，19）．

中根（2001）は，ADHDおよびLDを記憶の病理から考察し，ADHDの行動異常の一部とLDの学習問題はワーキングメモリー容量の欠如と関連づけて説明が可能であると述べている．つまり，ADHDでは課題に行き詰まったり余

表59　ADHDの乳幼児期

- よく動き，睡眠が不安定．夜泣き
- 落ち着きなくいつも動きまわっている
- 広い場所で走りまわる
- 程度や限度や危険がわからず，他児にけがをさせる
- 順番が待てない
- とつぜん手を出す
- しゃべりすぎる
- すぐパニックになる

表60　ADHDの学童期前期

- 着席ができない
- 全体集会で並んでいられない
- 頭に浮かんだことをすぐにしゃべり出す
- 鉛筆，消しゴムなどをすぐになくす
- 宿題や約束ごとを忘れる
- 勉強に集中できない
- 些細なことにいつまでもこだわる
- 感情のコントロールができずすぐパニックになる

表61　ADHDの学童期後期

- 忘れ物が多い
- 整理整頓ができない
- 遅刻が多い
- 授業中にボーッとしている
- ノートをとらない（好きな絵をかいたり，本をみたり）
- 質問に合わない受け応えをする

表62　ADHDの思春期以降

- 整理整頓ができない
- 1度に2つのことができない
- 人の話を聞いてまとめることができない
- 考えていることを順序立てて話せない
- 友人関係がこわれやすい
- 親から自立できない
- 一定の職業につけない
- うつ傾向

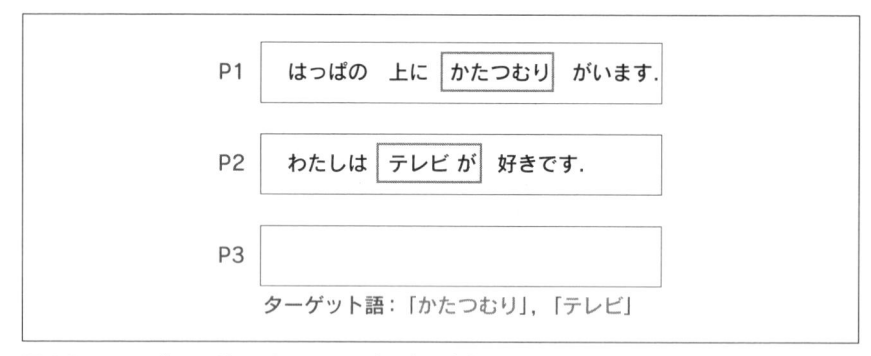

図16　リーディングスパンテスト(日本語版)(Osaka & Osaka, 1994)

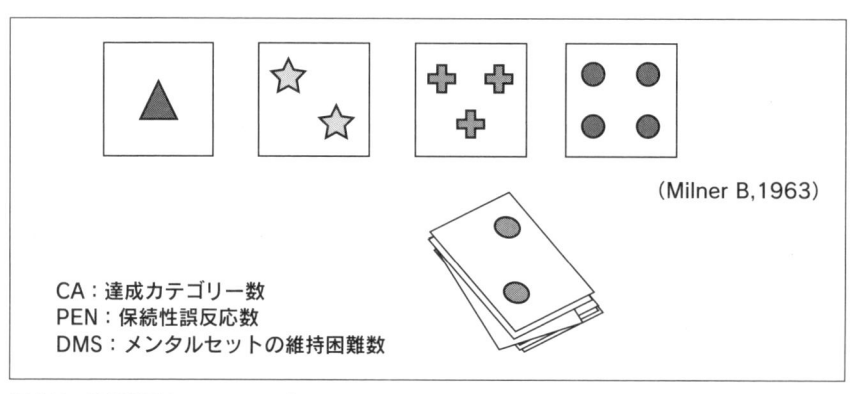

図17　WCST(Keio version)

計なことを言われた時にはメモリー容量に不足が生じ，冷静に対処する余裕がなくなってパニックに陥り，悪態をついたり残虐な行為に走ったりする．課題を実行する間，こころの中に情報を留め置くことができず，その場に合った行動や，到達点を目標にした行動ができにくい．時間観念のなさ，過去の想起の不能，将来に対する深慮の欠如が起こる，と説明されている．

3 対応

　行動特徴から明らかなように，ADHD児は母親や教師や周囲の人々を苛立たせたり不愉快にさせたりするので，幼い時から注意や禁止や叱責を受けることが多い．その結果，自信がなくなって劣等感が強くなり萎縮するか，あるい

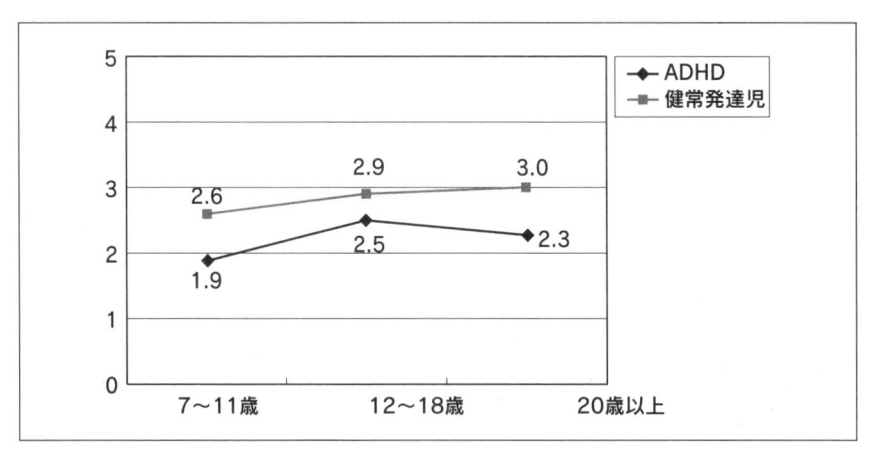

図18 ワーキングメモリー（リーディングスパンテスト）

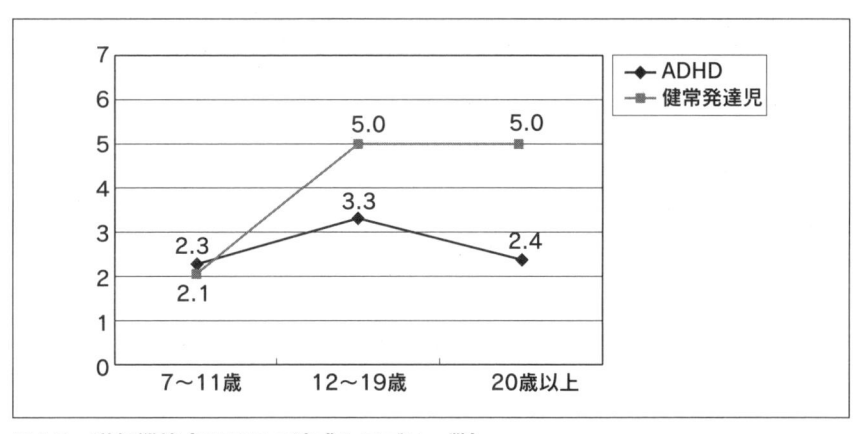

図19 遂行機能（WCSTの達成カテゴリー数）

は，欲求不満のために他罰的で攻撃的になりがちである．虐待やいじめの対象にもなりやすい．また，学業にも影響があり，知的能力に見合った成績が得られないことが多い．ADHDはLDを合併することが多いが，ADHDの学習困難には，LD以外にもいくつかの原因があることにも注意して対応しなければならない（表63）．

　ADHDは中枢神経系の異常に起因する障害であるが，その症状のもつ特徴から，環境要因が症状全体の悪化や改善に強く関与すると考えられる．ADHD

表63　ADHDの学業成績低下の要因

① **ADHD本来の要因**：不注意・多動・衝動性，その他の脳機能障害
② **合併する認知の問題**：LD，知的能力の問題
③ **情緒の問題**：2次的に生じた情緒の問題（意欲低下，自信喪失，劣等感，反抗などによる勉強ぎらい）

本来の症状の発見と正しい理解や対処が遅れると，親子・教師・友人関係の悪化や不適応状態が深刻化しさらに多様な問題を引き起こすことにつながる．ADHDの場合，薬物療法が有効であることが少なくない．適切な薬物の使用によって多動や注意の問題が改善すると，ADHD児に対する周囲の見かたが変わり，児の環境への適応を助けるとともに自信の回復を促す．一方で，児と環境に対して心理・教育的対応が並行して行われることが重要である．ADHD児の行動や認知の特徴を理解し，明確な指示を与え，心理・教育的に対応していくことが有効である．広い意味での受容と共感を基盤におくことは，軽度発達障害児への介入のみならず，すべての子どもへの心理・教育的支援における基本であるが，軽度発達障害の対応の実際では，受容中心の対応に傾くことは不適切で，むしろ児を混乱させ発達を妨げることがある．基本的には以下のような対応が適当と考えられる．

幼児期から学童期のADHD児に対しては，学習理論に基づいた行動療法および認知行動療法に基づく治療教育を行う．改善目標となる行動を明確にし，具体物による強化（ごほうび）や社会的強化（褒める）によって望ましい行動を増やし，望ましくない行動を減らしていく方法である．種々の場面において，どのように行動や感情をコントロールするか，周囲の人々から行動を禁止され注意された時にどのように対応するとトラブルにならないかなどについて，ADHD児が自分の弱点を自覚し積極的に改善するためのプログラムを作成して指導を行う．指導には個別指導とグループ指導がある．個別指導は，子どもの行動統制のためのプログラムを中心として，学習困難のある子どもの場合には課題学習も含んで行われる．グループ指導は，数人のグループの一員として他者との関わりを通して行動の抑制と注意の集中持続の発達的変化を促すもので，課題学習や音楽や運動などを取り入れながら，小集団の中で周りを見ながら行動をコントロールすることを指導する．いずれも，目標行動の達成度を客観的に評価し，児や関係者にフィードバックする．また，子どもの問題行動に悩まされて子育ての自信を失い，子どもを受け入れることができなくなってい

る親には，個別の親面接を定期的に行って臨床心理的支援をする．ADHDと環境全体を視野においた援助が，ADHD児が周囲と円滑に関わっていくための助けとなる．

C 学習障害（LD）

1 神経心理学的特徴

　神経心理学的原因による特異なLDにおける脳内処理に関しては，成人の高次脳機能障害との異同から検討されており，音韻処理における下前頭回，文字識別における後頭葉，意味づけにおける上・中側頭回，縁上回の関与が示唆されている．ディスレキシア（dyslexia）は，文字の形から音韻がイメージされないために生ずるとされ，文字の形や位置の認識に関する視覚認知と，音韻操作に関する聴覚認知の問題が考えられている．最近は，基本的な問題として特に音韻処理の障害が指摘されている．Swansonら（1991，1994，1989）は読み障害を記憶の病理によって説明している．すなわち，視覚的な情報である書かれたことばを音声的に再符号化するために必要なワーキングメモリー容量が劣り，そのため情報にアクセスする能力の活性が乏しいことによると述べている．中根も同様の観点から，LDの場合に平仮名に漢字が加わって読みが容易になるという現象は，漢字が表意文字であるからではなく，漢字が視覚的な読みとして提示されることでメモリーへの負荷が削減されるためであると論じている（中根，2001）．

　てんかんは発達障害に合併することが多い脳の疾患であり，LD児の中にもてんかんやてんかん性脳波異常を示す子どもが少なからず認められる．発作起源が明らかな（発作の起源が脳の限定した領域にある）てんかんのタイプとLDの検討は，LDを神経心理学的に考える上で参考になることが多い．例えば，側頭葉てんかんでは短期記憶や記憶範囲の障害が，前頭葉てんかんでは概念形成，論理的思考，行動決定，推理などの認知過程の障害が指摘されており，このような障害が特有の学習困難を生じることが報告されている．LDの場合，脳の特定領野や脳半球の機能との関係で認知の障害が生じ，その結果として学習過程での問題が起こってくる可能性が考えられるが，基本病態についてはまだ一定の見解が得られていない．

2 認知・行動の特徴

　LDは教育と医学の2つの領域から提唱された概念であり，医学領域でのLD（learning disorders）は神経心理学的原因をもつ限定された読字，書字，算数の障害を指しているが，教育の領域で認められるLD（learning disabilities）は，このようなタイプのほかに，学習を進める上で「気になる子」と言われる他のタイプを広く含んでいることが多い．教育用語としてのLDは，知覚レベルの問題がないにもかかわらず，読み書きや聴く話すこと，あるいは計算や推論などに困難がある状態であり，中枢神経系の何らかの異常が想定される障害であると定義される．LDでは認知過程の象徴機能や概念化のレベルに障害があり，概念形成，論理的思考，行動決定，推理などの高次認知過程の障害があり，教科学習だけではなく日常生活における計画性，判断，自己コントロールなどの問題があることが多いといわれる．視覚認知が関係すると考えられるLDでは，オリエンテーション，すなわち前後・左右・上下の認識の困難や，量や長さの理解の困難，不器用など協調運動の障害などが認められる．

　LDは小学校に入学後明らかになることが多いが，問題の徴候は幼児期から認められる．

　幼児期にはことばの理解と表出のアンバランスが認められることがあり，わかっているのにうまくことばで言えず説明ができないため，ことばの発達が遅れているように見える．駆けっこ，三輪車こぎ，ボール遊びなどの運動が苦手で，箸や鉛筆の使用がぎこちなく手先の操作が不器用であったりすることが多い．さらに感情表現や交友関係の不器用さも認められ，幼稚園や保育園での対人関係がうまくいかない場面がある．児童期に入ると学習上の困難がはっきりしてくる．知能は低くなく見かけは同年齢の子どもたちと変わらないが，文字や文章がスムーズに読めない，作文が書けない，計算ができないなどの困難が生じ，教科学習や日常生活に大きな支障となる．LDの特徴は，神経心理学的検査や学習場面での読み書きに顕著に認められる．以下にいくつかの症例と心理検査の特徴を示す．

症例 8歳11か月（男）「話す」「書く」に困難を示したLD

　【特徴】言いたいことを適切なことばで表現できないため，相手に伝わりにくい．文章を音読したり書いたりしたがらない．文章を書かせると誤字，脱字が多く，漢字を使わない．絵日記の絵の部分は好んで上手に描くが，文章は一文をやっ

C 学習障害（LD）　151

と書いている．日常生活でコミュニケーションがうまくいかず，ストレスによる過食と肥満のため長期入院をしており，学習の基礎がさらに遅れている．
　【検査所見】VIQ＜PIQで差が大きい．語彙が乏しく，言語表出能力が劣るが，身振りによる表出もやや劣る．視覚性の記憶保持は良好．言語性の記憶保持は劣っている．図20にWISC-Ⅲを，表64にITPAを示す．

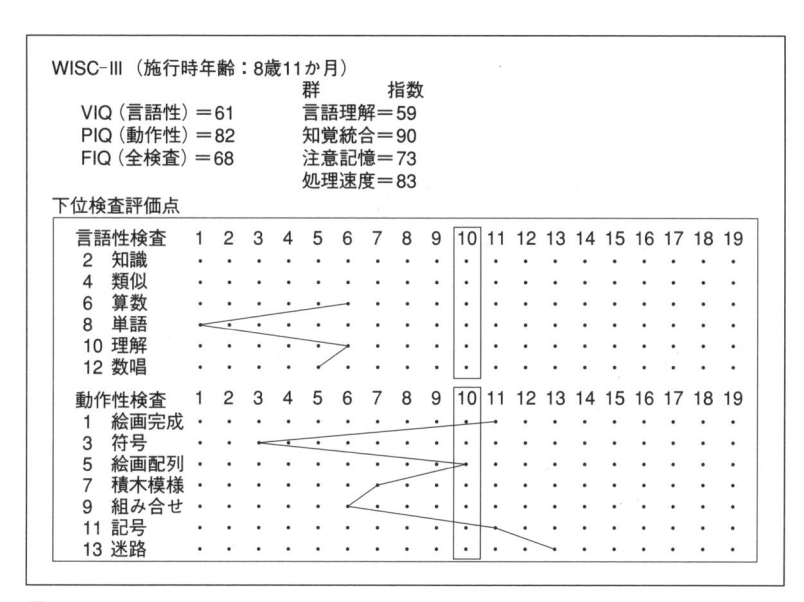

```
WISC-Ⅲ（施行時年齢：8歳11か月）
                        群      指数
   VIQ（言語性）＝61    言語理解＝59
   PIQ（動作性）＝82    知覚統合＝90
   FIQ（全検査）＝68    注意記憶＝73
                        処理速度＝83
下位検査評価点
   言語性検査  1 2 3 4 5 6 7 8 9 10 11 12 13 14 15 16 17 18 19
     2 知識
     4 類似
     6 算数
     8 単語
    10 理解
    12 数唱
   動作性検査  1 2 3 4 5 6 7 8 9 10 11 12 13 14 15 16 17 18 19
     1 絵画完成
     3 符号
     5 絵画配列
     7 積木模様
     9 組み合せ
    11 記号
    13 迷路
```

図20　WISC-Ⅲ

表64　ITPA

下位検査	表象水準				自動水準			
	聴覚-音声		視覚-運動		聴覚-音声		視覚-運動	
	PLA	SS	PLA	SS	PLA	SS	PLA	SS
ことばの理解	8：1	32						
絵の理解			9：0	35				
形の記憶							9：4	36
ことばの類推	5：1	16						
数の記憶					4：11	21		
絵の類推			(10：7)	31				
絵さがし							(10：4)	39
ことばの表現	4：10	26						
文の構成					(10：3)	38		
動作の表現			6：11	30				

（施行時年齢：9歳6か月）

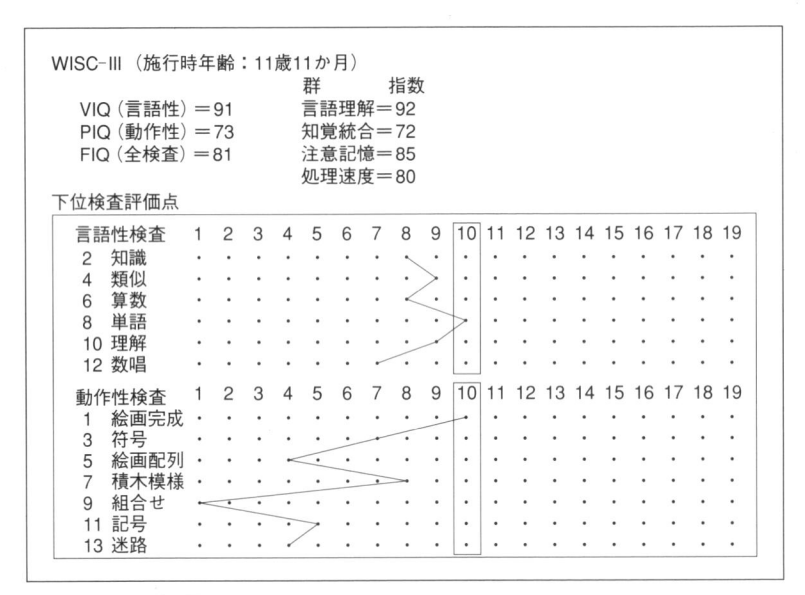

```
WISC-III（施行時年齢：11歳11か月）
                        群   指数
    VIQ（言語性）＝91   言語理解＝92
    PIQ（動作性）＝73   知覚統合＝72
    FIQ（全検査）＝81   注意記憶＝85
                        処理速度＝80
下位検査評価点

言語性検査  1 2 3 4 5 6 7 8 9 10 11 12 13 14 15 16 17 18 19
  2 知識    · · · · · · · · ·  ·  ·  ·  ·  ·  ·  ·  ·  ·  ·
  4 類似
  6 算数
  8 単語
 10 理解
 12 数唱

動作性検査  1 2 3 4 5 6 7 8 9 10 11 12 13 14 15 16 17 18 19
  1 絵画完成
  3 符号
  5 絵画配列
  7 積木模様
  9 組合せ
 11 記号
 13 迷路
```

図21　WISC-III

表65　SM社会生活能力検査

	SA = 10歳6か月	SQ = 88
	SA	（実年齢との差）
身辺自立	11：6	（0：5）↓
移動	7：5	（4：6）
作業	13：0	（1：1↑）
意志交換	13：0	（1：1↑）↓
集団参加	7：3	（4：4）
自己統制	13：0	（1：1↑）

（施行時年齢：11歳11か月）

症例　11歳11か月（女）「視覚認知」「対人関係」に困難を示したLD

【特徴】読み書きは問題なくできるが，算数の図形問題と計算ができない．特に図形問題は手をつけようとしない．粗大運動，微細運動とも苦手．友達との会話に微妙なズレがあり，対人関係の緊張が強く，吃音が認められる．友達と関わることが嫌いではないが，集団適応がうまくいかない．ADDを合併している．

【検査所見】VIQ＞PIQで差が大きい．知覚統合能力が劣る．運動能力が低く，俊敏でなく，集団への参加度が低い．

図21にWISC-IIIを，表65にSM社会生活能力検査を示す．

C 学習障害（LD）

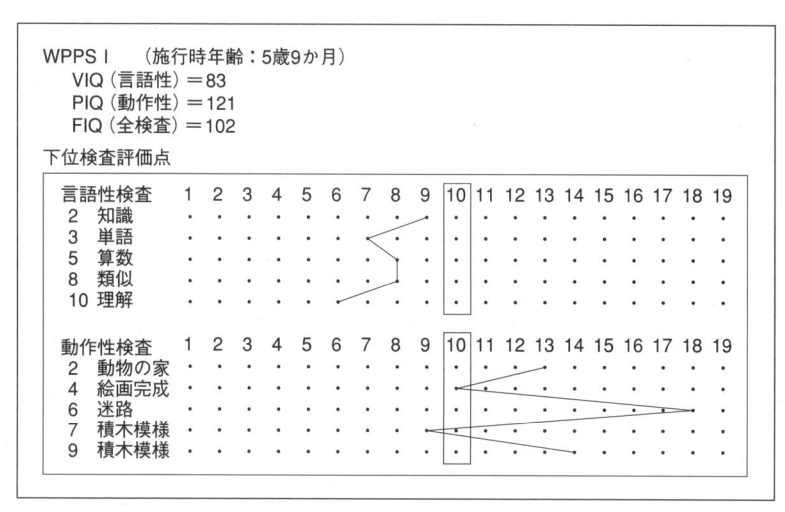

```
WPPSI    （施行時年齢：5歳9か月）
  VIQ（言語性）＝83
  PIQ（動作性）＝121
  FIQ（全検査）＝102
下位検査評価点

言語性検査    1  2  3  4  5  6  7  8  9  10  11 12 13 14 15 16 17 18 19
  2 知識
  3 単語
  5 算数
  8 類似
  10 理解

動作性検査    1  2  3  4  5  6  7  8  9  10  11 12 13 14 15 16 17 18 19
  2 動物の家
  4 絵画完成
  6 迷路
  7 積木模様
  9 積木模様
```

図22 WPPSI

表66 ITPA

	表象水準		自動水準	
	聴覚-音声	視覚-運動	聴覚-音声	視覚-運動
下位検査	PLA	PLA	PLA	PLA
ことばの理解	7：9			
絵の理解		8：5		
形の記憶				4：5
ことばの類推	4：9			
数の記憶			3：10	
絵の類推		8：9		
絵さがし				7：0
ことばの表現	4：2			
文の構成			3：6	
動作の表現		4：10		

（施行時年齢：5歳11か月）　　　　　　　　　PLA（歳：月）：言語学習年齢

症例 5歳9か月（男）「話す」「読む」に困難を示したLD

【特徴】友達とのことばのやり取りができずひとり遊びが多い．教えられなくても平仮名を書いているが，読めない．

【検査所見】VIQ＜PIQで差が大きい．視覚，聴覚ともに情報の受け入れは良好で，年齢以上の理解ができるが，表出はことばでも身振りでも難しい．視覚的連合能力は高いが，聴覚的連合能力は劣る．記憶保持は視覚性・聴覚性ともに劣る．視覚認知は良好である．

図22にWPPSIを，表66にITPAを，表67にフロスティッグ視知覚発達検査を示す．

表67 フロスティッグ視知覚発達検査

		知覚指数(PQ) = 115	
		知覚年齢	評価点
Ⅰ	視覚と運動の協応	5：6	10
Ⅱ	図形と素地	8：2	15
Ⅲ	形の恒常性	4：6	8↓
Ⅳ	空間における位置	6：6	12
Ⅴ	空間関係	5：9	10

(施行時年齢：5歳6か月)

　一般的にLD児の学習場面でみられる読字の特徴としては，① 逐字読み，② 文を読む際の不自然な区切りかた，③ 文字や行のとばし読み，④ 推測読みなどがある．書字の特徴には，① 文字の大きさや並びの不揃い，② 促音や撥音の表記の誤り，③ 形が似ている文字の誤り（いとこ，ぬとめ，わとね），④ 鏡文字や部分的な書き誤り，などが認められる（表68）．

3 対応

　LDの支援に際しては，認知構造のどのレベルに問題があるかを明らかにする必要があり，心理学的アセスメントが欠かせない．アセスメントの中では特にウェクスラー知能検査からは多くの認知発達上の情報が得られる．知能検査における言語性IQと動作性IQ，下位検査プロフィール，群指数間の特徴，言語能力や視覚認知能力に関する各種認知検査，学力検査などを丁寧に検討する．さらに，音読や作文など読み書きにおける特徴を明らかにして，学習困難の認知的特徴を把握する．その上で，治療教育プログラム，すなわち個々のLD児に対する学習指導プログラム（IEP）を考案し，実際に教室や家庭で指導を行う．学習プログラムの作成にあたっては，言語や感覚統合など心理学以外の専門領域からのアドバイスが有効なことが少なくないので，関連領域との連携が望まれる．また，特別支援教育において特にLD児の教科の指導法に関しては，学校の教師が支援に果たす役割が大きい．

　LDは学習の障害であるが，神経心理学的な学習の問題のみならずさまざまな行動上の問題を呈することが多い．問題行動の中には合併症もあり，心因性の問題もある．LDの場合は，学習と問題行動の両面に対する適切な理解と支援が行われることが必要である．LD児は本来，適応のしかたや対人関係において高機能自閉性障害児やアスペルガー障害児のような社会的相互性やコミュ

表68 LDの読み書きの特徴

読字の特徴
　① 逐字読み
　② 文字を読む際の不自然な区切りかた
　③ 文字や行のとばし読み
　④ 推測読み
書字の特徴
　① 文字の大きさや並びの不揃い
　② 促音や撥音の表記の誤り
　③ 形態が似ている文字の誤り（例：いとこ，めとぬ，わとね）
　④ 鏡文字や部分の書き誤り

表69 LD・ADHD周辺児の初診時における問題

	幼児期 (N = 24)	児童期 (N = 14)	青年期 (N = 7)
親子関係	33.3%	57.1%	14.3%
友人・教師関係	47.6%	71.4%	57.1%
チック・他習癖	28.6%	42.9%	42.9%
登園・登校拒否	0%	21.4%	57.1%
無気力・うつ状態	0%	0%	57.1%
非行・暴力	0%	0%	28.6%

ニケーションの障害はない．LD児の中には，親和的，協調的で人の気持ちに敏感な子どもが多い．このような子ども達の適応がうまくいかないことの直接の原因は，特定の教科の学習困難に対する教育的対応の遅れと不十分さにある．日本ではまだ普通学級や通級学級におけるLDの指導方法は十分に体系づけられていない．特に知的レベルの高いLD児の学習困難は，知能が高いのでいずれ問題にならなくなるだろうと軽く考えられ放置されがちである．教師や親が専門機関への紹介や依頼をためらう傾向も加わって，専門機関への相談が遅れることが多い．

　五十嵐ら（2000）は，LD・ADHD周辺児の心因性の問題行動について，初診時の年齢グループ別に検討した（表69）．幼児期初診グループでは保育園や幼稚園における友達や先生との対人関係の問題が約50%に認められ，親子関係やチック他の習癖が約30%に認められた．児童期初診グループでは友人や教師関係の問題が70%，親子関係や習癖の問題が40〜60%に認められ，登校拒

否が20%程度認められた．青年期初診グループでは友人や教師関係，登校拒否，無気力，うつ状態がそれぞれ約60%に認められ，習癖が約40%に，その他親子関係，非行，暴力といった問題も認められた．このようにLD・ADHD周辺児の問題が年齢を追って多様になり，友人や教師との交友関係や学校適応など，対人的，社会的側面が難しくなってくることが窺える．

　学校や専門機関におけるLDの早期発見と早期治療教育の実施によって，LD児の学習を支援し，自己評価の低下を予防し，適応上の問題の発生を未然に防ぐことができる．

D HFPDD

1 神経心理学的特徴

　自閉性障害（以下自閉症）の脳研究では，辺縁系，小脳，脳幹部の病変や形態および機能の異常が指摘されている（大東，2000）．最近の研究では，扁桃体や海馬，尾状核の体積の減少や，扁桃体と海馬の発達不良が報告されており，大脳辺縁系，特に海馬や扁桃体が障害の本質との関連において重要視されている．大脳辺縁系の機能不全が起こると対人的な関心や愛着行動の形成とその解消に関する機能に問題が生じるといわれている．扁桃体と海馬の異常については，情動障害と記憶障害との関連が想定され，顔認知にも関係した社会的認知障害を生ずる可能性が考えられる．最近の脳機能画像研究は，他者の顔認知に関する情報処理が脳の特定の部位で行われることを明らかにしてきた．例えば，人物の同定などの静的情報は紡錘状回，視線方向のような動的情報は側頭葉上側頭溝，表情などの感情が関係する処理は扁桃体が関与している（Haxby et al, 2000）．これら一連の情報処理過程は，対人的相互性やコミュニケーションを円滑に行って社会生活を営むために基本的に重要な過程である．Brothers（1990）は，ヒトは進化の過程で社会に適応するために系統発生的，個体発生的に社会的知能を発達させたと考え，社会的適応行動に特異的に関与する眼窩前頭皮質，上側頭回領域，扁桃体からなる社会認知神経ネットワーク「社会脳」を提唱している．

　「心の理論」に関する脳機能画像研究は，社会脳の一部である前頭前野が「心の理論」の遂行と関連が深い領域であることを示している．前頭葉損傷患者とそ

の他の領域に損傷のある患者を対象にして「心の理論」課題を行った実験では，右前頭葉内側部損傷者で誤答率が高かったが，他部位損傷者ではこの特徴は認められなかった（Stuss et al, 2001）. PET（positron emission tomography；ポジトロンCT：陽電子放射断層）画像の研究では，健常者では「心の理論」課題の遂行中に左内側前頭前野のBrodmann 8野と9野に賦活が認められた（Flecher et al, 1995）. また，「心の理論」を含む絵画課題では内側前頭前野が賦活され，物理的論理だけを示す絵画課題では同所は賦活されなかったことより，「心の理論」の処理が物理的論理と異なる脳部位で行われると考えられた（Brunet et al, 2000）. さらに，アスペルガー障害と健常者を対象にしたPET画像研究では，健常者では「心の理論」課題遂行時にBrodmann 8野と9野が賦活されたが，アスペルガー障害群では賦活されず，アスペルガー障害者は「心の理論」の能力が低いことが指摘された（Happe et al, 1996）. fMRI（functional magnetic resonance imaging；機能的磁気共鳴画像）を用いた研究でも，健常者では前頭前野が「心の理論」課題に関与していると報告されており（Evelyn et al, 2002），一方，自閉症者では「心の理論」課題を遂行中に前頭葉の機能障害が認められるが，上側頭回が代償している可能性が報告された（Baron-Cohen et al, 1999）. このように，前頭前野の機能不全が「心の理論」課題の遂行能力を特異的に障害することや，「心の理論」課題の遂行により内側前頭皮質が賦活されるとする報告が多く認められる.

2 認知・行動の特徴

社会的認知の問題が本質的な障害の1つである自閉症は，対人認知や適応行動の発達神経心理学的研究モデルとして取り上げられることが多い. 顔認知に関して，知的条件を統制した自閉症児者の場合は，顔の再認，人物の同定，性別判断などの顔認識は基本的に健常児者と変わらないといわれている. しかし，倒立効果の欠如や顔の上下方向の認識の乏しさがあり，顔の全体よりも部分による処理をしていると考えられることや，顔認識における目の部分への依存の弱さや注意の欠如などもあげられ，顔処理や表情理解において中枢性統合（central coherence）と関連すると考えられる質的な処理の違いが指摘されている（Happe, 1994；Frith, 1989）. 表情理解に関しても，表情理解そのものに欠陥はないが，表情による他者の意図や信念等の把握や，「心の理論」を必要とするような特定の表情理解に困難を示すことが報告されている（千住, 2004）. また，顔認識と同様に表情処理に関しても，手がかり，倒立効果，理

解に要する時間，感情プライミングの生起などに関して自閉症と健常児者との質的相違を指摘する報告が多い（千住ら，2002；神尾ら，2003）．また，自閉症児者の顔認知における視線認知に関する研究では，発達の初期における他者の顔を見る頻度の低さ（Osterling et al, 2002），アイコンタクトの特異性（Willemsen-Swinkels et al, 1998），視覚的共同注意の困難などが報告され（Leekam et al, 2000），これらに関しても自閉症児者と健常者間の質的相違の可能性が示唆されている．

以上のように，自閉症の顔認知に関する研究は数多く行われてきており，今日では，知的に正常な自閉症児者は顔認識，表情理解，視線認知などの能力は健常者と変わらないことが示されている．しかし臨床場面で接する自閉症児者は，他者の視線や表情理解の先にあるものの読み取りには健常者と異なる特徴があり，顔の認識や弁別のしかた，他者の意図や状況と結びついた表情理解，視覚的共同注意などに関しての困難が認められる．酒井と五十嵐ら（2003）は，年齢と知能レベルを等しくしたHFPDD児と健常児を対象として，標準高次視知覚検査の一部を用いて表情理解と状況の叙述に関する研究を行った．その結果，健常児は原因と結果を念頭において状況の主題を叙述しようとするが，HFPDD児は表情や状況を認識できるが関係性の説明では事実の羅列にとどまり，表情や状況を相互に関連づけて事態を叙述することができないことが明らかにされている（図23，24　表70，71）．

一方，自閉症の行動特徴を説明するためのいくつかの神経心理学的仮説が提唱されており，遂行機能モデルもその1つに挙げられる．Rumsey（1985）は広汎性発達障害（pervasive developmental disorders：PDD）の心理過程における遂行機能障害を指摘し，その後PDDの遂行機能に関する数多くの研究が行われてきている．Sergeant（2002）は1990年から10年間に発表されたADHD周辺の障害の遂行機能研究を展望している．WCSTを使用してADHDや高機能自閉症（high functioning autism：HFA）の遂行機能を検討した該当研究においては，ADHDおよびHFAは健常者よりWCSTの成績が劣ったと報告した論文が65から85％であった．Ozonoff（1995）は，ADHD，LD，PDDの神経心理学的研究を展望した論文の中で，HFAと健常者とのより明らかな差を指摘し，自閉症の中心的障害として遂行機能の障害をあげている（表72）．また，太田（2003）は，自閉症における実行機能研究を展望して，WCSTの異常が該当研究の約70％に認められたと報告している（表73）．しかし，遂行機能の障害は，ADHDやLDなどの発達障害にも認められるので，遂行機能障害のみで

D HFPDD

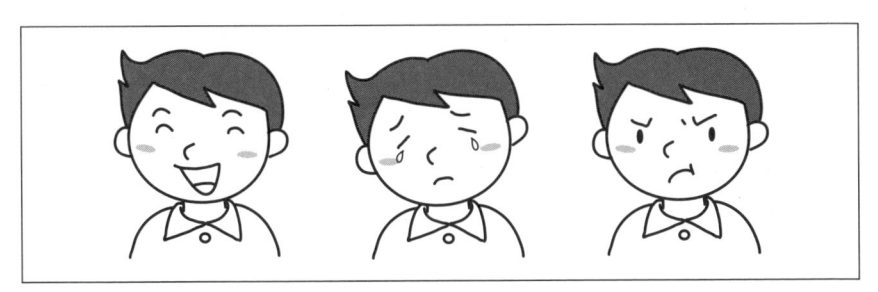

図23 表情理解
「この人はどんな表情をしていますか？ 話して下さい」

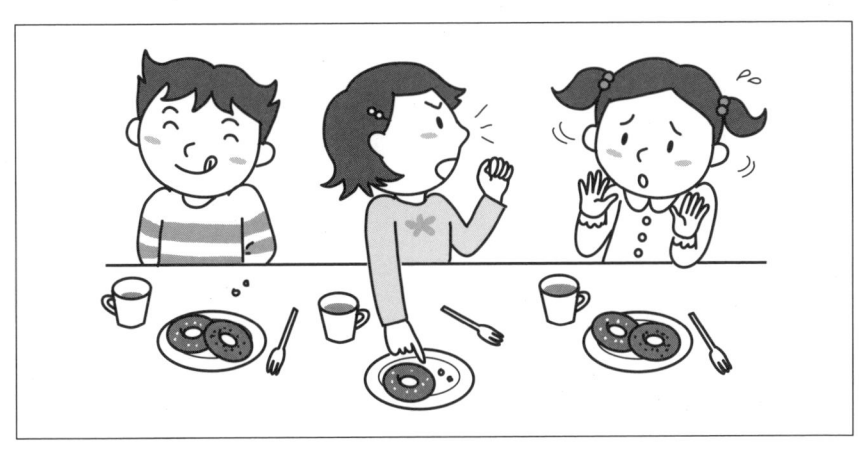

図24 状況理解
「この3人の間で何かが起こっています．何が起こっているのでしょう？ 詳しく説明して下さい」

表70 状況図（図24）の解答例1

> アスペルガー障害の男児（小5）
> 「1つしかないから困ってる（右）．誰が犯人なのって．一番左の子が食った．ドーナツが2つあるのに食ってる．満足してる．」

表71 状況図（図24）の解答例2

> HFPDDの男児（小3）
> 「おやつの絵．おやつの時，男の子が3個食べて，女の子が首ふってて（右），もう1人の女の子がドーナツの1個を指さしている．」

表72 WCSTを使用した研究結果

- 達成カテゴリー数，保続性誤反応数，他
    ADHDと健常者の差（＋）：17/26
    HFAと健常者の差（＋）：11/13
- Ozonoff 1995
    HFAとADHDの差（＋）
    HFAはADHDより成績が劣る
- ADHDと健常者の差（＋）（年齢と指標によって異なる）
- HFAと健常者のより明らかな差（＋）
- ADHDのサブグループの特徴は不明

表73 自閉症における実行機能障害の一貫性

	該当研究数	異常あり	なし	異常ありの%
全研究 (N = 33)	31	22	9	71.0
WCST	16	12	4	75.0
TOH	6	5	1	83.3
Stroop Test	3	0	3	0.0
Trail-B	4	2	2	50.0
Working Memory	6	3	3	50.0
正常対照をおいた研究 (N = 22)				
WCST	10	7	3	70
TOH	2	2	0	100
Stroop Test	3	0	3	0
Working Memory	4	2	2	50

（太田，2003）

HFPDDの3症状を説明することはできないであろうと述べている．

　HFPDDの認知・行動の特徴は，社会性と対人関係の障害として現れる．2歳から3歳台の育児はいろいろな点で母親を悩ますことが多い．眠っている時以外は動いているなどADHDと類似の多動がみられる場合があり，箱や引き出しをすべて開けてみないと気がすまないとか，エレベーターや自動ドアに執着して何度も出入りを繰り返すなどの固執・常同行動がみられ，思い通りにやれないとパニックになり泣きわめく．周囲の子どもに関心を示さず，興味をもった場合も相手の子どもに砂をかけたり，叩いたりするためすぐ喧嘩になる．好きなことには異常に没頭し，同じビデオを何回も繰り返し見て制止することができない．持ち物や洋服の色やメーカーにこだわり，夏冬通して決まっ

た洋服しか着ない．外出先でトイレに入れない．トイレの水洗の音におびえる．1日のスケジュールの変更が困難で，十分予告をしておかないとパニックになる．こういった行動はことばの獲得とともに改善する傾向にあるが，ことばを獲得し，多動が改善し，情緒も安定して子どもたちとも少しずつ遊べるようになっても，ことばの使用は不適切で状況にあわない使いかたが目立ち，対人関係や社会的行動において微妙なずれが存在する．

　環境変化に弱いため，保育園・幼稚園・小学校などの入園，入学当初は生活のさまざまな変化に慣れるために時間がかかり，情緒不安定になり，子どもたちとのトラブルやパニックも度々生ずる．HFPDD児は人との関わりを拒んで引きこもる，と考えられがちであるが，児童期以降の子どもたちを見ていると必ずしもそうではないようである．初めのうちは自ら好んで孤立しているように見えるが，関わりかたを知らないだけであり，他の子どもに視線を送ったり，近くに寄っていったり，非言語性の関心の表出がみられる．本人は友達と関わろうとするがうまくいかず，仲間から外されるか自分から外れることが多いが，成長するにつれ，周囲と関わらなければならない，あるいは，周囲と関わりたいという気持ちを抱くようになる．

3 対応

　中根（1999）は，「自閉症の治療教育では受容的な方式で対人関係の改善を図るのではなく，それぞれの場面で相手とどのようなことばを交わすかという，対人関係のノウハウを教えていくのでなければならない」と述べている．対人的相互性や状況の読み取りの特異さ，言語コミュニケーションの問題，行動や感情抑制の困難，知識や興味の偏り，粗大・微細運動機能の不器用さなどは，HFPDD児の日常生活におけるもののみかたや人との関わりにおいてさまざまな影響を及ぼし，しばしば社会生活上のトラブルの誘因となる．しかし，当事者であるHFPDD児は，そのトラブル発生の経緯や原因に関して十分理解することができず，さらに適切な対応法を知らないことが多い．小学校6年生の女児は，女性の担任教師への信頼と親愛の気持ちを「先生，愛してる」と真顔で言い表して仲間からの嘲笑と非難を浴びたが，なぜ「愛している」ではおかしいかがわからなくて途方にくれた．「いい迷惑だなんて・・・迷惑っていいことですか？」「透明な高速道路（東名高速道路）があるのですか？」などの発言も同様に笑いを誘ったり，揶揄されたという悪感情を相手に抱かせたりする．また，屈強な男子高校生に対して，「お兄ちゃん，電車やバスの優先席に座っ

てはいけません」と言うことが，少し危険な雰囲気をもたらすことを指摘されても理由が理解できない．冗談や比喩がわかる周囲の大人は，このような子どもたちについて，はじめのうちはユニークな面白い表現をする子だという印象をもつかもしれない．しかし，このような言動を真剣に真面目に繰り返しているとわかると，次第に常識外れのことを言ったりしする変な子ども，というみかたに変わっていきがちである．一方，子どもの発達の専門家の中には，このような子どもたちのちょっと的外れな表現や行動が，「子ども本来の素直な表現であり，少しもおかしくない」「少し変だと自覚させたり指導したりすることによって，子ども自体がもっている自然に伸びる力を奪ってしまうのではないか」との指摘もある．HFPDD児の社会性について考える時に肝心なのは，この子どもたちはいくつかの答えをもっていてその中から1つを選択して言っているのではなく，唯一これしかもち合わせていないことを理解することである．社会的場面における情報理解や反応のしかたの引き出しを増やし，中から適切な事項を選択することを学習することが彼らの発達を促すことにつながる．

近年，五十嵐ら（2002〜2005）は，大学附属発達臨床センターや公的専門医療機関や民間の研究所等と連携して，HFPDD児の社会的相互性とコミュニケーション能力の発達を促すことを目的としたソーシャル・コミュニケーション・プロジェクト（SCP）を試みてきた．低年齢児には遊びや制作や発表を中心に，高年齢児にはテーマを設定した討論や共同作文などを中心に，交友関係を円滑にする4つの側面，①参加，②協力，③コミュニケーション，④援助，を重視した指導プログラムを組み，小グループの中で仲間や指導者とのやり取りの訓練を行い，状況に合ったことばや行動を獲得し，日常の交友関係に応用できるようにすることが狙いである．

HFPDDへのSCPの試みから以下のことが示唆されている．
① 指導開始時の年齢が低いほど，指導場面での効果が早く現れる．
② 指導場面での行動変容の後に，日常生活場面での変化が現れる．
③ HFPDD児は，生育過程において情緒的・内面的問題を内在化する可能性があり，発達初期に発達臨床心理学的に関わる事が情緒的・二次的問題の発生を予防する．それにより，障害の本質問題に早期に対応し効果を得ることができる．
④ SCPにおけるソーシャルスキルは，介入ステップの難易度を上げていくことにより継時的に変化と般化が認められる．

⑤ HFPDD児と健常児では，同じ状況下で認識する感情が異なり，中でも「恐怖」の感情の認識が特異である傾向が認められる．

⑥ 話し合い場面におけるHFPDD児の発話の方向は指導者に集中するが，子ども間の注視行動はみられ，注視行動に指導的介入を行うことにより社会的相互性や会話の双方向性が促進される．

● 文献

〔心理学的発達〕
1) 氏原 寛，小川捷之，東山紘久，他（編）：心理臨床大辞典．培風館，1992
2) 山本多喜司（監）：発達心理学用語辞典．北大路書房，1999
3) 中島義明，安藤清志，子安増生，他（編著）：心理学辞典．有斐閣，1999
4) 遠藤利彦：発達における情動と認知の絡み．高橋雅延・谷口高士（編著）：感情と心理学．北大路書房，p2-40，2002
5) Piaget J：Six Psychological Studies（Tenzer A, Trans.）. Vintage Books, New York, 1967（Original work published in 1964）
6) 太田昌孝，永井洋子（編著）：自閉症治療の到達点．日本文化科学社，1992
7) 岡本夏木：認知発達．藤永 保（編）：児童心理学：現代の発達理論と児童研究．有斐閣，p241-276，1973
8) Myklebust HR：学習障害の心理神経学アプローチ―Dr. Myklebust講演要旨―. 小児の精神と神経 29（1・2）：3-10，1989
9) Lazarus RS：Emotion and Adaptation. Oxford University Press, Oxford, 1991
10) Lazarus RS：The cognition-emotion debate：A bit of history. In：The Handbook of Cognition and Emotion. Wiley, Cambridge, 1999
11) Lewis M：The emergence of human emotions. In：Handbook of Emotions. Guilford Press, New York, 1993
12) Lewis M：The role of the self in cognition and emotion. In：The Handbook of Cognition and Emotion. Wiley, Cambridge, 1999
13) Lewis M：The emergence of human emotions. In：Handbook of Emotions, 2nd edition. Guilford Press, New York, 2000
14) Baddeley A：Working Memory. Oxford University Press, London, 1986
15) Baddeley A：The episodic buffer：A new component of working memory? Trends Cogn Sci 4：417-423, 2000
16) 苧阪直行：意識の科学は可能か．苧阪直行（編）：意識の科学は可能か．新曜社，2002
17) 苧阪直行：ワーキングメモリと意識．苧阪直行（編）：脳とワーキングメモリ．京都大学学術出版会，p1-15，2000
18) 太田昌孝：自閉症圏障害における実行機能．自閉症と発達障害研究の進歩 7：3-25，2003

〔注意欠陥/多動性障害の特徴と支援〕
19) Barkley RA：ADHD and the nature of self-control. Gilford Press, New York, 1997
20) 宇野宏幸：注意欠陥多動性障害と行動抑制―認知神経心理学的モデル―. 特殊教育学研究40，2003
21) 五十嵐一枝：ADHDとワーキングメモリ．日本ワーキングメモリ学会，ワークショッププログラム，p2，2004

22) Igarashi K, Sakai Y, Kato M：Study of executive function and working memory in the patients with ADHD (Attention Deficit / Hyperactivity Disorders). 2nd International Conference on Working Memory Program & Abstracts, p60, 2004
23) 苧阪満里子，苧阪直行：読みとワーキングメモリ容量―日本語版リーディングスパンテストによる測定―．心理学研究 65：339-345，1994
24) 鹿島晴雄，加藤元一郎：前頭葉機能検査―障害の形式と評価方法―．神経研究の進歩 37：93-110，1993
25) 中根　晃：海外文献から―ADHDの医学的原因―．LD研究 10：123-125，2001

〔学習障害〕

26) Swanson HL：Learning disabilities, distinctive encoding and hemispheric resources：An information processing perspective. In：Obrzut JE & Hynd GW (Eds.)：Neurological Foundations of Learning Disabilities：A Handbook of Issues, Methods, amd Practice. pp.241-280, Academic press, San Diego, 1991
27) Swanson HL：Short-term memory and working memory：Do both contribute to our understanding of academic achievement in children and adults with learning disabilities？ J Learn Disabil 27：34-50, 1994
28) Swanson LB：Analyzing naming speed-reading relationships in children. Unpublished doctoral dissertation, University of Waterloo, 1989
29) 五十嵐一枝，大澤真木子，溝部達子：小児科外来におけるADHDとLDの子どもの問題―年齢と症状をめぐって．関東児童青年精神保健懇話会．第12回学術集会抄録集．p6, 2000

〔高機能広汎性発達障害〕

30) 大東祥孝：発達障害と脳研究―自閉症関連病態をめぐって―．児童心理学の進歩．2000年版．金子書房，p256-278，2000
31) Haxby JV, Hoffman EA, Gobbini MI：The distributed human neural system for face perception. Trends Cogn Sci 4：223-233, 2000
32) Brothers L：The social brain：a project for integrating primate behavior and neurophysiology in a new domain. Concepts Neurosci 1：27-51, 1990
33) Stuss DT, Gallup GG, Alexander MP：The frontal lobes are necessary for "theory of mind". Brain 124：279-286, 2001
34) Flecher PC, Happe F, Frith U et al：Other minds in the brain：A functional imaging study of "theory of mind" in a story comprehension. Cognition 57：109-128, 1995
35) Brunet E, Salfati Y, Hardy-bayle MC et al：A PET investigation of the attribution of intensions with a nonverbal task. Neuroimage 11：157-166, 2000
36) Happe F, Ehlers S, Fletcher P et al：'Theory of mind' in the brain：Evidence from a PET scan study of Asperger syndrome. Neuroreport 8：197-201, 1996
37) Ferstl EC, von Cramon DY：What does the frontomedian cortex contribute to language processing：Coherence or theory of mind? Neuroimage 17：1599-1612, 2002
38) Baron-Cohen S, Ring HA, Wheelright S et al：Social intelligence in the normal and autistic brain：An fMRI study. Eur J Neurosci 11：1891-1898, 1999
39) Happe F：An advanced test of theory of mind：Understanding of story characters' thoughts and feelings by able autistic, mentally handicapped, and normal children and adults. J Autism Dev Disord 24：129-154, 1994
40) Frith U：Autism：Explaining the Enigma. Blackwell, Oxford, 1989
41) 千住　淳，東條吉邦，紺野道子，他：自閉症児におけるまなざしからの心の読みとり―

心の理論と言語能力・一般的知能・障害程度の関連―. 心理学研究 73：64-70，2002
42) 千住　淳：自閉症者における社会脳の障害：顔認知研究からの示唆，分子精神医学 4：27-34，2004
43) 神尾陽子，Wolf J, Fein D：自閉症スペクトラム児童青年における無意識的な情動反応：表情顔処理の困難に関する検討．自閉症スペクトラム研究 2：1-10，2003a
44) 神尾陽子，Wolf J, Fein D：高機能自閉症とアスペルガー障害の児童青年の潜在的な表情処理：表情は認知をプライムするか？　児童青年精神医学とその近接領域 44：276-292，2003b
45) Osterling J, Dawson G, Munson JA：Early recognition of 1-year-old infants with autism disorder versus mental retardation. Dev Psychopathol 14：239-251, 2002
46) Willemsen-Swinkels SH, Buitelaar JK, Weijnen FG et al：Timing of social gaze behavior in children with a pervasive developmental disorder. J Autism Dev Disord 28：199-210, 1998
47) 酒井裕子，五十嵐一枝：非言語性LD児の情緒相互性における神経心理学的検討．脳と発達 35：127，2003
48) Leekam SR, Lopez B, Moore C：Attention and joint attention in preschool children with autism. Dev Psychol 36：261-273, 2000
49) Rumsey JM, Rapoport JL, Sceery WR：Autistic children as adults：Psychiatric, social, and behavioral outcomes. J Am Acad Child Psychiatry 24：465-473, 1985
50) Sergeant JA, Geurts H, Oosterlaan J：How Specific is a deficit of executive functioning for Attention-Deficit/Hyperactivity Disorder? Behav Brain Res 130：3-28, 2002
51) Ozonoff S, Miller JN：Teaching theory of mind：A new approach to social skills training for individuals with autism. J Autism Dev Disord 25：415-433, 1995
52) 中根　晃：発達障害の臨床．金剛出版，1999
53) 五十嵐一枝，酒井裕子：ADHD（注意欠陥多動性障害）における遂行機能とワーキングメモリの検討．白百合女子大学発達臨床センター紀要 5：21-27，2001
54) 五十嵐一枝，酒井裕子，宮尾益知：思春期以降のADHDにおけるワーキングメモリの発達臨床心理学的検討．第88回日本小児精神神経学会抄録集，p11，2002
55) 五十嵐一枝，酒井裕子，宮尾益知：ADHDにおける遂行機能とワーキングメモリの発達的検討．脳と発達 35：s127，2003
56) 五十嵐一枝（編）：軽度発達障害児のためのSST事例集．北大路書房，2005

■五十嵐一枝

第 Ⅴ 章

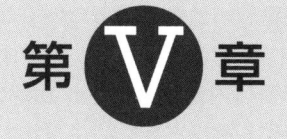

感覚統合障害としての発達障害:

みかたと対応

子どもたちが発達過程で新しいことを学んでいくことや，ある条件下において判断し適切な行動をとっていくことなどは，脳の働きという観点から考えることができる．脳は，外界や体内から入力されるバラバラな感覚情報を，1つのまとまったものへと統合する機構をもち，送られてきた感覚情報を，目的に応じてうまく処理し組織だてたりしている（図25）．

自分の意図する行動を，効果的に反応できる方向に進められない子ども達は，日常生活や学校教育の場面で失敗を繰り返している．そして新しいことを学んでいくときにその過程で困難を示し，自信喪失となり自尊心を傷つけられ，周囲の人から理解されない存在となってしまうことが多い．近年，身体的には何ら健常の子ども達と違いはないようであるのに，どこか他の子ども達とは異なる発達過程をたどり，滞りを示す子ども達の存在が取り上げられるようになっている[1,2]．

リハビリテーション領域では，このような子ども達に対する治療理論の1つに感覚統合（SI）理論があり，これは軽度発達障害児の障害像を理解するツールとして，感覚統合療法（SI療法）というセラピーを展開している．

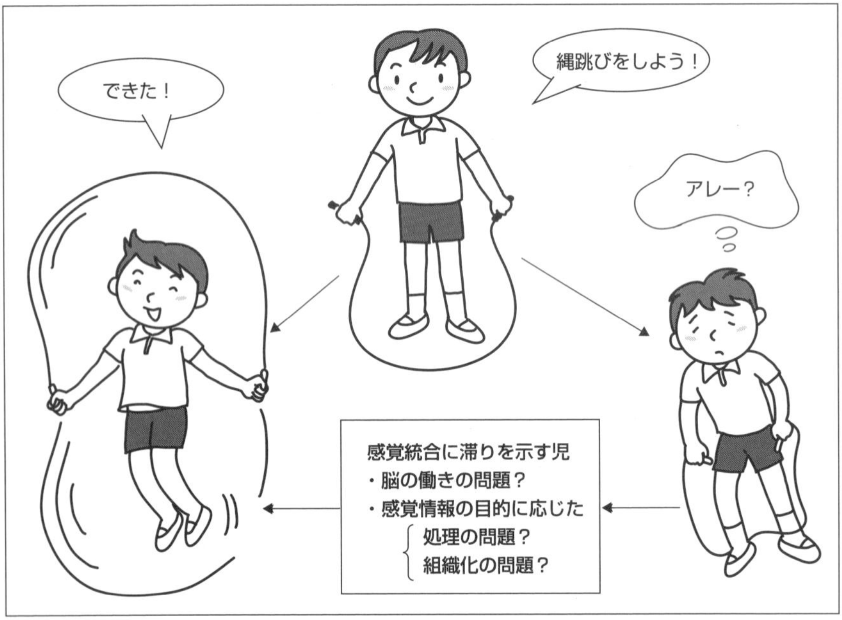

図25　健常児の学習と感覚統合に滞りを示す子どもの学習

A 感覚統合（SI）理論からの発達の考えかた

1 感覚統合（SI）理論の成り立ち

「感覚統合（sensory integration：SI）」ということばは，神経心理学的学習障害と感覚統合情報処理過程を説明する用語として，1968年にAyresによって初めて用いられた用語である[3,4]．

Ayresは南カリフォルニア大学で作業療法（occupational therapy：OT）の修士号（1954）を，その後教育心理学で博士号（1961）を取得し，カリフォルニア大学ロスアンゼルス校のBrain Research InstituteのPost-doctoral courseで研究を続け，1976年にカリフォルニア州トーレンス市にAyres Clinicを開設している[3,5]．クリニックにおいて14年間臨床に携わったほか，感覚統合検査（Southern California Sensory Integration：SCSIT）の認定講習会を行ったり研修生を受け入れたりして社会に貢献し，1985年から母校の名誉教授として後輩育成に携わった臨床研究者である[3,5]．

"Sensory Integration and Learning Disorders"（『感覚統合と学習障害』）でAyresは，「SIは神経系が命令を送る行動の理論であり，理論は事実ではないが行為の手引きとなる．ここでいう"行為"とは子ども達を助けるSI治療である」と述べている[4]．

古くから「五感」と言われている感覚には，視覚，聴覚，触覚，嗅覚，味覚がある．この五感以外の感覚には，触圧感覚，固有感覚，前庭感覚がある．触圧感覚は圧迫や触覚を感じる皮膚感覚であり，他に皮膚は圧迫や触覚のみでなく，冷たさ，暖かさ，振動，痛みなども感じる感覚器官である．固有感覚は各関節や筋肉から，前庭感覚は平衡器官から入力される感覚である．これらの感覚は，刺激となって入力される外界要因がある感覚器官に巧く影響を及ぼすと，ある種の適応的な感覚印象が引き起こされて感じることになる．

1950年代後半からAyresは米国の作業療法士（以下OTR）たちとともに，南カリフォルニア大学院で適応的な感覚の視点に着目して研究を重ね，SI理論を打ち立ててきた．子ども達の発達過程で滞りが生じた場合，子ども達が今必要としている活動に制限が起こり，社会的不適応状態に陥ってしまうことになる．Ayres達はこのような子ども達の活動制限の背景にある問題点に着目し，外的環境要因と脳（内的）環境要因の相互作用が，子ども達の行動に影響を及

ぼすことの重要性を示す研究を開始したのである[3]．

SI理論の成り立ちは，1960年代の脳科学の進歩によるところが大きい．Ayresの最大の関心は，「乳幼児期の発達を基にして発展していく高次脳機能は，どのように創りあげられていくのか」にあった．そして障害児が社会に適応していくためには，OTが目標としているところの行動・行為をうまく成し遂げられる「作業遂行の質的向上」を目指すことではないかと思考していた[3]．子ども達の作業活動が社会適応に耐えうる程度に質的に高められて，初めてうまく適応したといえるからである．

このような背景からSIの理論的基盤は，心理・教育領域，神経筋促通領域，OT領域，脳機能領域の学問が背景になって成り立っている．SI理論は，医学領域における脳メカニズム研究の発展からの影響が多大ではあるが，学習や行動の障害に関する心理学・教育学領域の研究に関しては19世紀にまで遡り，理論の中に取り入れていた[3]．

Ayresが心理学・教育学領域で影響を受けたItard, Seguin, Montessoriらは，主に知的発達遅滞を中心に，感覚刺激のもつ意義を治療的教育の基礎に置いていた．心理・教育領域においては，19世紀には高次脳機能へのアプローチが主体になっていて，机上での学習指導，環境変容に対する期待，画一的パターン訓練などが行われていた．しかしそれらに関して，その領域での対応は，AyresのとらえるOTの背景から考えると，決して満足するものにはなっていなかった．すなわち，主に机上の学習指導，環境の変容，画一的でパターン化している訓練プログラムは，脳の高次レベルへの対応を主としていたからであった．一方でAyresは，人間の高次脳機能とその発達の基盤をどのようにして創りあげていくかに興味があったからである[3]．

Ayresが学んだStrauss, Lehtinen, Cruickshankらは，主に脳障害児に対して主に知覚に視点をおき治療的教育を行い，Kephart, Myklebust, Frostigらはminimal brain disorder (MBD) やlearning disorders (LD) 児に対して治療的な関わりをもっていた．これらの研究は，Ayresに感覚-運動の統合と学習や行動に関する基本的仮説が提供した[3]．

また1950年代から発展してきた神経筋促通法に関しては，Fay, Kabat, Bobath, Roodらの感覚-運動の統合理論に学び，感覚間の統合の重要性を意識していた．Ayresは子どもの発達初期段階の基礎的な感覚-運動の統合を，高次脳機能の発達の基盤として考えていた．これらの理論の根底には，GesellやPiagetの発達理論がある．したがって子どもの知的，情緒的側面の発達を

促すSIは，Piagetの認知心理学とも相通じる面がある．

20世紀になり脳科学が発展し，神経生理学，神経発達学の領域が発展してきた．Ayresは，Sherrington, Herric, Head, Hebbらの研究から学び，SI理論を脳科学の視点で取り上げ仮説を打ち立てた．以上のようにAyresはこれらの領域の学問を基盤にして理論を創りあげていった[3]（図26）．

Ayresは，発達障害児に対する独自の考えかたを打ち立て，学習や行動異常を，脳の神経機構の偏りの反映であると仮定した．そして，1972年にSCSITを，1975年には南カリフォルニア回転後眼振検査（Southern California Post Rotatory Nystagmus Test：SCPNT）を，そして1985年には感覚統合行為検査（Sensory Integration Praxis Test：SIPT）を作成するに至った[3,6]．

2 SIとは

SIとは，人が自分の置かれた環境や自分自身の体内で起こっている事柄を体験する場合，それを直接あるがままの状態でとらえるのではなく，特殊化した感覚器官を通してとらえることである．感覚器官でよく知られているものには，視覚器官の眼，聴覚器官の耳，触覚器官の皮膚，味覚器官の舌，嗅覚器官の鼻などがある．それぞれの器官は，環境の中で人に影響を及ぼす特定範囲の事象だけに反応し，そこで受け取った情報を中枢神経系に送ることができるように作られている．

例えばわれわれは，心臓の鼓動や消化作用を当然の働きと思って日々意識す

コラム　日常のセラピーや指導を行っているときに気にかけていること①

〈子どもの覚醒レベルの状態は？〉

父親あるいは両親の仕事が忙しく帰宅が遅いため，生活リズムが子どものリズムと合っていない家庭が多くなっている．子どもが生活リズムを大人の生活時間に合わせている傾向にある．しかし子どもの発達を考えると，自律神経系が成熟しようとしている時期，大人に合わせていたのでは，日中の元気でいられるはずの時間に活動性が高まらずボーっとしてしまう．

親が幼稚園や学校に車で送っていくと，子どもは駐車場で泣きわめいたり駄々をこねたりして車から降りず，朝の時間が苦痛になってしまう事例がある．このような場合，両親と面接し，子どもの発達について説明し，長い人生のわずか10年弱の期間ぐらいは子どもに合わせた生活をして過ごして欲しいと伝えている．両親が気づいて生活リズムを子どもに合わせていった結果，幼稚園や学校に行く前に比較的ゆったりとした時間が取れ，身辺処理も自分で行うようになり，食事や排泄が規則的になっている事例がたくさんある．特に兄弟姉妹のいる家庭においては，親の気づきは特に大切な鍵になっていると感じる．

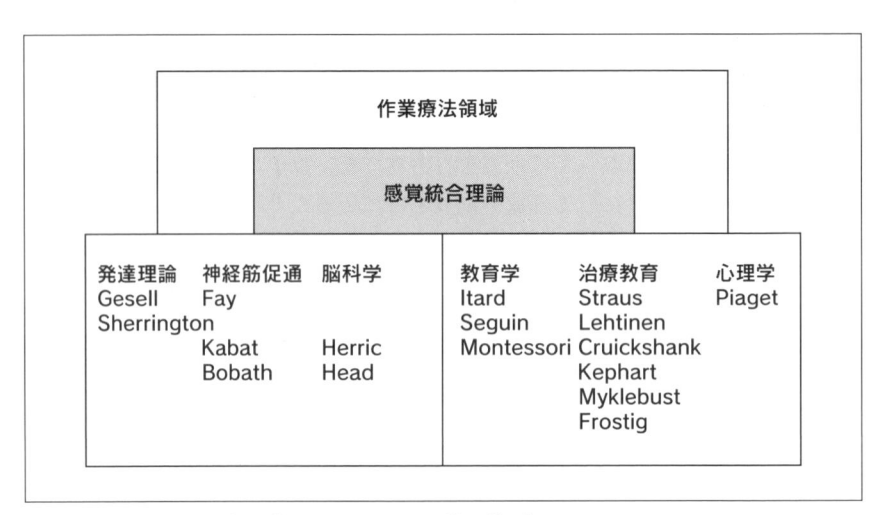

図26 Ayresの研究の背景になっている学問体系

```
作業療法領域
  感覚統合理論

発達理論      神経筋促通   脳科学       教育学        治療教育       心理学
Gesell        Fay                      Itard         Straus         Piaget
Sherrington                            Seguin        Lehtinen
              Kabat        Herric      Montessori    Cruickshank
              Bobath       Head                      Kephart
                                                     Myklebust
                                                     Frostig
```

ることなく過ごしているが，心臓や消化器官に支障が生じたときに初めてその存在に気づく．感覚間の統合作用もほとんどすべての人間に自動的に起こっていることであり，意識化されることはほとんどないに等しく，問題が生じたときに改めて意識にのぼらせている．感覚の統合現象は脳内で処理されるため中枢神経系の関与が多大であり，無意識下で生じている現象なのである[3,6]．

　AyresはこのようなSIの基本的構造を，一次要因となる生物学的基盤の上に二次要因となる心理的基盤（行動）・教育的基盤（学習）が積み上げられて子どもたちは発達していくと提唱した．一次要因を脳の神経機構に依存するSI要因としてとらえ，環境への適応反応に大きな影響を及ぼすとした[3,6]．

　SI理論を活用して発達障害児に携わるセラピストは，対象児の特徴を把握するために，この理論に基づいて作られたフォーマル検査〔SCSIT，SCPNT，日本版ミラー幼児発達スクリーニング検査；Japanese version of Miller Assessment for Preschoolers：JMAP（図27），Japanese Sensory Inventory Revised：JSI-R（図28）など〕と，インフォーマル検査〔発達記録（図29），臨床観察表（図30），行為検査表（図31）など〕[6]を活用し，SIの側面からの判断材料としている．他の発達関連検査や処理能力検査などと照らし合わせて対象児の全体的な状態把握を行っている．対象児の全体像を各検査の結果から評価としてまとめることにより，障害像をより明確に把握でき，対象児にみあった

対応課題を検討し，SI療法としてセラピーを行う手順を踏むことが可能となる（図32）．現在SCSITに代わる日本版の検査作成が，日本感覚統合学会で進行中である．

人々は生活する環境の中で適切な行動を取り社会環境に適応するために，無意識に外界からの感覚情報を脳内に取り込んで行動している．SIとは，感覚情報を脳内に取り込んでいる各段階で，目的に応じて処理したり組織化したりすることを意味する．すなわち人が行動を取るとき，外部からの情報を使うために，脳内で感覚を組織化することをいうのである．

3 SIの側面からみた発達の考えかた

健常な脳は，環境から得たさまざまな感覚情報を組織化し，それらを統合していく機構をもっており，この統合の結果が，個体の環境に対する適応行動となって発達していく．また，この統合機構の前提となる要因には，神経生理学および解剖学的機構があり，脳の分業化，階層性，可塑性という特徴でとらえられる．分業化と階層性は，神経処理過程において縦横の関係にあり，縦の構造は神経発達学的な積み重ねによる脳の発達と考えられ，横のネットワークにより統合される．近年解明されている脳の可塑性に関しては，10～12歳ぐらいまでの脳は基礎作りをしながら柔軟性をもって発達していく特徴をもち，成人になっても脳の活用のしかたにより柔軟性が発揮できるといわれている[3]．

Ayresは，行動や学習は，基本的に脳の感覚入力に対する処理過程に依存して発達し，皮質下レベルでの統合が基盤となっているととらえている．脳の階

コラム 　　日常のセラピーや指導を行っているときに気にかけていること②

〈子どもの状態に関して，両親は正確に学ぶことが必要である〉

インターネット時代ゆえか，両親は子どもの病気や治療法に関する情報をたくさん仕入れてくる．専門的な情報に振り回された結果，子どもに対するしわ寄せになっていると感じる．一般の子どもが経験するような日常の諸活動をないがしろにし，医療機関に依存していることを当たり前と誤って理解している親子にセラピストとして悩んでしまう．健常児であろうが障害児であろうが，人や周囲に危害を加えるようなときには，その場で厳しく注意したり叱ったりして当然である．障害があるからといって，甘やかし，訓練人生を送ることは否定したい．子どもが親の言いなりになっている時期であればあるほど，両親が子育てや障害を回復させることに関して正しい知識を吸収していけるよう，また子どもが将来自律していける方向を作っていけるよう支援したい．子どもが親から離れて自立したときに感じる満足感こそが，子育ての醍醐味ではないだろうか．

174　第Ⅴ章　感覚統合障害としての発達障害：みかたと対応

図27　日本版ミラー幼児発達スクリーニング検査の一部
（JMAP日本版ミラー幼児発達スクリーニング検査．日本感覚統合学会より引用）

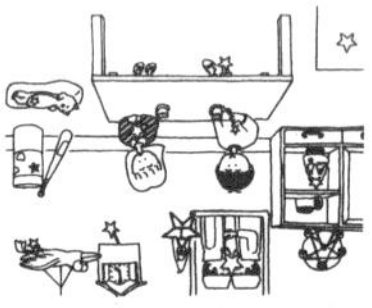

A 感覚統合(SI)理論からの発達の考えかた

記入法	0：まったくない　1：ごくたまにある　2：時々ある　3：頻繁にある　4：いつもある
	×：質問項目にあてはまらない　?：わからない

No.	動きを感じる感覚　　（前庭感覚）
1	転びやすかったり、簡単にバランスを崩しやすい。
2	階段や坂を歩くときに慎重で、柱や手摺りをつかみ身を屈めるようにして歩いている。
3	足元が不安定な場所を怖がる。
4	高い所に登ったりすることを怖がる。（階段、傾斜等）
5	安全な高さからでも、飛び降りることができない。
6	危険をかえりみず、高い所へ登ったり、飛び降りたりすることがある。
7	ブランコなど揺れる遊具で大きく揺らすのを好み、繰り返し何回も行う。
8	ブランコなど揺れる遊具を怖がる。
9	滑り台など、滑る遊具を非常に好み、繰り返し何回も行う。
10	滑り台など、滑る遊具を怖がる。
11	非常に長い間、自分一人であるいは遊具に乗ってぐるぐる回転することを好む。
12	回転するものにどんなに長く乗っていても目が回らない。
13	車にすぐ酔いやすい。
14	ジェットコースターのようなスピードのある乗り物や回転する乗り物を非常に好む。
15	ジェットコースターのようなスピードのある乗り物や回転する乗り物を怖がる
16	空中に抱きかかえられたり、ほうられることが非常に好きで、繰り返し要求する。
17	空中に抱きかかえられたり、ほうられたりすることを怖がる。（高い高い、かたぐるま等）
18	逆さにぶらさがる遊びを好む。
19	自分の体の姿勢の変化を怖がる。（仰向けにさせられる、逆さにぶらさがる等）
20	いつも体を硬くしていて、頭、首、肩などの動きが硬い。
21	突然、押されたり、引かれたりすることを嫌がる。
22	高い所の物を取るとき、頭よりも高い位置に手を伸ばすことを避ける。
23	極端に動きが少なく、静的であることがある。
24	過度に動きが激しく、活発すぎることがある。
25	座っている時や遊んでいる時に、繰り返し頭を振ったり体全体を揺らす等の癖がみられる。
26	床の上でぴょんぴょん跳ねていることが多い。
27	理由もなく周囲をうろうろしたり、動き回ったりしている事が多い。
28	床のうえに、ごろごろと寝転んでいることが多い。
29	体がぐにゃぐにゃしていて、椅子から簡単にずり落ちそうな座り方をしている。
30	回転物（車のタイヤの回転、換気扇、扇風機など）を見つめることを好む。

コメント

No.	触覚
1	体に触れられることに非常に敏感である。
2	体に触れられても気づかないことがある。
3	くすぐられることが非常に好きで何度も何度もせがむ。
4	過度にくすぐったがり屋で、くすぐられることを好まない。
5	くすぐられても、平気な顔をしている。
6	抱かれたり体をやさしく撫でられたりすることが好きで、いつまでも執拗にベタベタしてくる。

図28　JSI-Rの一部

第Ⅴ章 感覚統合障害としての発達障害：みかたと対応

お子さんの発達歴・行動・行為について
（記入して下さった方は，ご両親・ご家族・療育者）

児童氏名（フリガナ）：＿＿＿＿＿＿＿＿＿＿＿さん（男・女）
生年月日：＿＿＿年＿＿月＿＿日（　　歳　　ヵ月）
記録年月日：＿＿＿年＿＿月＿＿日（　　歳　　ヵ月）
自宅住所：＿＿＿＿県＿＿＿＿市＿＿＿＿＿＿＿＿
自宅電話：＿＿（＿＿＿）＿＿＿＿（差支えなければご記入ください）
通園・通学先：＿＿＿＿保育園・幼稚園・小学校・中学校（クラスは　　　）

1．ご両親からみたお子さんの気になる点を、優先順にできるだけ詳しく教えてください。
　(1)＿＿＿＿＿＿＿＿＿＿＿＿＿＿＿＿＿＿＿＿＿＿＿＿
　(2)＿＿＿＿＿＿＿＿＿＿＿＿＿＿＿＿＿＿＿＿＿＿＿＿
　(3)＿＿＿＿＿＿＿＿＿＿＿＿＿＿＿＿＿＿＿＿＿＿＿＿
　(4)＿＿＿＿＿＿＿＿＿＿＿＿＿＿＿＿＿＿＿＿＿＿＿＿

2．これまでに受けてきた検査と検査結果，治療内容，訓練内容等に関して教えください。

何歳の時？	どこの病院？施設？	受けた検査・治療（脳波・MRI・言語・知能検査・感覚統合検査等）	検査結果 治療・訓練内容等

3．現在てんかん発作はありますか？（はい・いいえ）（「はい」の方は以下の点を教えてください）
　　発作の種類は？＿＿＿＿＿＿＿＿＿＿＿＿＿＿＿＿＿＿
　　発作の頻度は？（月・年）＿＿＿＿＿＿＿＿＿＿＿＿
　　最近の発作は？＿＿年＿＿月＿＿日頃（対応方法は？＿＿＿）
　　服薬は？（はい・いいえ）　薬名は？＿＿＿＿＿＿＿＿
　　処方病院名：＿＿＿＿＿＿＿　服薬回数：1日に＿＿回

図29　発達記録の一部

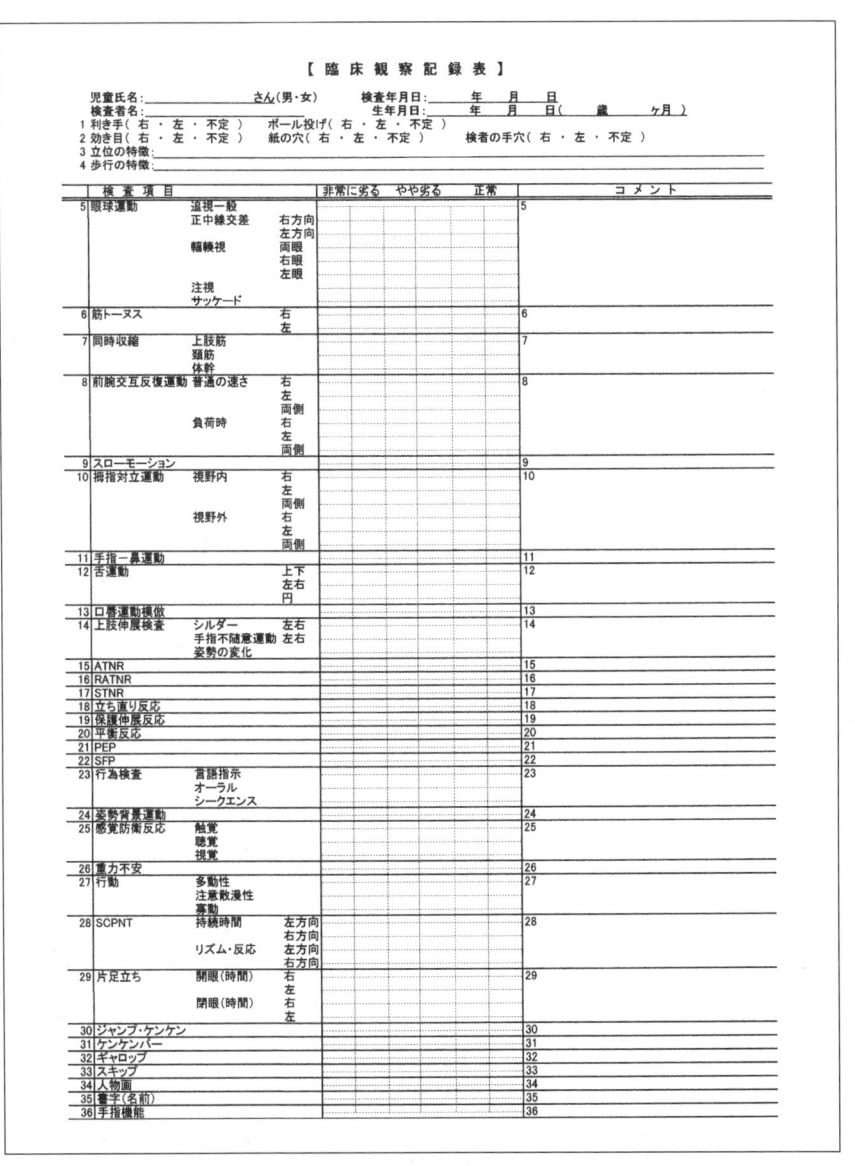

A 感覚統合(SI)理論からの発達の考えかた

【 臨 床 観 察 記 録 表 】

児童氏名：＿＿＿＿＿＿さん(男・女)　検査年月日：＿＿年＿＿月＿＿日
検査者名：＿＿＿＿＿＿　　　　　　　生年月日：＿＿年＿＿月＿＿日(＿＿歳＿＿ヶ月)
1 利き手(右 ・ 左 ・ 不定)　ボール投げ(右 ・ 左 ・ 不定)
2 効き目(右 ・ 左 ・ 不定)　紙の穴(右 ・ 左 ・ 不定)　検者の手穴(右 ・ 左 ・ 不定)
3 立位の特徴：＿＿＿＿＿＿＿＿＿＿＿＿＿＿＿＿＿＿＿＿＿＿＿＿＿＿＿＿＿＿＿＿
4 歩行の特徴：＿＿＿＿＿＿＿＿＿＿＿＿＿＿＿＿＿＿＿＿＿＿＿＿＿＿＿＿＿＿＿＿

検査項目			非常に劣る	やや劣る	正常	コメント
5 眼球運動	追視一般					5
	正中線交差	右方向				
		左方向				
	輻輳視	両眼				
		右眼				
		左眼				
	注視					
	サッケード					
6 筋トーヌス		右				6
		左				
7 同時収縮	上肢筋					7
	頸筋					
	体幹					
8 前腕交互反復運動	普通の速さ	右				8
		左				
		両側				
	負荷時	右				
		左				
		両側				
9 スローモーション						9
10 拇指対立運動	視野内	右				10
		左				
		両側				
	視野外	右				
		左				
		両側				
11 手指-鼻運動						11
12 舌運動		上下				12
		左右				
		円				
13 口唇運動模倣						13
14 上肢伸展検査	シルダー	左右				14
	手指不随意運動	左右				
	姿勢の変化					
15 ATNR						15
16 RATNR						16
17 STNR						17
18 立ち直り反応						18
19 保護伸展反応						19
20 平衡反応						20
21 PEP						21
22 SFP						22
23 行為検査	言語指示					23
	オーラル					
	シークエンス					
24 姿勢背景運動						24
25 感覚防衛反応	触覚					25
	聴覚					
	視覚					
26 重力不安						26
27 行動	多動性					27
	注意散漫性					
	寡動					
28 SCPNT	持続時間	左方向				28
		右方向				
	リズム・反応	左方向				
		右方向				
29 片足立ち	開眼(時間)	右				29
		左				
	閉眼(時間)	右				
		左				
30 ジャンプ・ケンケン						30
31 ケンケンパー						31
32 ギャロップ						32
33 スキップ						33
34 人物画						34
35 書字(名前)						35
36 手指機能						36

図30　臨床観察表

臨床観察：行為（Praxis）検査

生年月日：　　　　　　氏名：

	1回で可	2回で可	3回で可	不可
Ⅰ．言語指示による行為				
1、椅子座位での指示				
(1)片手で鼻に触る.				
(2)片手で反対側の膝に触る.				
(3)片足を反対側の膝の上に置く.				
(4)体の後ろで両手掌をあわせる.				
(5)肘を反対の手につける.				
2．立位での指示				
(1)両足の爪先をつけ、踵を開ける.				
(2)両膝をつけて、両足を開く.				
(3)片手と反対の足を前に出す.				
(4)両手と片足を椅子の上に乗せる.				
(5)両手を頭の上に乗せ，両膝を曲げる.				
3．口腔の指示(椅子座位)				
(1)歯を見せる.				
(2)下唇を噛む.				
(3)舌を早く出し入れする.				
(4)頭を動かさずに天井を見る.				
(5)上下の歯でカツカツと音を立てる.				
(6)口を閉じて頬を膨らませる.				
(7)「カタカタカタ」と言う.				
(8)「パタカパタカパタカ」と言う.				
4．日常動作(椅子座位で可)				
(1)歯を磨く.				
(2)コップで水を飲む.				
(3)箸でご飯を食べる.				
(4)鉛筆を削る.				
(5)シャツを着る.				
Ⅱ．オーラル(口腔)行為：検査者の行為を模倣させる.				
(1)舌を突き出す.				
(2)唇を閉じ頬をふくらませる.				
(3)口を突き出す.				
(4)舌を出して引っ込め閉口.				
(5)閉口, 舌を口腔内で右頬と左頬に動かす.				
(6)口を開け，上下の唇で歯を覆う.				
(7)舌で唇をなめ回す(右回り)				
(8)舌で唇をなめ回す(左回り)				
(9)右頬と左頬を順にふくらませる.				
(10)下唇を突き出し，口を閉じる.				
Ⅲ．シークエンス行為：検査者の行為を模倣させる.				
(1)両肩90度外転で円状回旋(大きく回旋、小さく回旋)				
(2)腰に両手を当て、円状に回旋.				
(3)左右手指を交互に開閉する.(左右逆の動作を同時に行う)				
(4)拍手1回, 両手の拳で2回机を叩く.				
(5)拍手2回, 両手の拳で1回机を叩く.				
(6)右拳2回, 左拳1回, 右拳1回(小指側で机を叩く)				
(7)右拳1回, 右拳を左拳の上, 右拳2回(小指側で机を叩く)				
(8)タッピング：右手；拇指, 示指, 拇指				
(9)　　　　　　左手；拇指, 示指, 中指, 拇指				
(10)　　　　　右手；拇指, 小指, 小指, 拇指				

図31　行為検査表

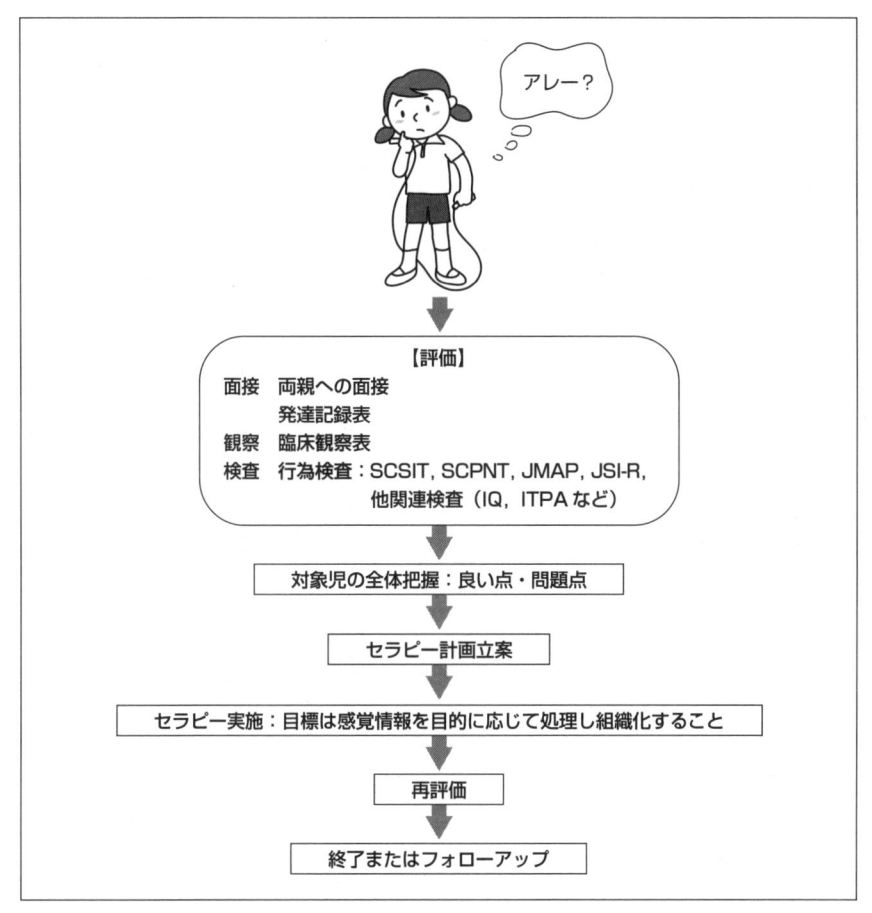

A 感覚統合(SI)理論からの発達の考えかた　179

```
         アレー？
          (女の子のイラスト)
            ↓
    【評価】
    面接　両親への面接
          発達記録表
    観察　臨床観察表
    検査　行為検査：SCSIT, SCPNT, JMAP, JSI-R,
          他関連検査（IQ, ITPAなど）
            ↓
    対象児の全体把握：良い点・問題点
            ↓
    セラピー計画立案
            ↓
    セラピー実施：目標は感覚情報を目的に応じて処理し組織化すること
            ↓
    再評価
            ↓
    終了またはフォローアップ
```

図32　セラピーの手順

　層性や分業化，可塑性の考えかたは，SI療法の最も重要な神経生理学的な概念である．これは，感覚刺激が入力されコントロールされることにより，神経伝導経路に影響を及ぼし変化しうるものと推測されているからである．これは記憶や学習の能力の向上が，可塑性という特徴があるために生じると考えられていることからも窺える．
　外界からの感覚刺激は，嗅覚以外の感覚系が脳幹を経由することから，Ayresは脳幹機能の成熟を発達における重要な要素であるととらえている．
　脳幹は感覚刺激の入力調節センサー的な役割を担っていて，覚醒状態に影響

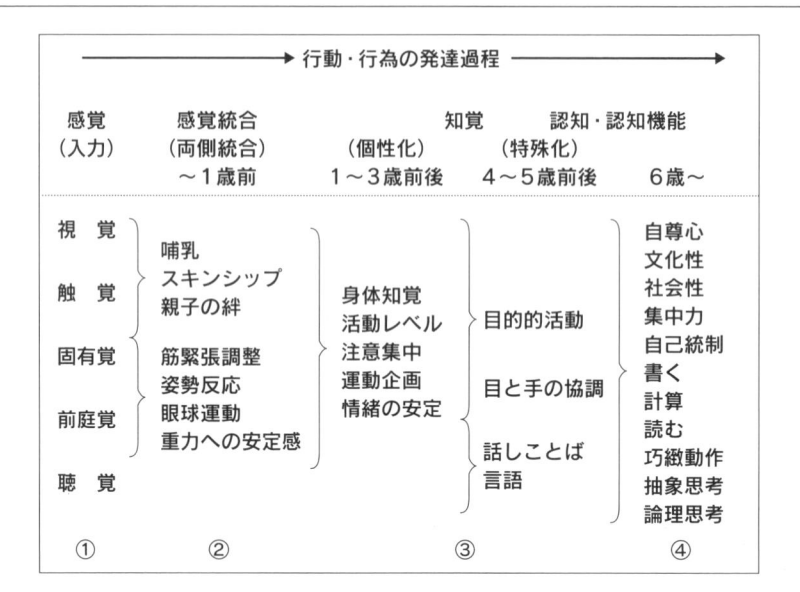

```
          ──────────→ 行動・行為の発達過程 ──────────→

   感覚       感覚統合              知覚        認知・認知機能
  （入力）   （両側統合）         （個性化）     （特殊化）
              ～1歳前           1～3歳前後   4～5歳前後    6歳～

  視  覚  ┐  ┌ 哺乳         ┐                          ┌ 自尊心
         │  │ スキンシップ  │                          │ 文化性
  触  覚  │  │ 親子の絆     │  ┌ 身体知覚  ┐ ┌目的的活動 │ 社会性
         │  │             │  │ 活動レベル │ │          │ 集中力
  固有覚  │  │ 筋緊張調整   │  │ 注意集中   │ │          │ 自己統制
         │  │ 姿勢反応     │  │ 運動企画   │ │目と手の協調│ 書く
  前庭覚  │  │ 眼球運動     │  │ 情緒の安定 │ │          │ 計算
         │  │ 重力への安定感│  └           ┘ │          │ 読む
  聴  覚  ┘  └             ┘                 │話しことば  │ 巧緻動作
                                             │言語      │ 抽象思考
                                             └          ┘ 論理思考

    ①          ②                    ③                  ④
```

① : 感覚系は運動や動作を行っていく上で不可欠のものである．感覚系にも発達の順序がある．体性感覚（筋肉や関節から発生する固有感覚と皮膚から発生する触覚）や，体性感覚と共にまたは別に身体の動きを感知する前庭感覚が初期に発達し，次に外界の空間や物体を知覚する視覚系や聴覚系が，前者を基盤として発達してくる．

② : 脳内で感覚統合がなされ，両側が統合されて発達した状態を示した．人が身体活動や情緒活動を獲得していくための基盤になっている．

③ : 知覚していくためには，脳内に十分な身体図が描かれている必要があり，身体像ができあがる．身体像の確立は，時間的・空間的な身体動作の企画を促し，行為（praxis）の発達も促す．この時期には適切な大脳半球の分業化が促進され，特殊化された高次脳機能や巧緻動作の獲得に連動していく過程になる．

④ : 人が集団生活を営む上で必要とされる行動・行為，認知機能の獲得がなされる．

図33 SI理論でとらえた就学期頃までの発達過程（Ayresのものを一部修正）
年齢は，おおよそ獲得されるであろう時期を，│は統合状態を示した．

を及ぼしている．脳幹が高次脳機能の発達には重要な役割となっていると仮説を立て，感覚の入力から感覚統合作用が働き，知覚され，認知されて，高次脳機能としての行動を発揮するという過程を示した[3]）のが，感覚統合理論からとらえた発達の考えかたである．この発達過程をAyresの考えかたを基に，臨床上得られた結果から一部修正を加えたものを図33に示した．

B SI障害としての発達障害とその対応

セラピーの対象となる子どものいくつかの状態を学習,行動,ことば,運動,その他の状態に分けて述べ,次にそれらの状態をSIからみた発達障害として分類し,考えかたと対応について述べる.

1 主訴となる症状

表74の①〜⑤項目は,臨床に携わっていると多く遭遇する状態を簡略に表現したもので,家庭環境や学校教育環境などにおいて気になっている症状を,両親が主訴として伝えてくれることもある.このような状態は,健常児が発達していく過程でも出現し通過していく状態であるが,健常児と比較して極端に逸脱している状況であり,環境要因も考慮して聴き取る必要がある.

表74のような症状をもつ子どもたちは,SIに問題をもつための対象とされるが,ひとりの子がすべての状態をもっているわけではない.このような状態の一部分をもつ子どもたちは,学習障害(LD),言語発達遅滞,精神運動発達遅滞,注意欠陥/多動性障害(ADHD),広汎性発達障害(PDD)などと診断されていて,時には自閉的傾向のある子どもなどと診断されている場合もある.脳性麻痺(CP)や盲・聾,精神遅滞(MR),その他さまざまな原因による心身障害の場合でも,これらの一部に当てはまることがある場合もある.

2 SIの概念からとらえた発達障害分類とその対応

上記のような状態にある発達障害児を,SIの概念から障害のパターンとして考えると,行為の障害と感覚調整障害に分類することができる.

1) 行為の障害
(1) 行為の障害(disorder of praxis)の考えかたと対応

人は何かをしているとき,自分の身体を特に意識することなく,行おうとしていることに意識化させ,目的に応じて操作し,適切に対処していくことができる.適切に対処できたということは,やりたいと思って自分の身体を使って意図的に行ったことが,無意識に成功体験を感じたことになる(図25).しかし,失敗体験を繰り返すことから,自信を失い何かを行う意欲も損ねてしまった状態に陥っている子どもに遭遇することがある.

表74 SI障害児の主訴となる症状

① 学習の状態
- 極端な知能の低下がうかがえないにもかかわらず，さまざまな教科の学習に顕著な遅れや問題解決に関する滞りを示す
- 新しいことを学習するにあたり，健常児に比べて覚えるのが非常に遅く，学習したことを記憶しておくことが非常に苦手である
- 機械的に記憶することには問題を示さないが，抽象的概念や創造的思考になると学習が困難になる
- 読む，書く，計算するなどの能力に大きなばらつきが生じる

② 行動の状態
- 集中して一定の課題に取り組むことが非常に難しい
- 好きなことには集中できるが偏っている傾向があり，その他の課題には集中できない
- 多動または極端な行動のなさが著明である
- 視覚的または聴覚的に気が散りやすくなる
- 動いているものを目で追うことが困難である
- 一定の状況下で，不適切な行動が頻繁にみられる
- 自信欠乏，時には非常に頑固，固執，攻撃的，乱暴になる
- 人に動かされるのを恐がり；動いたり揺れたりする遊具には近づかない
- 極端に水遊びを好む，または水遊びやシャンプー，洗顔，歯磨きなどを嫌う
- 粘土や砂，泥などに触って遊べなくて，手が汚れるのを嫌う
- 爪噛みやつま先歩きを好む
- 強い力で叩く，つねる，噛むなど，友人関係に問題を起こす

③ ことばの状態
- 暦年齢に見合ったことばの表現力や理解力に乏しい
- 発音が非常に不明瞭であったり，非常に早口で話すため，他人には理解できないこともある
- 裏声で話し，甲高い声を出す
- 普通に話しかけても聞き直されたり，聞き違いをされたりすることが多い
- 人の話に注意を向けていないようで，呼びかけても振り向かない

④ 運動の状態
- 運動が非常にぎこちなく，体育の時間など他の子どもたちについていけない
  （跳び箱を跳べない，縄跳びができない，転回ができない，鉄棒にぶら下がれない，ジャングルジムに登れない，階段を降りられないなど）
- 手が不器用で，操作が下手であったりできなかったりする
  （ハサミ，箸，筆記用具，衣服のボタン，折り紙，整容動作など）
- 時々，手足などを奇妙な位置に動かすことがある
- 転びやすくバランスを崩すことが多い

⑤ その他の状態
- 自分から触ることは好むが，人に触られるのを避ける傾向にある
- 動くものや不安定なものに乗って遊ぶことを極端に嫌う
- 睡眠や夜尿などの問題がある
- 睡眠が不規則で，夜中にひとりで遊んでいる
- 新しい場所になじめない
- 極端に食事の好き嫌いがある
- 臭いに敏感で，物へのこだわりもある
- 整理整頓が苦手で，物をどこに置いたかすぐ忘れる
- 何をしても非常に雑な結果である

このような子どもは，自分の身体をどのように操作すればよいかに思いを及ばせて行動ができない状態と考えられ，行為の障害が関係している可能性を示唆している．

狭義の行為とは，「明らかな目的概念や動機を有し，思慮・選択・決心を経て意識的に行われる意志的動作で，善悪の判断の対象となるもの」[7]と言われている．意志をもって行ったことが，失敗の繰り返しでは，自信や意欲の喪失になりかねない．

一般的な行為の過程としては，まず，これから行う行為を概念化する過程と，行為の目的に応じて身体と環境の相互作用を形成し観念化（ideation）する過程〔＝行動に結びつけるための計画（planning）段階から実行（execution）に移行する認知過程〕に分けられる．計画段階は，手順を脳の中で組み立てる過程であり，継次処理をしている（図34）．神経生理学的には，このような過程には運動前野と補足運動野が重要な役割を果たすといわれている．この過程と関連する脳領域を図35に示す．課題を継続的に行う場合，実行した結果を受けてより巧みに実行できるように計画が修正され繰り返される．繰り返しは同じことを繰り返すのではなく，次に起こることを予測して構えるフィードフォワード機構を活用している．このフィードフォワード機構を活用して，課題を巧み

コラム　日常のセラピーや指導を行っているときに気にかけていること ③

〈排泄の自立に関して〉

排泄に関する相談は多い．排尿に失敗している事例や，自宅のトイレで排便をしてくれなくて悩んでいる母親に遭遇するが，幼稚園や保育園などではいつの間にかできるようになっている場合もある．子どもがトイレに行けない要因を，母親との面接で把握していくと，トイレで排便のできる年齢になったから，無理矢理に連れて行って，あの手この手でトイレで遊んであげたり水を流して楽しませたりし，挙げ句の果てに子どもが遊び場と勘違いして遊んでしまうので，子どもを叱ったりしているようである．子どもはトイレに行くと母親が怒るという記憶が残り，怖くて行けなくなっていたようである．このような場合，トイレは遊び場ではないこと，長い時間かけて排泄を試みないこと，本来トイレで行う動作以外はできるだけしないこと，用を足していないからといって決して叱らないこと，できたときは穏やかに褒めること，可能になるまで根気よく行うこと，などを注意して伝えている．筆者が排尿に関して特に気をつけていることは，家庭生活での排尿時間と排尿に連れていった時間を1週間分記録してもらい，またおむつやパンツの濡れ具合に関しても記録してもらった上で，トイレットトレーニングに向けて時間配分の計画を立てることである．たとえ失敗しても，濡れ具合を観察してもらっておくことにより，成功率は高くなる傾向にある．

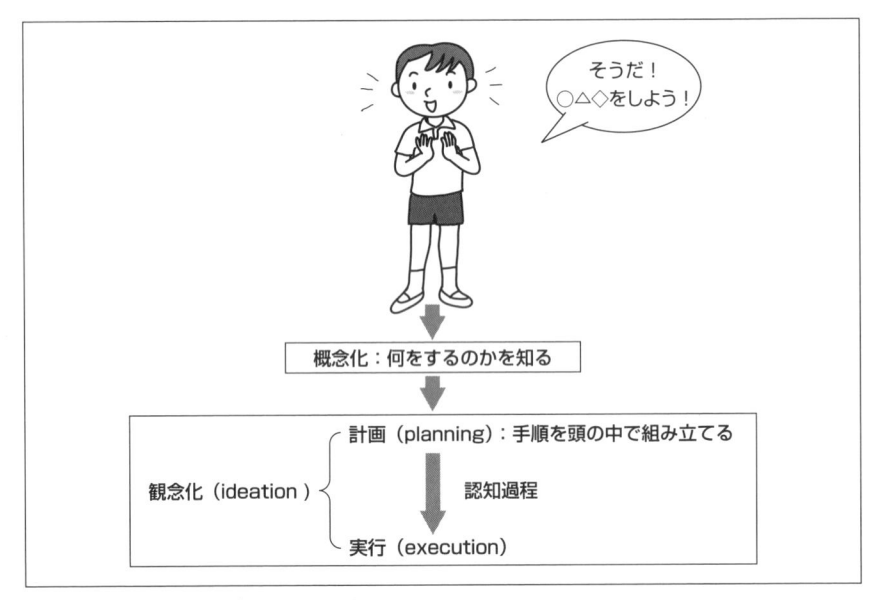

図34 人の行動の実行までの過程

に達成させている[3,6]．課題を行うことは身体活動との関連があり，自発運動は筋緊張状態と関係し，それが原始反射や姿勢反応の出現状態，平衡機能，実行のタイミング，運動の協調性などに影響を及ぼしている．神経生理学的には，大脳皮質運動野，基底核，錐体路，小脳などが関与しているといわれている[6]．

ところで，このような行為の過程から，実行した行動が行為の障害の主な要因となると考えることは，結果として"できないこと"のみを見ていることになり，行為の障害の主要因を検討していることにならないと考える．

行為の過程は，人が環境と関わっていく際に創造性を駆使することで楽しくなり，課題に挑戦するエネルギーに発展することにも関係すると考えられる．新規の課題に挑戦する場合，創造をめぐらしてそれに取り組み，計画を練って課題を達成し，繰り返しの経験により課題遂行が巧みになり，喜びを感じ取れるから，再度行いたいという気持ちにもなり人に示したくもなる．

自閉症児は一般的に，場面の意味理解が苦手であると言われている．ある状況下で，複数の情報を統合し，状況を把握し，自分の行うべきことを推し量ることが苦手と言われるゆえんでもある．その苦手さゆえに行為の稚拙さや不適応行動として顕在化し，そのため同じことを繰り返すことで安心感を得ている

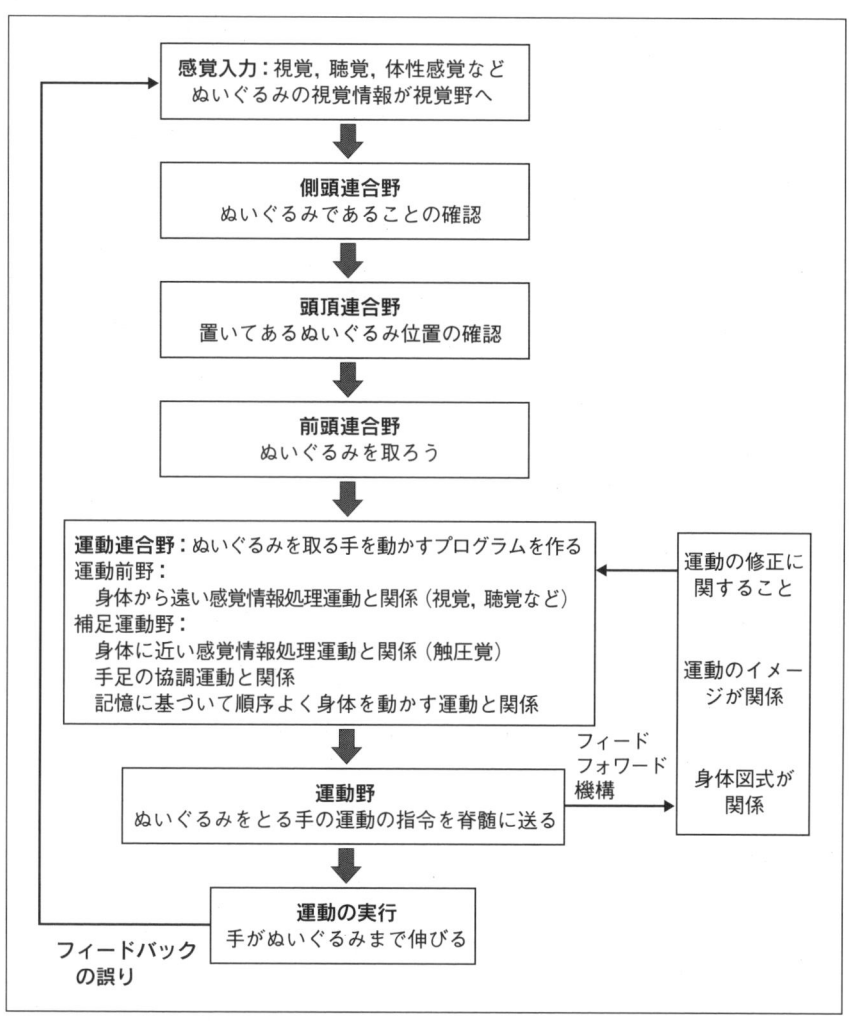

B SI障害としての発達障害とその対応　185

```
感覚入力：視覚，聴覚，体性感覚など
ぬいぐるみの視覚情報が視覚野へ
        ↓
   側頭連合野
ぬいぐるみであることの確認
        ↓
    頭頂連合野
置いてあるぬいぐるみ位置の確認
        ↓
    前頭連合野
   ぬいぐるみを取ろう
        ↓
運動連合野：ぬいぐるみを取る手を動かすプログラムを作る    ←   運動の修正に
運動前野：                                                        関すること
　身体から遠い感覚情報処理運動と関係（視覚，聴覚など）
補足運動野：                                                      運動のイメー
　身体に近い感覚情報処理運動と関係（触圧覚）                      ジが関係
　手足の協調運動と関係
　記憶に基づいて順序よく身体を動かす運動と関係                    身体図式が
        ↓                          フィード                        関係
      運動野                       フォワード
ぬいぐるみをとる手の運動の指令を脊髄に送る  機構
        ↓
     運動の実行
  手がぬいぐるみまで伸びる
フィードバック
  の誤り
```

図35　運動の実行と関連する脳領域
例：置いてあるぬいぐるみを取る．

と考えられる．

　先にも述べたが，行為の困難さは，運動や行動を行う実行機能の問題であると解釈されがちだが，Ayresは，実行機能に潜んでいる目的行動に必要とされる運動や行動を計画し組織化する脳の機能に問題があるのではないかと示唆し

た（1985）．行為の発達には身体知覚（body percept）や身体図式（body scheme）の発達基盤があり，その基盤には感覚を統合し処理する能力が必要であると考えた．運動や動作がうまくできないことの根底には，触覚系・固有感覚系・前庭感覚系などを統合し処理する能力が必要であり，各感覚系が統合されて身体知覚や身体図式が確立され，体幹の安定性の基に実行機能で使われる四肢を巧みに使って処理できるようになるのである．

3 行為の障害に関係する要因—SIの観点から

SIの観点から行為の障害に関係する要因[6]を分析すると，以下のような分類が考えられる．

1）広義の運動失行（apraxia）/行為障害（dyspraxia）

種々の病因による発達過程における実行機能の障害で，発達過程において，新奇な運動や行動を企画する能力が停滞している状態をいう．

2）SIを基盤とする行為障害（sensory integrative-based dyspraxia）

感覚処理過程における問題が実行機能に影響を及ぼし，行為に停滞を生じさせている状態をいう．これには2つのタイプがある．

コラム 　日常のセラピーや指導を行っているときに気にかけていること ④

〈個別支援計画に関して〉

リハビリ領域ではほとんど個別対応であるが，学校教育では集団対応が主である．学校生活において個別計画を立案するときは，子どもの問題点だけでなく良い点もとらえておくと集団を操作しやすいと思われる（得意な子に不得意な子のお手伝いをさせることも試みられるが，子どもによっては自尊心を傷つけられる場合がある）．

例えば縦笛を吹く課題において，指の操作が巧みでなく音が漏れてしまう子の場合，笛の代わりに太鼓を叩かせてもよいだろうし，指1本でエレクトーンを奏でさせてもよいのではないだろうか．全員が同じことを行わないと差別になると思い，同じことを計画するのかもしれないが，得意な動作を判断してもっと能力を伸ばしていく方法も個別支援ではないだろうか．

さらに障害児の個別支援に関わるとき，心理・社会的な視点も重要であるが，医学的視点を抜きにかかわれないと思う．生物体として身体から生じてくる反応を読みとり，行動判断を的確に読みとっていかないと，子どもの行動・行為に関する判断を誤ることになる．人の行為は，外的環境が人を動かし心身両面で反応しているからである．

(1) 体性感覚系の行為障害（somatodyspraxia）

触受容覚系，前庭受容覚系，固有受容覚系の情報処理に何らかの問題があると考えられる障害である．

身体図式（☞用語解説）は運動企画（☞用語解説）の基になり，身体のサイズ，重さ，他の身体部位との関係性，自分と環境との境界線の情報をもち，前庭系情報が空間内における距離感を提供し，周囲の環境に適応させる役割を担っている．固有受容覚からの運動経験の記憶は，無意識に行っている動作が正確に行われるために必要なことである．これらが正確であるほど，うまく行為を行うことができることになる．主に固有受容覚の情報が低下した場合には，視覚依存の行為になり，不器用な子どもは，視知覚と視覚運動の問題をもつことが指摘されている．視覚空間内で位置関係と動きに関する視覚の関与は大きい．

体性感覚系による障害の場合には，感覚統合を基盤とする障害としては比較的重度な障害であり，運動や行動のフィードバックに依存している難易度の低い課題と，フィードフォワードに依存している難易度の高い課題の両方に困難を示す特徴をもっていると考えられている．

(2) 両側統合とシークエンスの障害（bilateral integration and sequencing disorder）

SIを基盤とした比較的高次の実行の障害であり，両側統合（☞用語解説）の未熟さと動作の順序性に困難を示す特徴をもち，前庭感覚系と固有感覚系の情報処理に問題があるのではないかと考えられる．視空間知覚や聞きとり，言語の障害などに関係する．

用語解説

身体図式（body schema）：自分の身体の姿勢や動きを制御する際に，ダイナミックに働く過程．空間的な運動協調の土台となる無意識的メカニズムであり，これは中枢神経系に環境空間における身体とその各部の関係に関する情報を提供する．環境空間内における身体の形態，姿勢，大きさ，位置，運動などを把握するために獲得される身体の表象であり，無意識的に運動制御に関与する．

運動企画：脳の中における活動のための図式である．その計画は身体のさまざまな解剖学的な要素，それらの要素の運動の可能性，および運動において，どのようにそれらが関係し得るのか身体図式または感覚運動知覚を基盤としている．

両側統合：身体の左右両側が協力（協調）して機能すること．

4 感覚調整障害の考えかた

　Ayresは，学習障害児や自閉症児にみられる触覚刺激や前庭刺激に対する過剰な拒否的・感情的反応を，「触覚防衛（tactile defensiveness）」「姿勢不安（postural insecurity）」「重力不安（gravitational insecurity）」「運動への不耐性（intolerance movement）」ととらえて神経生理学的解釈を試み，感覚情報の処理過程を「感覚情報の登録」「感覚入力の調整」に関連するとして概念化した[3]．これは自閉症児が周囲の刺激に注意を向けられない行動や，感覚入力の適切な調整がなされない状態である防衛反応や不安症状を解釈する上で有益な概念である．

1）典型的な症状

　感覚情報の登録障害（感覚認知障害）の典型的な症状には，痛みに対する反応に乏しい，感覚刺激に対する反応に一貫性がない，電話の呼び鈴や呼びかけに反応しない，視線が合わない，極端に嗜好の偏りがある，多動がある，自己刺激や自傷・他傷行為がある，などがあげられる．作業療法の領域においては，1970年代からこれらの問題を重要視して取り組み，SI理論の枠組で仮説を立てセラピーを実践している．

　1990年代以降になって，Sellin B, Grandin T[2], Williams D, Gerland Gなど，自閉症者が自分の過去を振り返って自伝を出版している．Sellinは「すべての器官が異常なまでに感じやすいことが自閉症の最大の原因である」，Grandinは「自閉症の状態は壊れたラジオで，雑音だけで音量のボリュームが故障している状態である」と述べ，WilliamsやGerlandも同様のことを述べている[8]．最近では，ニキ・リンコ，藤家寛子の両者をインタビューした著書[1]が出版され，自閉症者を取り巻く環境の中で，彼らが環境をどのように感じて行動をしていたのか，自分の行動を分析しながら，いかに社会適応が困難な状況であるかを解説している．これらの著者から発信された特異的な行動は，感覚登録や感覚入力の調整障害を持つ自閉症者の感覚情報処理能力の問題を明らかにしているものであり，自閉症が感覚調整障害である可能性を指摘できる現象である．

　現在はこれらの過剰な拒否的・感情的反応を感覚調整障害（sensory moduration disorder）という概念で整理され，作業療法が対応課題として重要視している障害の1つである．感覚調整障害とは，「感覚刺激に対してバランスの取れない過剰反応もしくは過少反応，変動する反応を示す状態である」と定義

表75 感覚調整障害の典型的症状

① 逃走または闘争状態を示す
② 予測できない触覚や軽い触覚刺激に対する過剰な反応を示す
③ 不安定な足場の状態・高い周波数の雑音・極度の雑音・視覚刺激・臭いなどに対して突然の逃避反応または過剰な反応を示す

表76 感覚刺激に対する低反応症状の典型的症状

① 反応に乏しく反応するまでに時間がかかる
② 反応を出現させるために,多くの強い刺激を必要とする
③ 行動にまとまりがない
④ 落ち着きのない行動である
⑤ 注意の持続が困難である

されている[3,6].

感覚情報と登録障害(感覚認知障害)の典型的症状を**表75**に示す[1,3,6].

感覚刺激に対する低反応症状を**表76**に示す[1,3,6].

表75,76のような過剰反応または過少反応,変動する反応状態から判断できる重力不安や姿勢不安の不安症状は,理性的なものではなく,頭の位置と関係し,十分なバランス能力を知覚できていないために生じる現象である.ゆえに励ましや報奨では効果を発揮しないのである.

運動への不耐性は,速い動きや回転している最中に,極度の不快を感じる現象であり,動きに関して怯えているのではなく,ただ単に不快を感じていると考えられる.これらの現象は,三半規管からの入力障害ではないかと言われている.

2) 感覚調整障害の現象

感覚調整障害の現象を神経生理学的レベルで考えると,神経伝達の調整障害現象,馴化と鋭敏化の現象,漏斗現象,神経伝達物質による現象,体性感覚伝導路による現象,行動との関連の現象などと考えられる[6].以下に例を示す.

(1) 馴化と鋭敏化の現象

痛みに対しては,末梢と中枢からの視床に由来する抑制ニューロンのコンビネーションによって,痛み刺激に対する神経伝達が調整されている.生体に同じ刺激が繰り返し行われると,刺激に対する反応が次第に減弱し馴化現象が起こる.このような慣れの現象は,あまり意味のない刺激に対する閾値を上げ無

視する機能である．近年注目されている慣れの神経機構として，前シナプスにおける感覚細胞の伝達物質の放出量の減少が，この現象を裏づけるものと考えられる．

鋭敏化現象とは，馴化現象の反対であり，意味をもつ刺激に対する反応の閾値が，比較的長期間にわたって低下する現象である．

(2) 漏斗現象

感覚神経の経路において，抑制シナプスが情報伝達に特殊な役割を果たしていて，加えられた刺激の状態がそのまま中枢神経系に伝えられるのではなく，刺激の強弱や濃淡が強調されながら伝えられる現象である．

(3) 神経伝達物質による現象

脳幹網様体では覚醒レベルを高めるためにセロトニン代謝が抑制され，脳を活動状態にしている．この活動は青斑核と関係し，ノルアドレナリンと連動して覚醒レベルを高めている．またセロトニンは発痛物質を出すため，防衛反応の調整のために作動している可能性があると言われている．この機能は不安やストレス時の環境刺激に対する適応反応と関係するものと考えられる[10]．

(4) 触覚防衛反応

触覚経路には原始系と識別系があり，この2つのバランスが取れて初めて調整された状態になる．触覚防衛反応は，このバランスが崩れ，原始系の反応が優位に反応している状態と考えられる．

(5) 行動との関連

行動との関連は関門制御説で説明できる．人は足をぶつけて痛い思いをしたとき，痛い部位を優しく押さえたり擦ったりして痛みを軽減させようとする．これは圧迫刺激を入力することで，痛み刺激を伝える太い神経が刺激され，膠様質細胞のある関門を閉じるためであると考えられている．触覚防衛反応に関して，触圧刺激を用いることは，この防衛反応を抑制していることになる．

(6) 大脳辺縁系との関係

感覚調整障害は覚醒状態との関係もあり，注意の持続や適切な行動遂行機能にも関連すると言われている．覚醒は外界からの感覚刺激の質や量に影響を受けやすく，注意や活動状態に影響を及ぼしている．また大脳辺縁系は自律機能，原始的な感覚や記憶，情動，本能などに関連する働きをもち，生体の内部と外部からの経験を統合・調整しているため，感覚調整機能とも関係が深いとされている．視床下部は自律神経系を調節する中枢で情動の発現に関与している．これらのことから，大脳辺縁系も視床下部と大脳皮質に連絡する部位にあり，

注意や活動との関連も見逃せないと考える．

5 評価

　感覚調整障害の評価は，観察を通した行動評価が中心となり米国で多くの質問紙が開発されたが，わが国で標準化され臨床で活用されている検査はJSI-R，感覚入力に対する反応検査[9]（表77）がある．

6 対応

　感覚調整障害に対する対応[6]を表78に示す．

7 治療効果判定

　感覚調整障害児の治療効果判定は，生活の場における行動，学習や遊びの場面における活動参加状況の改善により判定される．対象児の現実の生活において具体的な改善に結びつく対応が重要である．

　感覚調整障害の概念は神経生理学的視点にあり，顕在化している行動の根底に潜んでいる要因の解釈が重要である．

C 医師の診断に基づいた分類とSIの分類との関係

　疾患としての診断基準に基づいた分類は，ADHD，LD，PDD，発達性協調運動障害（developmental coordination disorder：DCD）などがあげられる．これらの診断の症状には，SI理論が提示している行為の障害や感覚調整障害が内在し，多かれ少なかれ社会適応に支障をきたしていることがうかがえる．

　一方，SIの分類は，感覚系に視点を当てて考えると，診断に対する対応ではなく，症状を生じさせている感覚系からの問題に焦点を絞り対応することになる．人は感覚にさらされて生活している．ゆえに環境内における感覚の入力や処理の未熟さにより，何らかの問題が生じてしまうこともある．

　診断名は，関連職種間の共通語としても重要である．また症状を感覚系の視点でとらえる考えかたも，子ども達の脳機能の促進を考え，軽微と言われているが生活に支障をきたしている症状を軽減し，生活適応能力を高める手段として活用できるのではないかと考える．

第V章 感覚統合障害としての発達障害：みかたと対応

表77 感光入力に対する反応検査表

検査者：
検査年月日：平成　年　月　日

氏名：　　　（　　歳　　カ月）♂　♀

		-4	-3	-2	-1	0	+1	+2	+3	+4
触覚	1. Light touch Ⅰ（動くタイプの触覚）									
	2. Light touch Ⅱ（軽い空気の触覚）									
	3. Tactile defensiveness（触覚防衛）									
痛	4. Pain（表在痛覚）									
固有受容覚	5. Touch-pressure Ⅰ（全身への圧迫）									
	6. Touch-pressure Ⅱ（四肢への圧迫）									
	7. Joint traction（関節牽引）									
	8. Vibration（振動）									
前庭覚	9. Speed Ⅰ（直線加速度：頭尾方向）									
	10. Speed Ⅱ（直線加速度：左右方向）									
	11. Speed Ⅲ（回転加速度）									
	12. Rotation（回転後眼振）									
視覚	13. Visual Ⅰ（回る渦巻模様）									
	14. Visual Ⅱ（フラッシュライト）									
聴	15. Auditory（聴覚定位）									
嗅	16. Olfactory（刺激臭）									

表78 感覚調整障害に対する対応

① 直接的対応：調整障害自体の改善を目指す
② 間接的対応：対象児が生活している日常生活の場において，対象児が行っている活動に対してマネージメントを行う
（例）家庭で行われている生活活動を応用したお手伝いや学校生活における授業準備の補助的仕事などに関して，両親や教員に伝えること
③ 人的・物理的環境調整：人的環境調整は，対象児を取り巻く周囲の人が，感覚調整障害について「意識化」することである．物理的環境調整は，対象児の特異的行動に対して共感し，感覚特性に合わせた環境を提供する

表79 SI療法の展開における考慮点

① 感覚入力の調整
② 姿勢反応に目を向け促通する
③ 運動企画能力を促通する
④ 両側統合，ラテラリティの促通
⑤ 視空間-形態認知，聴覚-言語能力の促通

D SI理論の臨床への応用（SI療法）

　SI療法を行うにあたり，セラピーの展開を考慮する必要がある（表79）．これらは①〜⑤の順序ですべてを行うように展開していくのでなく，①の導入段階を経て感覚入力が調整されたら，促通内容は対象児に必要とされる主要な目的に沿って，発達段階をふまえて提供していくことになる．②〜⑤は目的に応じ，組み合わせて活用することになる（図36〜39を参照）．SI療法を実践するときの原則を表80に示す．

　SI療法を臨床で行うとき，遊具を活用するために，遊具の操作ができるようになることや，遊具場で上手に活動ができることが目的とされそうになるが，SI療法の目的は動作や操作ができることではなく，遊具と関わることで感覚が調整され，周囲と違和感なく適応的な行動が取れることにあるのである．遊具をうまく活用できたことは副産物となる．ゆえに表81の注意事項を頭の片隅に置いて活用してほしい．

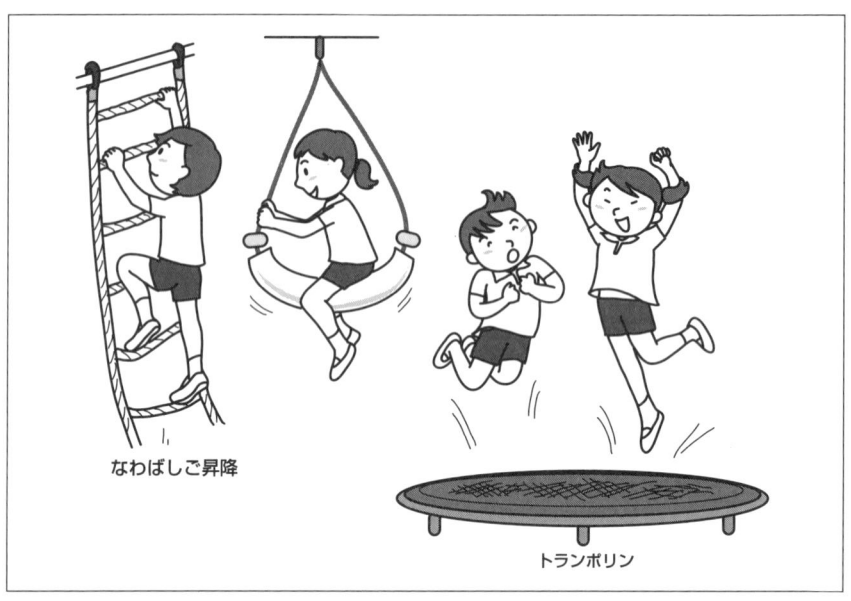

194　第Ⅴ章　感覚統合障害としての発達障害：みかたと対応

図36　姿勢反応の促進

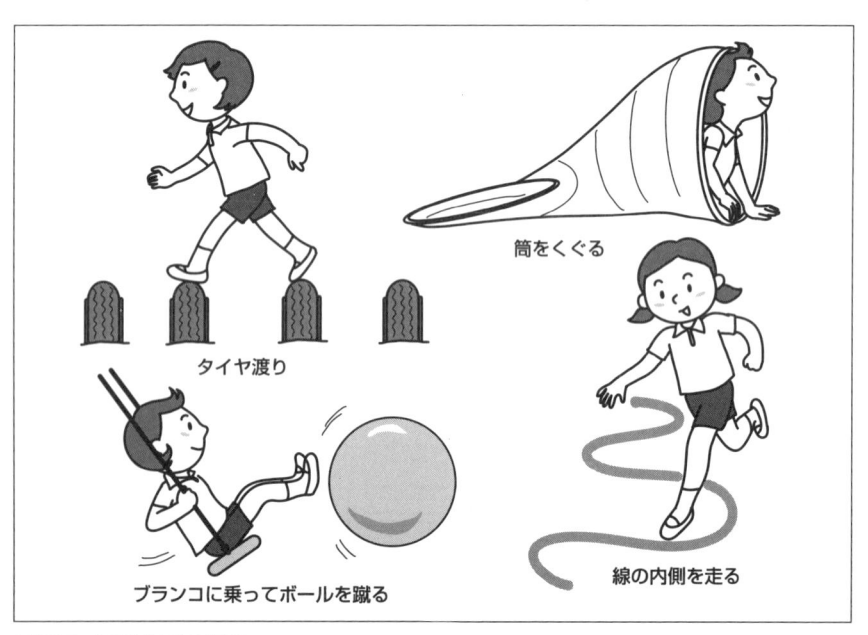

図37　運動企画の促進

D SI理論の臨床への応用（SI療法） 195

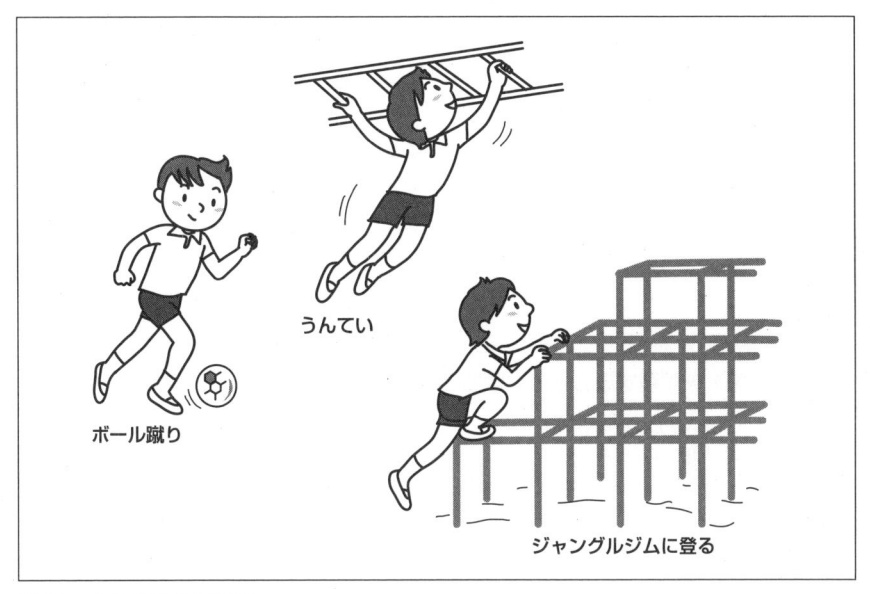

図38 両側統合の促進

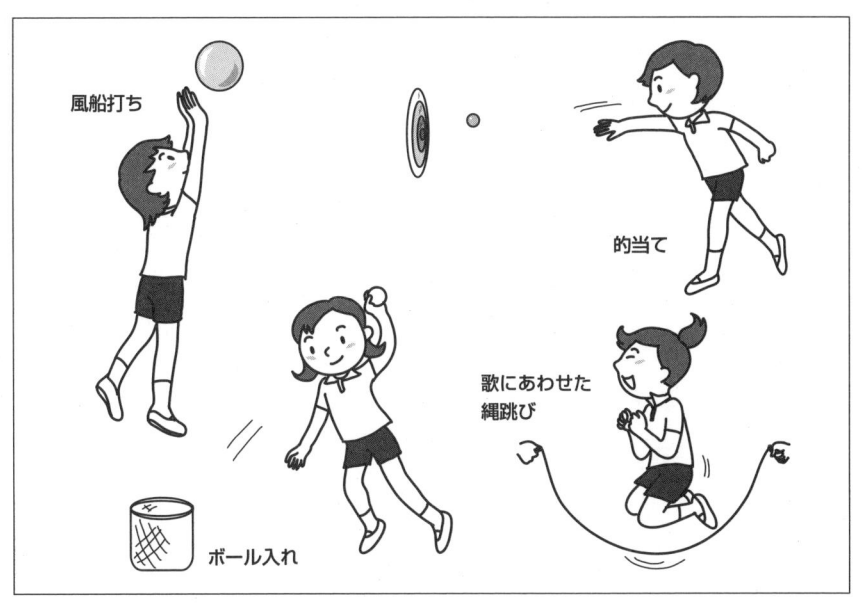

図39 視覚-聴覚-形態認知の促進

表80　SI療法を実践するときの原則

① 発達の順序性を把握し，それに従って対応していく
② 環境の要求にうまく適応していけるような行動・行為の適応反応を促通する
③ 内的欲求を大切にとらえ，促していく
④ 子どもの普段の遊びや生活活動を分析し，当たり前の活動を基盤とする
⑤ 指導の順序性を考慮する
⑥ 感覚入力を行うときには，子どもの状態を把握した上で注意深く行う
⑦ 遊具環境や人的環境において，適切な感覚入力と安全性の確保に留意する

表81　SI療法を実践するときの注意事項

① SI療法は，特殊な技能の指導を含まない
② SI療法は，学習がスムーズに行われるような脳機能を促進する
③ SI療法は，教育指導を補う方法であって，主となる代替え方法ではない

● 文献

1) ニキ・リンコ，藤家寛子：自閉っ子，こういう風にできます！　花風社，2005
2) Grandin T, Scariano M〔カニングハム久子(訳)〕：我自閉症に生まれて．学習研究社，1999
3) 日本感覚統合研究会(編)：感覚統合研究第1集．協同医書，pp1-30，1984
4) Ayres AJ〔宮前珠子，鎌倉矩子(訳)〕：感覚統合と学習障害．協同医書，pp1-9，1978
5) 日本感覚統合研究会(編)：感覚統合研究第6集．協同医書，1989
6) 日本感覚統合認定講習会基礎理論・評価検査習得コース資料，2004
7) Koomar JA, Bundy AC：The Art and Science of Creating Direct Intervention from Theory. In：Fisher AG, Murray EA, Bundy AC：Sensory Integration Theory and Practice. FA Davis, Phildelphia, p268, 1991
8) 日本感覚統合研究会(編)：感覚統合研究第8集．協同医書，pp135-150，1990
9) 岩田　誠(監修)：図解雑学脳のしくみ．ナツメ社，p150, 172, 208，2001
10) 貝谷久宣著：脳内不安物質，講談社，p61-65，1997

■福田恵美子

第VI章

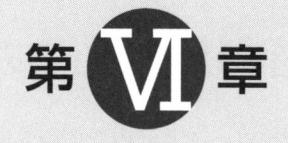

言語障害としての発達障害

A 聴覚認知（言語学）的観点からみた発達

　発達障害の子どもたちの中に，ことばの音の聞き取り（聴覚認知）が非常に悪いタイプがいることは，臨床家が常々感じることであろう．それは発音の誤り（機能性構音障害）として表面化することもあれば，言語獲得の遅れとしてみられることもある．また，聴覚情報把持の悪さを伴った場合は，言われても聞いていない（わかっていない）しすぐに忘れる，という行動上の問題としてとらえられることもあるだろう．

　ここでは，まず，新生児の聴覚と音声言語理解にいたる聴覚認知の発達について概観し，子どものことばの聞き取りは，いつから，どのように始まるのかをみていきたい．

1 新生児の聴覚の発達

　出生前の胎児の中耳は羊水で満たされており，外界からの音は母親の腹壁を通じて伝わる．また母親の声は横隔膜を通じ胎児に伝わる．

　出生後，中耳腔は空気に置き換わり[1]，音が空気の振動（音波）として新生児に聞こえるようになる．

　音を内耳に伝えるための耳の鼓膜，耳小骨，内耳など新生児の解剖学的構造は成人並にできあがっている．音への反応は，新生児の聴性行動反応の閾値と，新生児の精密聴力検査として用いられるABR（auditory brainstem response：聴性脳幹反応）の閾値を比較すると，両者間に差が認められる（コラム参照，図40）．新生児では，60dB程度の音でモロー反射，眼瞼反射が誘発される．音への反応行動が現れる閾値が成人より低いが，音が聞こえていないということではない．

2 聴覚認知の発達

　出生後数日の新生児でも，母親の声と他の女性の声を聞き分けることがわかっている[7]．そして新生児期の赤ちゃんは，男性の話性音域（平均130サイクル/秒）よりも，女性の話音音域（平均周波数260サイクル/秒）の音声を好む[8]．

　大人が赤ちゃんに話しかけるとき，赤ちゃんの注意を引くために，独特の話しかけかたをすることが観察される．豊かな抑揚，高い声，発話速度がゆっくりで，話の間が長く，リズムがあり，1回の発話が短いという特徴をもつ話し

A 聴覚認知（言語学）的観点からみた発達

かけかたはマザリーズ（motherese）と呼ばれる．この特徴的な話しかたは赤ちゃんの好みと一致している．赤ちゃんが積極的に興味を寄せる音声である．では，マザリーズの特徴のどれが，より赤ちゃんの注意を引きつけるだろうか．

1）赤ちゃんはなぜマザリーズに引きつけられるのか

マザリーズの音韻と韻律のどちらに赤ちゃんが反応しているか比較検討した実験がある[9]．音韻とは，ことばを形作る最小単位である音素のことで，例え

コラム　ABRとは

ABR（auditory brainstem response；聴性脳幹反応）とは蝸牛神経と脳幹部聴覚路由来の反応で，音刺激を与えてから10ミリ秒程度以内に認められる．

ABR検査時には，被験者を安静にさせる必要があり，乳幼児は鎮静下にすることが多いが，鎮静剤を使用しても波形に変化はない．

検査にはクリック音刺激が多く使用される．強度は音圧レベル（sound pressure level），またはnHL（normal hearing level），さらに感覚レベル（sensation level：SL）である（通常，施設ごとに決めている）．刺激頻度は原則として毎秒10〜30回，加算平均回数500〜2,000回を目安に，反応が得られる刺激から徐々に（10〜20dBごと）に音圧を下げていく．電極は脳波用電極，あるいは針電極を用いる．成分の表示はローマ数字でⅠ，Ⅱ，Ⅲ，Ⅳ，Ⅴ，Ⅵ…か，P1，P2…とすることが多い．Ⅰ波は蝸牛神経，Ⅱ波は蝸牛神経核，Ⅲ波は上オリーブ核，Ⅳ波は外側毛帯核，Ⅴ波は下丘，Ⅵ波は内側膝状体，Ⅶ波は聴放線が起源と考えられている[3]．聴力測定ではⅤ波をみる．

潜時は10ミリ秒以内で，若年正常者に比較し，加齢者ならびに乳幼児では，各成分潜時が延長する傾向にある．また男性は女性に比し0.1ミリ秒程度潜時が長い[4]．

通常検査に用いられているクリック音で得られる閾値は2,000〜4,000Hzの範囲の聴力レベルに近いため，ABRでは全周波数について検査ができない．そのためABRが無反応でも，まったく聞こえていない，ということはできない．低音域の聴力の残存についてはABRでは判定できない．また，まれに高音域は正常で，低中音に中軽度難聴がある場合などもABRでは正常となる[5]．

低音域の他覚的聴力検査として，周波数特異性の高いASSR（auditory steady-state response；聴性定常反応）を使用することが多い．これはSAM音（sinusoidally amplitude-modulated tone；正弦波的振幅変調音）を使用し，多くは500，1,000，2,000，4,000Hzの4周波数の反応閾値を得る．ASSRの検査結果は，軽度難聴では聴力レベルとの乖離がみられるといわれているが，高度難聴については遊戯聴力検査などとの相関が高いという[6]．

信頼できる子どもの聴力測定には，他にDPOAE（distortion product otoacoustic emission；歪成分耳音響反射），BOA（behavioral observation audiometry；聴性行動反応聴力検査），COR（conditioned orientation response audiometry；条件詮索反応聴力検査），peep-show，play audiometry検査，また純音聴力検査などを組み合わせて実施する．

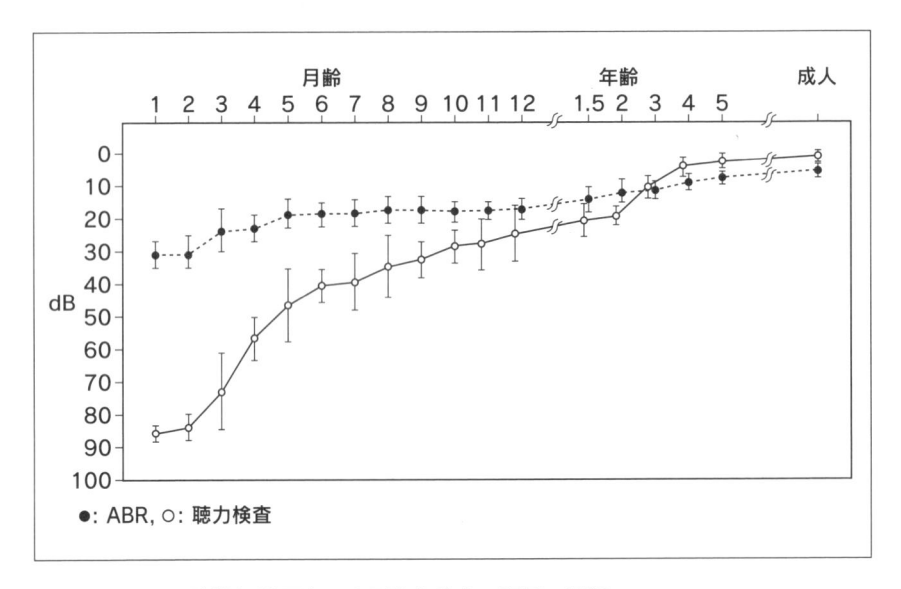

図40 ABRと聴性行動反応による聴力検査の閾値の比較
〔加我君孝,田中美郷:乳幼児の聴性脳幹反応と行動観察による聴力検査からみた発達的変化.脳と発達10:284-290,1978〕

ば「さかな [sakana]」という語では [sa] と [ka] と [na] という3つの音そのもののことである.韻律とは,アクセント,イントネーション,リズムで,話しことばの強さや高さや長さに関する特徴である.この両者は補いあいながら,話しことば(音声言語)を形づくっている.音韻がなければ,それは知的意味を有しない鼻歌を歌うような音の連なりになるだろうし,韻律がなければ一昔前のロボットのような機械的なしゃべりかたに聞こえるだろう.

実験の結果,赤ちゃんは音韻情報よりも韻律的特徴によく反応しているということがわかった.ではこの結果は,赤ちゃんの聴覚認知発達の上で,どのような意味をもつと推測されるのだろうか.

話しことばの中で,音韻の特徴とは,ことばの音素や音節を聞き分ける手掛かり(文節的特徴という)であるのに対し,韻律の特徴とは,音節が連鎖してできる語,句,文などの大きな言語構造全体を特徴づけ(超文節的特徴という),そしてそこに感情や意味などの付加的な情報を与える手がかりである[10]といわれる.赤ちゃんがことばを覚えるためには,車の音や風の音などあふれる環境音の中から,ことばの音(語音)を抽出しなくてはならない.次にその語音

の意味を理解するためには，音韻の認知が必要である．しかし，それとともに，相手の感情や情動を受け取り，さらに伝えるためには，韻律の認知が重要である．もちろん韻律は，感情や情動を伝える働きだけではなく，イントネーションやアクセントによって文の切れ目を示すはたらきも有しているが，発達初期の赤ちゃんが，音韻よりも韻律情報に関心をより示すというのは，コミュニケーションとしてのことばの認識発達の観点から見ると興味深い事実である．

2）ヒトはいつから音韻を認識するのか

　マザリーズの要素のうち，赤ちゃんは音韻より韻律的特徴に反応しているらしいことはわかった．では，赤ちゃんは，いつごろから音韻を認識し始めるのだろうか．例えば「あおいそら（青い空）」と言ってみると，母音「あ」から母音「お」への音のわたりは非常に微妙であることがわかる．大雑把に言うと「あ」で開いていた口唇を，軽くまるくすぼめると「お」の音に変化する．そして「あ・・お」とゆっくり連続して音を変えていくと，その中間の音は，どこまでが「あ」で，どこからが「お」なのかが非常にあいまいなのがわかる．このように，音素を連ねてしゃべっているのを子どもが聞いたときに，この連続した音がそれぞれ別々の違う音「あ」「お」「い」「そ」「ら」（この場合は5音素）で成り立っていることを認識できる（連続したことばの音を各音素として特定することをカテゴリ知覚という），その始まりはいつごろからだろうか．

　3～4か月の赤ちゃんに，吸啜行動を反応指標として，無声破裂音［pa］と有音破裂音［ba］の知覚を検証した実験[11]により，これらの赤ちゃんは，この2音の弁別が可能であるという結果が得られている．実験の手順は，まず，赤ちゃんたちが刺激を与えられずに乳首を吸う速度を測定し，そこからそれぞれの赤ちゃんの吸啜速度のベースラインを確立する．次に，音素［pa］音の音刺激がスピーカーから与えられる．スピーカーと乳首はつながっており，赤ちゃんたちが吸うと音がする仕組みになっている．赤ちゃんたちは音に関心を示し，よく乳首を吸うようになる．しかしそれも徐々に落ち着いてきて（音に慣れてきて），ふたたびベースラインに落ち着いていく．そこで半数の赤ちゃんには，異なる音素［b］の音刺激を与え，もう半数には，元の［p］に限りなく近い［p］音（物理的に音が違うが音素としては［p］となる）を聞かせた．異なる［b］音を聞かされた赤ちゃんたちは，再び早く乳首を吸い始めたが，異音素を越えない［p］音を聞かされた赤ちゃんたちは吸う速度に変化はみられなかった．このことから，3～4か月の赤ちゃんたちは，この非常に似た音素［p］と［b］の

弁別が可能であることがわかった．

また他の先行研究[12]から，赤ちゃんは，異なる子音やいくつかの母音の弁別はできるようになるが，摩擦無声音［sa］，対摩擦有声音［za］などの音の弁別には学習を要するといわれる．

赤ちゃんは，われわれ成人と同じような音韻知覚（カテゴリ知覚）を有している．そして，これは人種や被曝した言語に関係なく，赤ちゃんが普遍的にもっている能力なのである．日本で生まれた赤ちゃんたちは，日本人の成人が困難な［l］と［r］の弁別も，英語圏の子どもと同じに可能である．ところが，この赤ちゃんに普遍的な弁別能力は，母語の獲得とともに低下していくといわれている．［l］と［r］の弁別が可能な日本人の赤ちゃんたちは，生後6か月では英語圏の赤ちゃんと弁別に差がみられないが，11か月児では英語圏の赤ちゃんと比べ弁別は有意に低下する．そして，このころ，赤ちゃんは，意味のある語の理解を獲得していくのである．例えば「ダメ」という禁止や，「バイバイ」ということばに反応し，それなりに応じた行動をとることが可能になってくる．生後10か月ごろを境にして，普遍的な音韻弁別能力は低下するが，母語をターゲットにした音韻や意味のあることばの理解を獲得していく．これは，生物として必要だった普遍性と交代に，これから学ぶことばへの感受性が人間として育っていく，と言えるのではないだろうか．

3）感覚の協応とコミュニケーションのはじまり

では，音がしたほうを見る，という行動は，いつ頃から芽生えてくるのだろう．新生児期の赤ちゃんでも，音源と同じ側を見る，ということがわかっている[13]．ひとりの赤ちゃんの一方（例えば右側）には音がなるガラガラ，もう一方（例えば左側）には音がしない同じガラガラの玩具を提示すると，赤ちゃんは音が鳴るほうのガラガラを好んで見る．新生児期からみられるこのような「音がしたほうを見る」行動は，すなわち聴覚と視覚の協応のはじまりを意味する．この協応知覚は生後2か月までみられ，その後，一時期みられなくなり，そして生後5か月に再出現するといわれている．このように，子どもの発達において，一時期反応がみられなくなることは，珍しいことではない．音への単純な聴性反応も，生後4か月ごろ，ちょうどモロー反射が消失する時期には，一時期みられなくなり，敏感な養育者は音への反応が乏しくなったことから，子どもの耳が聞こえないのでは，と病院を訪れることもある．

また，生まれて間もない赤ちゃんも，大人が舌を出したり，口を開閉する動

作を見せると，大人の顔の模倣をする[14]．これは，視覚と運動動作の協応の始まりを意味する．

また，赤ちゃんは生まれて間もない頃から，養育者と見つめあい，養育者：「あー」—赤ちゃん：「アー」と，まるで会話するように声を出し合うことがみられる．これは「原会話（protoconversation）」と呼ばれ，そのやりとりの中には話者交代（ターンテイキング）が観察される．

赤ちゃんたちが，音がした場所に注目し（聴覚と視覚の協応），おとなの顔の動作を模倣すること（視覚と運動動作の協応）は，言語獲得を促す基礎的能力が，赤ちゃんの初期認知能力の上に成り立っていることを示している．そして養育者とまるで会話するような社会的なやりとり交渉は，生まれて間もない赤ちゃんにも備っているのである．

このように，赤ちゃんに注意を向けられた養育者は，赤ちゃんに対し，より働きかけるようになる，という親子の相互作用をもたらすことになる．

4）幼児期にはじまる音韻操作

幼児期には，随意的なさまざまな音韻操作が可能となる．4歳後半で同じ語頭音の語の列挙や，語尾・語頭語の抽出や音節分解ができ，5歳後半でしりとりができる[15]．また音削除（口頭で与えられた刺激語から特定の1音を抜く．例：「たいこ」の「た」を抜くと「いこ」になる）は6歳前半で3音節，6歳後半には6音節までほぼ可能になり，単語音節逆唱（口頭で与えられた単語を反対から言う〔例：「すいか」に対して「かいす」〕〕では，5歳後半で2音節，6歳前半で3音節，7歳前半には4音節可能となる．一般に子どもたちは，就学前頃に，このような複雑な音韻操作が可能になる[16]．

3 発声の発達

語音（ことばの音）は，肺から口腔（鼻腔）を通り発せられる呼気の流れを口唇や舌や歯などの構音器官を使って，狭めたり遮断したりして音を作り出すものである．

新生児期の赤ちゃんは，喉頭の位置が成人と比べて高く，喉頭蓋と軟口蓋が接している．赤ちゃんの舌，軟口蓋，喉頭はスペースと比べ相対的に大きく，舌は口腔の約80％を占め，口腔内は舌でいっぱいになっている．そのために，新生児期の赤ちゃんの声は泣き叫ぶ叫喚声がほとんどである[17]．

1か月半から2か月には叫喚性発声だけでなく「アー」と声を出すようにな

表82 構音の発達

年齢：月	高木ら		野田ら		中西ら	
3:0〜3:5	10名	w, j, m, p, t, d, g, tʃ, dʒ	50名	j, b, m, t, tʃ		
3:6〜3:11	16	Φ, n	50	p, k, g, ʒ, Φ		
4:0〜4:5	22	ç, h, k	50	h, ç, n, r, ʃ	230名	w, j, h, ç, p, b, m, t, d, n, k, g, tʃ, dʒ
4:6〜4:11	28		50	w, d	303	
5:0〜5:5	21		48	s	281	ʃ
5:6〜5:11	16	b	50	ts, z	270	s, ts
6:0〜6:5	20	dz	50		380	dz, r
6:6〜6:11			30		225	
備考		s, ts, rは6歳半までには90%以上正とならない		ʒとdʒ, zとdzは区別せずʒ, zとしている		単語で検査を目的とした音の初発反応による

(中西ら，1972)

る．そして，赤ちゃんが出した声に大人が反応して声を返すと，赤ちゃんから再び声を出す相互性が芽生えてくる．徐々に，高い声や低い声，大小を含め音のバラエティーが増加し，5〜7か月くらいで子音と母音の構造をもつ「マ，マ，マ［ma, ma, ma］」「バ，バ，バ［ba, ba, ba］」といった喃語が出現する．次いで「マン，マン，マン［maN maN maN］」といった2音を繰り返す反復喃語が出現する．10か月から1歳数か月ごろには初語がみられる．そして1歳半から2歳の間に語彙の爆発的増加期を迎え，子どもたちの獲得語彙は飛躍的に増加する．口腔機能・音韻認知発達につれ，構音（発音）できる音は増加し，6〜7歳までに日本語のすべての語音の構音が可能となる（表82）．

4 共同注意（joint attention）の発達（図41）

1）共同注意とは？

生後〜12か月の間に，それまで養育者-自分，おもちゃ-自分というように，環境との関係は二項的であった赤ちゃんたちに，三項的な関係が生まれてくる．すなわち，「共同注意」とは，子どもと大人と，その両者が注意を向ける物体ないしは事象とで構成される指示の三角形である[18]．例えば，この時期の赤ちゃんは，自分が見ているものを，同時に大人が見ていることに気がつく．走ってくる電車を見て，振り返って親を見て，また電車を見て，電車を指をさ

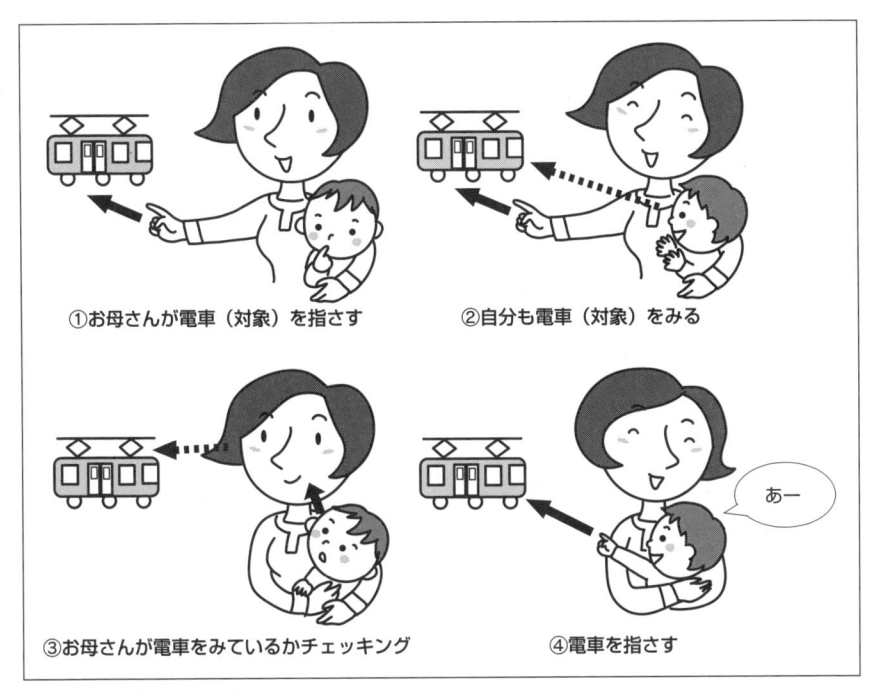

A 聴覚認知（言語学）的観点からみた発達　205

①お母さんが電車（対象）を指さす　　②自分も電車（対象）をみる

③お母さんが電車をみているかチェッキング　　④電車を指さす

図41　共同注意の例

して「あー」という行動などが観察される．共同注意というには，同じものを見ていることがわかり，対象の物体を通して，赤ちゃんと大人との間に社会的な意味合いをもつ関わりが成立することが重要であり，空間的にただ同じ場面にいるだけや，親子で二項関係的なやりとり（「ハーイして」などと言われて赤ちゃんが手を上げる：これは二項関係である）をしている場面は共同注意とは言わない．

共同注意行動を細かく分けると，大人が見ているものを見る「視線追従（gaze following）」，ものを媒介として大人と連続したやりとりをする「協調行動（joint engagement）」，親がにこやかに対応している相手に対して自分も安心するというような，大人を参照する「社会的参照（social reference）」，物体に大人がしているような働きかけをする「模倣学習（imitative learning）」などがあり，これらの共同注意行動は赤ちゃんが9〜12か月の間にほぼ同時期に出現する．

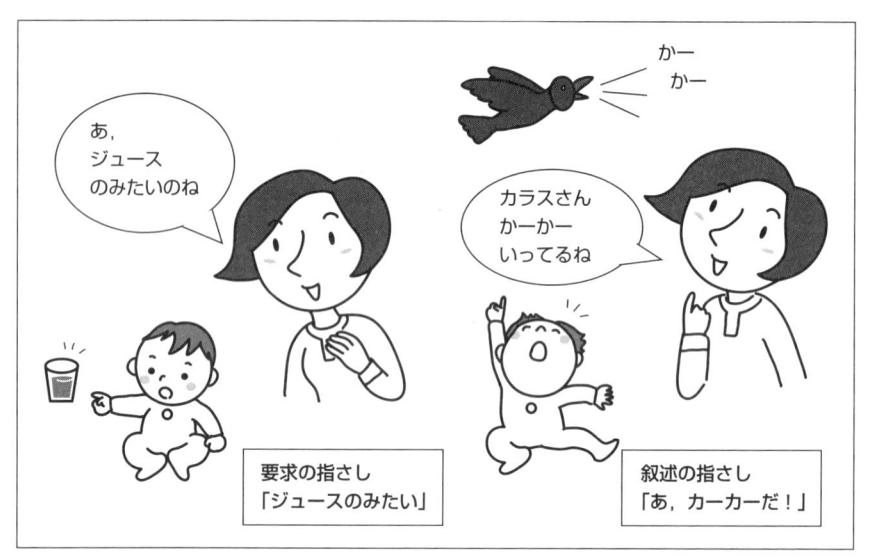

図42 指さし行動の種類

2）指さし行動の意味するもの（図42）

　そして，やはりこの時期に指さしが出現する．赤ちゃんが指さしを養育者の注意を方向づけ，共有するために使用する，いわゆる叙述的指さし（宣言的指さしともいう）と，大人に何かしてもらいたい（ジュースが飲みたいなど），要求する手段としての指さしに分けられる．叙述的使用とは，走ってきた電車を見て大人の注意を向けるために，赤ちゃんが電車を指さし示す場合などで，これはその場面の注意の共有を赤ちゃんが望んでいることを示す．

　この2種類の指さし行動の中では，叙述的指差しが重要である．それは，要求の指さしが，何かを獲得するための具体的で目的的な表現であるのに対して，叙述的指さしは，相手との注意の共有を図ることが目的で，それは自分ではない他者の視点，他者理解の始まりと考えられるからである．通常，指さし行動の発現が遅れる自閉症の子どもは，知的発達とともに要求の指さしが出る（何でもかんでも指さして名称呼称してもらいたがる行動は，自閉症の子どもにしばしばみられる）が，この叙述の指さしの出現は，高機能広汎性発達障害（HFPDD）の子どもでも大きく遅れる．

　叙述的指さしでは，赤ちゃんは，養育者が自分が指さしたものに注意を向けているか確認（チェッキング）する行動がみられる．指さし行動の発達では，

最初にチェッキング行動が出現し，次に視線追従，最後に叙述的指さしの順で発達してくるといわれている[19]．

5 象徴機能の発達

音声は，それ自体は空気の振動である音の連なりである．音の連なりに意味をもたせ，コミュニケーションに使用できるのは，認知面の発達，表象（representation）能力の発達が必要になる．

ことばでのコミュニケーションが成立する前には，子どもは表情や身振りで，要求や感情を伝える．例えば，「くるま」という語が表出できる前から，車を見ると両手でハンドルを動かすような身振りを覚え，そして今度は，車そのものを見ないでも両手を動かして「車とって！」という要求をするようになる（象徴的身振り）．これは，両手を動かす身振りが「車」というものを表すものだ，とイメージできていることを表している．そして，相手がそれを理解し（同じイメージを共有し），子どもの要求に対してアクションを返すことにより，実物を見ないで頭の中でイメージし，身振りとしてシンボル化したコミュニケーションができていく．

B 言語障害としての発達障害

「言語」というと，通常は音声言語，すなわち「話しことば（speech）」を想起することが多い．しかし「言語」という語が意味するものは，それだけではない．情報を交換し，考えを伝達するプロセスとしての「コミュニケーション」という側面を有している．コミュニケーションの成立には，能動的な情報の送り手と，その情報を理解する受け手が必要である．そして送り手と受け手は，情報が効果的に伝達され，確実に理解されるように，互いのニーズに敏感でなければならない[20]．また「言語」には，何らかの共通の意味を音や図形や人間が知覚できる表象を用いて伝達する手段である「記号＝シンボル」としての「言語（language）」という意味もある[21]．言語には，「話しことば（speech）」，「コミュニケーション」，記号としての「言語（language）」という3つの側面が含まれている．すなわち，子どもが有する語彙（language），話しことばの場合は，それを声帯や構音器官を通じて音声という形に置き換え発信し（speech），他者と情報交換を行ったり，自分の意思を伝達する（communication）のである．

情報伝達の表現形式は，「話しことば」以外にも豊かに存在する．例えば日本手話，日本語対応手話などの手話や，各種のハンドサイン（マカトンサインなど），筆談，各種AAC（augmentative and alternative communication；補助・代替コミュニケーション，補助・拡大コミュニケーションも同義）などである．障害のある子どもの指導において，「話しことば」にこだわらず，児の特徴を活かして，児のもつ能力が最大限発揮できるような受発信手段を獲得できる援助をすることが，言語聴覚士の目指すところである．

言語学からみると，「言語」を構成する要素には，①ことばの音である「音韻」，②単語の構造である「形態」，③文の構造である「統語」，④単語や形態から考えられる「意味」，⑤ことばが使われる状況からみた「語用」の5つの要素があるが，発達障害の子どもでは，発達に応じてこれらの問題が現れる．これはすなわち，発達に応じて段階的に問題が変わる，ということではなく，これらの問題が年齢ごとに重なり合って表面化してくるのである．

例えば，子どもが「アイス！」とひとこと叫んだとしよう．これは音韻側面からみると「あ」「い」「す」という3つの音から成り立っている．子どもの叫ぶ「アイス！」は，形態や統語的側面からみれば，構造的には文になっていない単語レベルのことばだが，語用的側面からみると，「アイスちょうだい」か「アイスおいしい」か「アイスだいすき」など，状況に応じて，単なる名称以上の内容を伝えることができる．意味的側面からみれば，（子どもが想起する「アイス」の名称が実物と一致しているとすると）アイスは「冷たくて甘くておいしい食べ物」を指すことばであることを，子どもがわかっていることになる．

ことばの産生と理解の過程（発話意図→ことばの構築→ことばの産生→ことばの聴取→ことばの理解）のどこかで問題が生じ，コミュニケーションに支障をきたしている状態が言語障害である[22]．これらのどこに問題があるのかを，見極める必要がある．

1 ADHD

症例1　ADHD

【ST初診】　7歳半
【主訴】　言われたことをすぐに忘れ，学校でうまくいかない．ST開始と同時に，リタリン®処方され服用開始．
【①初期評価】　主な検査のみ記載

(1) WISC-Ⅲ知能検査（図43）：VIQ115，PIQ89，FIQ103．言語性下位検査の「数唱」が最も低く評価点6．「算数」7．動作性では「絵画完成」7，「記号」10，「符号」8，「積み木」9．
(2) 記銘力検査：聴覚・視覚とも，有意味対語，無意味対語間の差がない．
(3) 生活面：忘れ物が多い．指示されたことをすぐに忘れるので，親・教員から多く叱責を受ける．教員から親に，児の行動について是正するよう頻回に電話がかかってきている．クラス児童からいじめがある．覚える内容が多い教科は，最初から意欲がない．

【②再評価：指導1年後】
(1) WISC-Ⅲ知能検査（図44）：VIQ119，PIQ108，FIQ115．「数唱」は評価点12，「算数」12，「絵画完成」16，「記号」14，「符号」11，「積み木」13．
(2) 記銘力検査：聴覚・視覚とも大幅にアップ．有意味対語，無意味対語間の差がみられた．
(3) 行動面：忘れ物は減ってはいるが，ある．ただ，教員に児の状態理解が得られ，学校でのめだった叱責がなくなり，いじめは減った．出来事を思い出せないことはなくなった．覚える内容が多い教科への抵抗はなくなった．

【ST】　通学の都合で，月1～2回のST訓練を実施．主に，記憶リハビリテーションで，記憶の方略を学習．聴取や行動観察から，それまでは，とにかく何でも丸覚えしようとして失敗を繰り返していた．記憶リハは目的と成果がはっきりしているため，叱られ続けていた本人の意識ややる気と合致し，意欲的に行っていた．自己概念の低さなどについて，本人へのカウンセリングも併用．リタリン®服用による効果も大きかった．

　ADHD（注意欠陥/多動性障害）は(1)多動性-衝動性，(2)不注意，という行動特徴をもつ（診断基準は57ページ表33，58ページ表34を参照）．さらに不注意はあるものの問題となるほどではなく，多動性と衝動性が目立つ多動-衝動優勢タイプ，多動性や衝動性がないわけではないが，不注意の問題が目立つ不注意優勢タイプ，多動-衝動，不注意のどれもすべて同程度に揃った混合タイプの3タイプに分けることができる．

　臨床場面では，被虐待例の児の中にも同様の症状を示す場合があり，本態性か環境因かの鑑別は，実際のところ容易ではない．ADHDの子どもは親にとって養育しにくい子どもであり，それゆえに虐待のリスク因子となる．また，被虐待ゆえに，もともとの傾向はなくとも，落ち着かず忘れっぽくなり，（周囲からみれば）ちょっとしたきっかけで感情爆発が起きる，といった行動を示す場合もある．被虐待例の場合，言うまでもなく，本態性か環境因かの鑑別に時

図43 WISC-Ⅲ（初期症価）

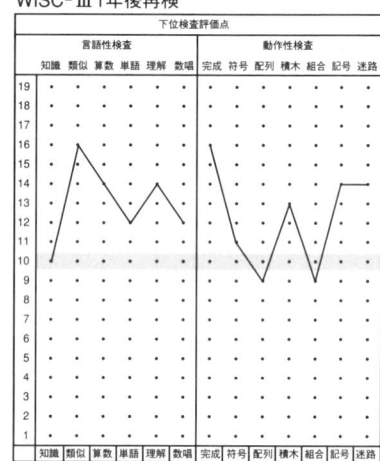

図44 WISC-Ⅲ（1年後再検）

　間を費やすよりも，実際の対応が重要である．また，ADHDを含む発達障害の子どもを育てるということが，虐待のリスク因子であることを考慮に入れ，日常の養育者と子どもの様子や聴取から，危険サインを察知し，医師，ケースワーカー，他職種，児童相談所，虐待防止センターなどのチームによる早期介入につなげることが重要である．

　言語指導場面や教科学習面で，ADHDの子どもたちにしばしばみられる特徴的な行動を挙げる．

1) 多動-衝動性からくる行動の例

- 順番を待てない．
- 教室から外に出て行く，着席しなくてはいけない場面で教室内を歩き回る，また着席していても体のどこかが絶えず動いている．
- 人の話の途中で，すぐに話し始める．
- 先生からクラス全体へ問いかけしている最中に答えてしまう．
- ずっとしゃべっている．また，何かの音遊びを口ずさんだり，足をならしたり，いつも何か音を立てている．
- 物事を行っている途中で，他に関心が移り，課題を最後まで終えられない．
- 集中力がなく，すぐに気が散る．

2）不注意からくる行動の例

- 音読時などに語句の読みとばし，読み間違いが多い．
- ノートの黒板の写し書きに間違いが多い．
- いわゆるミステイクが多い．
- 物を失くしやすい．
- 毎日のように忘れ物をする．
- テストなどで問題をよく読まずに答える．
- 早とちり

ADHDの子どもによくみられる読みとばし・読み間違い例では，文頭部分は視線が定位し読み間違いがないことが多いが，文尾部分は適当になり，次の文章に視線が移動してしまう．物語文などでは，読んだ文が過去についての語りの部分なのか（「・・・でした」），現在についてなのか（「・・・です」）の判別がつかなくなり，過去現在未来の時制が混乱する．ひいては起承転結がごちゃごちゃになり，物語そのものが，とんでもないストーリーに変わって読まれることがある．そこまでいかないにせよ，読みとばしによる内容の取り違えは多発する．また，語頭部分からぱっと想起された文中にない単語に置き換え，また付加したり，省略し（例：「あさ，くまんばちは，みつをあつめに，おはなばたけにでかけます」という文を「あさ，くまさんは，みつとあつめに，おはないっぱいでかけた」など），本人は間違いに気がつかない．

算数のテストでは，計算式では正しく答えを書いているのに，解答欄に計算結果と違う数を書き入れて間違いになるような，いわゆるケアレスミスがよくみられる．相手の話を最後まで聞かないうちに，「あ，わかった！○○でしょ！」と叫んだり，相手の話の全容をとらえずに，でてきた単語に反応してしゃべってしまうために，相手の話の腰を折り，嫌がられる．疎通性のある交互会話が成り立ちにくくなる．集中が続かず，すぐに他に関心が移るため，課題が最後までできない．生活面では忘れ物の多さ，忘れるために結果的に人との約束を破る他，自分が経験したエピソードを忘れる，複数のことを一度に覚えられないなどがみられる．

ワーキングメモリー（working memory：作働記憶）は，一時的な情報の保持機構であり同時に保持内容を統合する過程でもある[23]．つまり，日常の中で何かを行う際に，ごく短時間でも記憶をとどめておく必要があり，その記憶の一時保管場所をワーキングメモリーと呼び，文章を読むことや計算や思考するなど一連の知的作業に必要である．ADHDの子どもたちの，起きたことを

心に留めておく力の弱さや,時間感覚の弱さ,複雑な知的作業過程の組み立ての困難さ,また自分が起こした行動への考察の弱さ,読みの理解の問題などは,この作働記憶の欠陥によるのではないか,といわれている[24].

また,調査により数の違いがあるが,ADHDとLDの合併例は20〜40%と言われおり[25],LD合併例の場合は,視覚的,または音韻処理上の問題を有するために,文を読むなどの能力に,より困難さをもつことが考えられる.

3) 指導例
(1) 読みとばしに対する指導
不注意から起きる読みとばしの問題は,「きちんと読みなさい」とあいまいな指示を繰り返しても効果はない.作働記憶の脆弱さを補う視点が必要である.

- 子ども自身に,読みとばしが起こる部分(例えば文尾)にラインマーカーでしるしをつけさせ,文尾・読点の位置を認識させる.そのページにいくつラインマーカーを引いた部分があるか,クイズ形式にするとめんどくささからの抵抗が減る.間違いが減少してきたら,その次のページから,ラインマーカーを黒鉛筆に変え,正しく読めた部分から鉛筆で書いた線を消していく.残っている部分が最後まで間違った箇所である.
- 文尾の読点まで声に出して読む(例:「うさぎはかけていきました,マル.うさぎの歩いたあとには,きれいな花がさきました,マル」).それでも読みとばしがある場合は,ラインマーカー部分を指でなぞるように読む.
- 文尾の音(字)に関心をもたせるために,文尾音あつめをする(例:「た」はいくつあった,「る」はいくつあった,など数レースゲームにして子どもの意欲を引き出す).
- これらの工夫は永続的に使用し続けるのではなく,変化がみられるようなら行間を狭めた文にするなど,般化に向けてステップアップさせていく.

(2) ケアレスミスに対する指導
ADHD学齢児の場合,学校で受けたテスト用紙を持参してもらうと,このケアレスミスによる間違いがあちこちにみられる.テストの場合には,問題用紙,解答用紙を工夫することで防げる場合も多い.1枚の紙に複数の問題が載っている状態では,他の問題に視線が移り,問題の区切りがごちゃごちゃになってしまうので,用紙1枚につき1問題にすることで,あちこちに気が散るのを防ぐ.他でできなかった問題を,ST室で上記のようにやり直してもらうと,

正答し，○がつくことが多い．最初はテストのやり直しということで，いやいや行う子どもたちも，同じテストに○がつくことで，自信につながることがみられる．「ちゃんと見なさい」というような指導は効果がないことがほとんどである．

(3) 人の話を最後まで聞く指導

マイクでも空き缶でも何でもよいので，順番で，決めたものを持っている人が話すことができる，相手がそれを持って話しているときには勝手に口を開いてはいけない，相手の順番のときに話したい時は手を上げて相手に許可を求め，許可が出てからなら話してもよい，というルールを決めておき，守らせる．「人が話しているときにはしゃべらない」という言語指示だけでは話すのを抑えられないので，目に見えるサインを使用すると，子どもにわかりやすくゲーム感覚で取り組める．この場合はルールを破った場合は目立つが，ルールを守っても当たり前のことなので，認められないということにならないよう注意する．ルールを破ったからといってきつい叱責はストレスになり，意欲を低下させる．またルールを守れたら賞賛を与えることを忘れてはならない．

(4) 集中時間の短さへの指導

見通しがもてないと，より集中が困難になる傾向がみられるため，課題パターンを作り，毎回の指導はパターン通りに行う．例えば，①音韻課題→②視覚課題→③文章課題→④音読課題→⑤質問応答課題，というふうに毎回進めると，子どもは見通しをもてるので，課題ごとに集中して取り組みやすい．特に指導初期は，1つずつの課題は短時間で終え，課題種類を多くし（課題ごとの場面転換を増やす），飽きさせないようにする．また，着席持続できた時間を子どもにフィードバックし，褒めて自信をもたせるようにする．

(5) 忘れっぽさへの指導

われわれは日常の中で，ついうっかりといった失敗を繰り返している．そのうっかりは以下の5タイプに大きく分けることができる[26]．

① 記憶の貯蔵の失敗（storage failure）：すでに行ってしまったことを忘れて，同じことを再度繰り返す間違い．朝，薬を飲んだのに，後でもういちど飲んでしまう．宿題をやったのに，もういちどやってしまうなど．

② 判断基準の失敗（test failure）：何をするかを忘れて，違う目標に向かってしまう間違い．なくし物を探していたのに，いつのまにかそれを忘れて，たんすの片づけを始めていた．忘れ物を2階に取りに行ったのに，忘れてマンガを読みふけるなど．

③ サブルーチンの失敗（subroutine failure）：順序の間違いや，一連の動作の流れの一部を間違う．肉じゃがを作るのに，切った肉を入れ忘れた．朝着替えるのに，パジャマの上にズボンをはいてしまうなど．
④ 識別の失敗（discrimination failure）：対象事物を間違える．天井の電球を取り替えるのに，必要な電球ではなく，乾電池を持っていってしまう．プール用のかばんに，水着ではなく算数ドリルを入れていくなど．
⑤ 一連の行為の組み合わせの失敗（program assembly failure）：子どもに自分のコートを渡して着せ，自分は子どものコートを着ようとするなど．

ついうっかりの失敗は，誰でも日常生活の中で経験することであるが，ADHDの子どもの場合，失敗回数が多く，同じ間違いを繰り返し，そのために叱られ続けるパターンに陥ることがままみられる．また，一度に多くの情報をまる覚えしようとして失敗する傾向が強い（情報の取捨選択の困難性と方略の不在）．

このような場合は学齢以上の子どもに対しては，記憶リハビリテーションの方法で練習を行う．練習対象の物品名称を，それぞれ覚えやすいカテゴリーに分ける練習から始める．ADHDの子どもの場合，このカテゴリーに分けること，分別すること，言い換えれば概念の整理整頓が速やかにできない場合が多い．例えば，カードに描かれた30アイテムを記憶する練習の場合，それぞれのアイテムを，①食物，②部屋にあるもの，③着るもの，といったいくつかのカテゴリーに分ける．どうカテゴライズするかは，最初は援助が必要で，細かすぎる分けかた（1カテゴリー数アイテムずつで，カテゴリー数が10にもなるような分けかた）や，大雑把すぎる分けかた（あとで整理できない勝手な命名など）がみられないよう指導を行う．次に，それぞれのカテゴリー名を覚え，カテゴリー内のアイテムをそれぞれ関連づけて覚えるようヒントを与える．記憶方略の使用に気づかない未練習のADHD児では，有意味対語（意味的な関連をもつ対になる語：「冬」-「ストーブ」など）と，無意味対語（意味的な関連が薄い対になる語：「雪」-「さいふ」など）を記銘させ，直後再生比較検査を行った場合，両者の差がみられない場合が多い．つまり意味を関連づけて覚えるという方略を学習する必要がある．ADHD児に対する記憶リハビリテーションでは，覚えることを強いるだけでは，子どもは嫌になっていく．どうすれば効率よく覚えられるか（チャンク：まとまりに分けて記銘するなど），再生しやすいか，日常生活に応用できるか，子ども自身にセルフモニタリングを促しながら，記憶の方略，枠組みを作っていくほうが有用である．

いずれにしろ，できないことや間違いを指摘するだけではなく，どうして間違ったかの理由を感情的（「きちんとやらないからできない」などというあいまいな文言では効果はない）にではなく，1つずつ具体的に考え（子どもにも考えさせる．セルフモニタリング），そしてどうすれば間違わないか，といった方略をきちんと伝えて具体的に練習し，子どもの自己意識を卑下させない，こうすればできるという体験を積み，自己意識を高める指導が望まれる．

2 学習障害（LD）

LDは，教育的用語としてのlearning disabilitiesと，医学的診断カテゴリーとしてのlearning disordersがあり，定義に違いがある（27ページ参照）．教育用語としてのLDは『聞く・話す・読む・書く・計算する・推論する能力の特定のものの習得と使用に著しい困難を示す[27]』症状であると教育現場にとって臨床的に述べられており，医学的診断としてはDSM-IV-TR（1994），ICD-10（1994）では，教育的用語よりも症状を限定している．ここでは，医学的なカテゴリーに沿いながら，臨床的言語症状について述べる．

LDとは，読むこと，書くことの障害が中心をなすために，LDが疑われ外来を受診するのは，就学以降になる場合が多い．筆者の経験では，幼児期に親がLDを疑って来院する場合，注意深く子どもを観察している親の中には，「なんとなく不器用で，他の子どもとちょっと違う」ことをきっかけにLDリスクが早期発見される場合もあるが，むしろ全般的な発達遅滞による書字や描画の困難さ，自閉症スペクトラムによる言語発達の遅れであることが多い．逆に，LD以外の主訴で来院された幼児の中に，LDリスクが疑われる場合もしばしば経験する．特に，発音の問題（機能性構音障害）や，ことばの遅れ，日常の言語受信面は良好であるのに言語表出面に大きな遅れがみられるタイプの幼児の中には，運動の不器用さ，視覚認知の悪さ，音韻認知の悪さなどがみられ，それが就学後に学習面の困難さとして表面化すると推測される例があり，注意深くアセスメントする必要がある．幼児期の場合，最初からLDとして来院することは少なく，実際にはST指導場面で，「これは」と感じることが多い．早期発見し，早期に介入を開始することで，二次障害を防ぎ，児の発達を援助することが重要である．

幼児期のLDリスク児は，多くが，① ことばの遅れ，② 音韻操作の問題，③ 視知覚の問題が認められる．

音韻操作の問題は，幼児期早期には表出言語の未熟さとして現れることが多

い．構音の発達は個人差が大きいことを考慮しても，年齢に比し構音の未熟性が目立つ，聴覚障害はないが音の弁別が困難で，ことばの聞き間違いや聞き直しが多い，また音形の誤り（パトカーを「カトパー」など音の順番を間違う）が頻発し，なおかつ修正されにくいなどがあげられる．また，年齢に比し，単語で音の省略（パンダが/aNa/など，この場合，パンダの/p/と/d/子音の省略）が多い傾向もみられる（表82）．

幼児期の視知覚の問題では，描画を描かせると年齢に比し幼い描画であったり，空間の位置に乱れがあったり（家屋の描画では，屋根と家が大きく離れている，また形をなさない，など☞症例2参照），線の上を歩けない，運動会でかけっこのトラックから大きく外れる，などがみられる．年長になり，ほとんどの児が読字可能になり，自在に簡単な絵本を読みこなせる頃になっても，行のとばし，単語の読み間違い，語尾の間違いなどが頻発する．ただし，就学前の児では，いつから字が読めるようになったかなど，読字開始時期からの時間経過や，音読経験によっても左右されるため，それまでの子どもの発達をよく聴取することが必要である．

症例2　LDリスク児の早期指導

【ST初診】　3歳6か月．
【主訴】　理解しているのに，ことばがでない
【初期評価】　3歳6か月
　主な検査のみ記載する
(1) 新版K式発達検査：認知適応領域は高くはないが正常範囲，言語社会領域では軽度域の遅れ，全領域でボーダーラインの遅れが認められた．
(2) S-S言語発達遅滞検査：受信＜発信が顕著で．発信はワードパーシャルとゼスチャー，受信は三語連鎖受信が可能．
(3) PVT：SS7（理論上の標準値はSS10）
(4) ITPA（図45）：言語学習年齢は年齢より低下している．年齢より低かった課題：「ことばの理解」「数の記憶」「ことばの表現」「文の構成」「動作表現」
(5) 構音検査：パンダ：ウア，みかん：ア，たいこ：オ，とけい：ケ，でんわ：ア．音声での応答は困難で，発信にはワードパーシャルか主にオリジナルゼスチャーを使用していた．
【ST】　週1回指導開始．訓練内容は言語受診課題，認知課題，加齢とともに音韻訓練，文字指導を主に実施した．

【②再評価：指導2年後】 6歳就学前．
(1) WISC-Ⅲ知能検査，新版K式においても正常域にキャッチアップ．VIQ＞PIQ．正常域．
(2) PVT：SS11
(3) ITPA（図45）：初期評価よりはアップしているが年齢より低い課題（「数の記憶」「ことばの表現」「文の構成」）が残っている．
(4) K-ABC：評価点平均11．低得点課題は数唱＜語の配列，絵の統合．高得点課題は位置探し＜模様構成＜算数＜視覚類推
(5) BGT：得点は相当年齢だが「回転」「統合の失敗」がみられた．
(6) Benton（視覚記銘検査）：即時再生：正確0，誤謬数27；模写：正確2，誤謬数13．
(7) 構音検査：ぱんだ：パンダ，みかん：ミカン，たいこ：タイコ，とけい：トケイ，でんわ：デンワ．多語文表出可能．助詞の使用OK．文字の想起にはよどみがある．読み＞書き．
【まとめ】 3歳半の初診時点では，一部ワードパーシャルと限られたゼスチャーでの表現であった．音韻認知，聴覚記銘の困難さが顕著であった．また，描画での稚拙さが目だち（図47），年長より作業療法による訓練の導入となった．就学まで，ほぼ週1回指導を継続．就学時に，多語文表出可能，ひらがなを読み，読んだ簡単な文を理解することが可能となったが，書字では文字の乱れと文字想起に時間を要する面がある．

　読む（reading）時には，まず文字要素である線分を知覚し，文字を同定し，単語を認知し，語彙を処理する．また読んでいるときの眼球運動や音声言語の語彙処理などが関連して実行されている[23]．読んでいる間，眼球運動は，連続的に文章の行間を移動しているのではなく，眼球はサッケード（saccades：跳躍運動）と注視を繰り返している[28]．読む時には，ことばの意味を追いながら，読んだ内容を少しの時間，保持しておく必要があり，それには前述の作動記憶の働きが重要である．認知心理学では，語彙処理の際の語彙へのアクセスモデルとして相互活性化モデルの考えかたがある．単語が視覚的に提示されると，対応する視覚特徴収集装置（このモデルではユニットと呼ぶ）が活性化され，文字ユニット，単語ユニットというように活性化されていく．また，このモデルでは，低位が高位へ影響を及ぼすだけでなく，高位が低位にフィードバックし，影響を及ぼすと考えられている[29]（図48）．

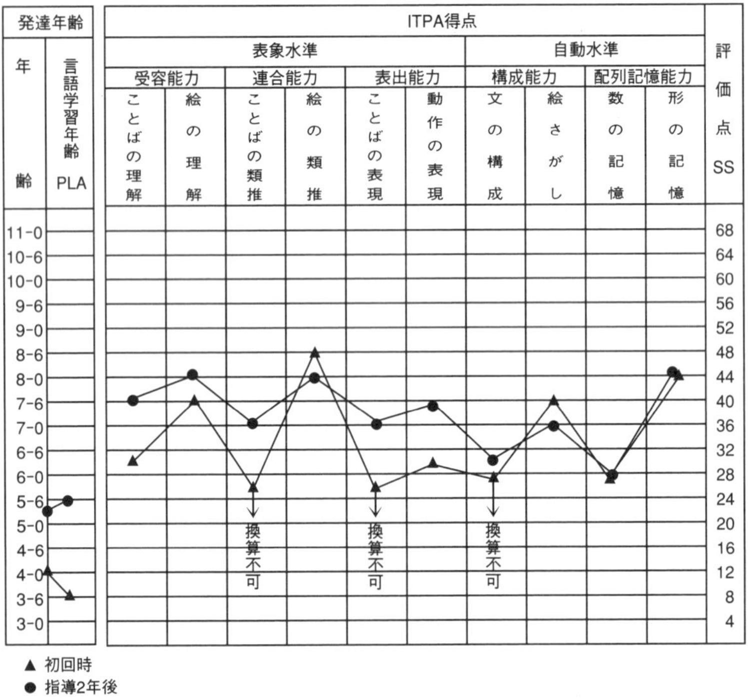

図45　ITPA

▲ 初回時
● 指導2年後

1) LDリスク児への指導例（音韻認知に問題を有する）

　特に音韻認知に問題があると思われるLDリスク児（就学前）に対する場合には，音韻認知訓練と視覚モードによるバイパス訓練の並行訓練を行う．ただし，本人にとって苦痛に思われるような単調な繰り返しのパターン学習になることを避けるために，これらの課題実施には子どもを飽きさせないように，子どもの興味に合わせた工夫が必要である．特に音韻認知訓練では，子どもの好きなキャラクターを使用したり，オリジナル練習ノートを作るなど教材に工夫をすると喜んで応じることが多い．

(1) 音韻認知訓練例
- 音韻分解：まず，絵を見て，あらかじめ単語名称の音節に合わせて貼ってあるシールを指で押さえながら単語呼称する．最初は1音節語（「め：目」「き：木」など）から2音節語（「かさ」「くつ」など）から始めて，徐々に音

B 言語障害としての発達障害　219

症例：LDリスク児
WISC-Ⅲ

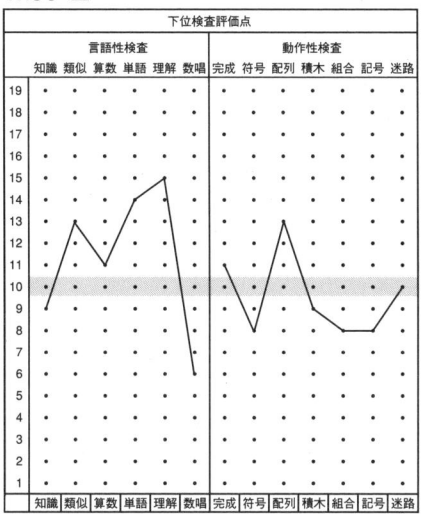

図46　WISC-Ⅲ

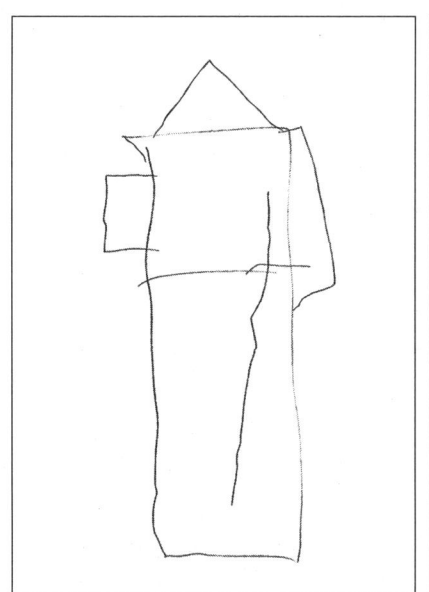

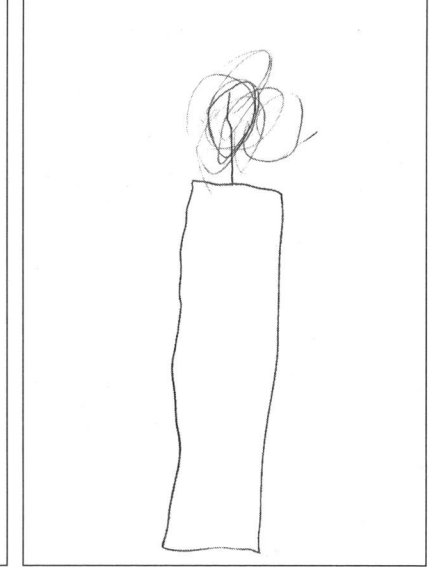

図47　描画　左：家屋画，右：樹木画（7歳前）

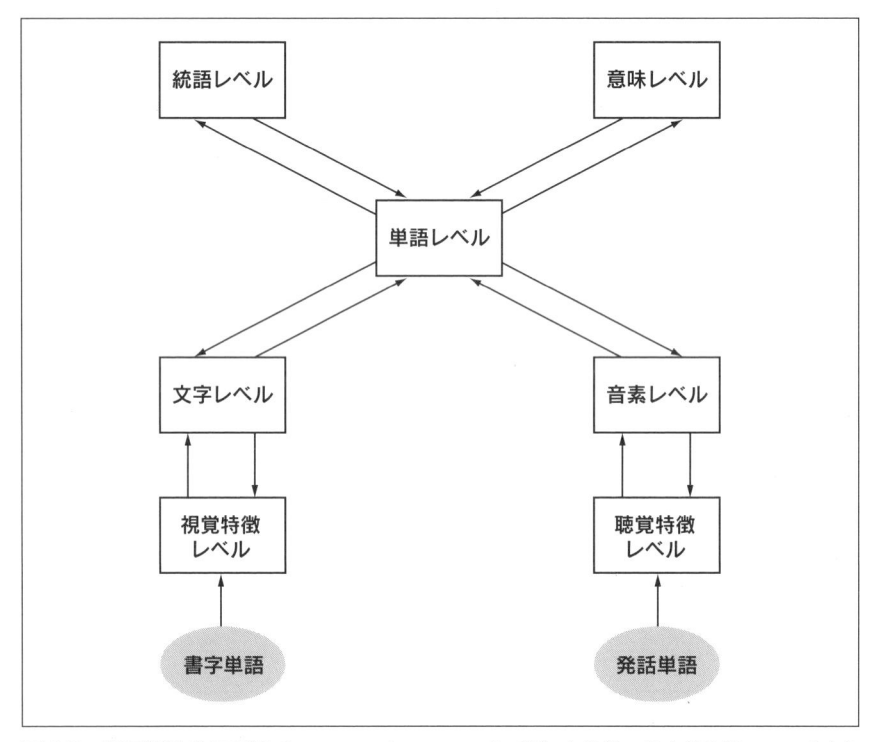

図48 相互活性化モデル〔Taft M：リーディングの認知心理学，信山社出版，1995より〕

節数を増やす．それができたら，単語を聞いて，音節数だけシールを貼ったり積み木を並べる．いくつの音で単語ができているかは，子どももゲームとして気に入ることが多い（例：のぞみ→自分の名前は3個のことばでできている，など）．

- 音の弁別：ターゲットの音が聞こえたらシールを貼る．「か」という音が聞こえたら，カラスの絵にシールを貼る．「か」以外の音ではシールは貼らないなど．
- 音韻抽出：目標の音が，語列のどこにあるかを認識する．串団子の絵を描いて，団子の何番目に目標の音があったか，位置にシールを貼る．また並列玉さしなどの教具を使用して，同じように，位置の同定を行う．音声だけで困難な場合，呼称時に音ごとに指し示しながら行い，徐々にヒントや手助けを減らす．

- 削除：単語から音を削除する．「かばん」から「ん」を抜くと？「かば」
- 反転（さかさことば）：「いか」→「かい」
- 同じ語頭音のことば集め：「あ」のつくことばを集める．
- しりとり
- 押韻：単語の最後が同じことばを集める，または同じかどうか判断する．「コップ」と「トランプ」

(2) 文字による視覚モードを確保

　音韻認知に問題がある場合，早期から文字を導入するが，図形弁別が可能でも，文字と音韻の一致に問題を有する場合がある．いきなり文字を導入せず，子どもの興味を引きながら簡単な形態照合から始める．徐々に抽象図形の照合，線分の照合，ひらがな探し，ひらがなスタンプによる単語作成（照合）などにステップアップし，家庭にも協力してもらって，文字への興味を引き出す指導の工夫が必要である．文字嫌いを作らないために，特に幼児期にはゆっくり児の様子をみながら進めていく．

3 HFPDD

症例3　高機能自閉症

〔ST初診〕　10歳ST初診（転居による）
〔主訴〕　ことばの遅れ
〔評価〕
(1) WISC-Ⅲ知能検査（図49）：言語性課題では，「数唱」がとびぬけて高く，次いで「類似」であった．最も低かったものは「単語」で，次いで「算数・類似」課題．
(2) 描画（図50～53）：書かれたセリフを読み何と答えるか書き入れる．P-F studyテスト（図50）では場面や立場の理解の困難さがみられる．BGT：図51aは9歳時のBGT．1枚では描ききれず，裏面を使用．提示図形が終了するや，残りのスペースにBGT提示図形から連想した絵を描く．図51bは10歳時のBGT．連想絵はなくなったが，順に入りきらず紙の上部に描き入れた．全体のパターンは9歳時と共通点がみられる．自由画（図53）では「好きな絵を描いて下さい」と教示後，本人が描いたもの．この頃，どの絵にも必ず電車が登場した．
(3) セルフイメージ（自分の長所を10項目書く）（図54）：「○○くんの長所（よいところ）をかいて下さい．」と教示後，本人が書いたもの．"正確"は"性格"の間違いである．

症例 高機能自閉症
WISC-Ⅲ

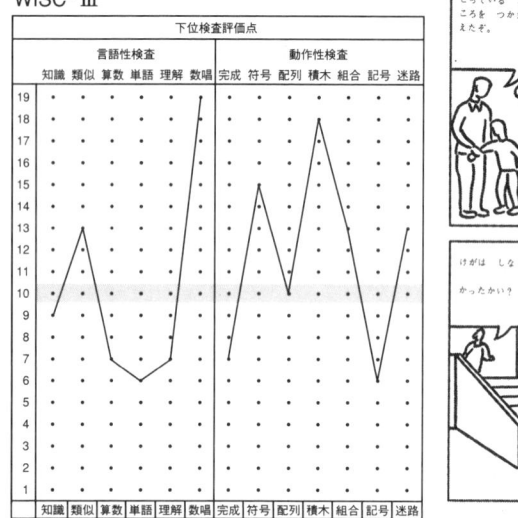

図49 WISC-Ⅲ

図50 P-F studyテスト

　知的障害を伴わない広汎性発達障害（PDD）を，高機能広汎性発達障害（HFPDD）という．広汎性発達障害は自閉症の上位概念であり，自閉性障害，特定不能の広汎性発達障害（PDDNOS）のうちの高機能群，アスペルガー障害が含まれる．また，Wingは自閉症スペクトラムという概念を提唱している[30]．根拠のある診断のためにDSM-ⅣやICD-10による（その子どもがPDDNOSなのか自閉性障害なのかといった）カテゴライズが必要ではあるが，子どもの年齢とともに状態が変化し，これらの診断基準では診断名が変わることがあったり，またどこに入るか判断が困難な場合や，典型例ではないが明らかに問題を有しているケースも多く，自閉症スペクトラムという考えかたは，実際の臨床現場では広く支持されている．

　HFPDDの子どもの場合，ことばの発達に個人差はあるが，ことばがない，ということはほとんどない．子どもによっては，特にアスペルガー障害の子どもたちは語彙が豊富で，流暢にしゃべり，多弁で，だじゃれなどを連発するようなこともあり，一見するとことばの理解や使用に困難さを抱えているようにはみえないことが多い．しかし，よくみると，ことばの意味を十分理解していなかったり，相手との疎通性のあるコミュニケーションという点でさまざまな

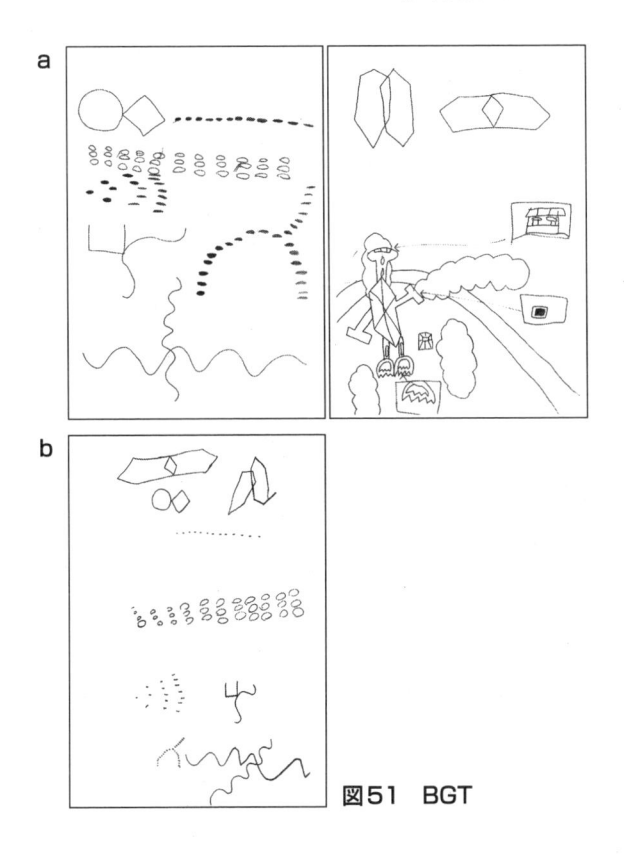

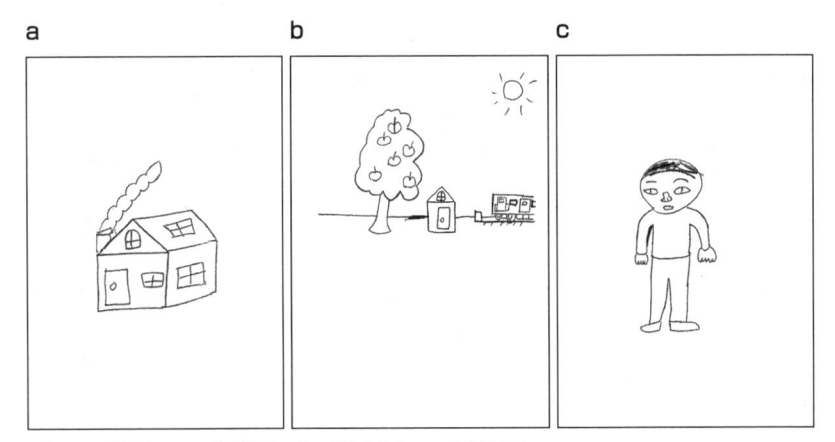

B 言語障害としての発達障害 223

図51 BGT

図52 描画　a：家屋画　b：樹木画　c：人物画

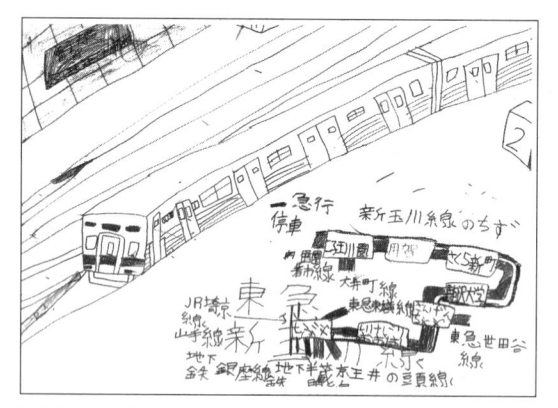

図53　自由画

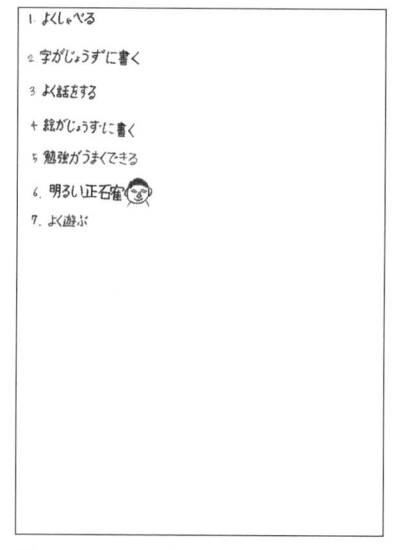

図54　セルフイメージ

問題がみられる．
　具体例をあげる．まず，まったく人見知りをせず，初めて会ったときから，「ねえ，先生，どこに住んでんの？　これ，どこで買ったの？」と今までに何度も会った知り合いのようになれなれしい態度で接する．立て続けに質問をしてくる

が，答えに対して「ふーん」と反応する程度で，答えを契機に会話がそこから展開していくことはない．自分の関心のあるワードがあれば，連想的にそこから別の方向に一方的に話題がシフトしていき，相手との会話のなめらかなキャッチボールは成り立たない．この唐突な話題の転換は，相手に違和感をおぼえさせる．会話中に，前後の脈絡なく唐突に「雨ふったよ」などと言うので，それが何のことなのか，いつなのか，詳しく具体的に子どもに質問してやっと何を言わんとしているのかがわかるというようなこともみられる．

字義どおりストレートに受け取るので，例えば自分がもっているマンガの本に対して同級生から「いいなあ」と言われても，相手が「貸してほしい」と思っているとは想像できず，「そうだよ，いいでしょう」と答えて終わる．

比喩がわからず，「けがをしている仔犬を見ると，胸が痛い」と聞いて「心が痛む」のではなく，物理的な痛みしか思いつかない．ただ，比喩表現については，HFPDD児は意味が理解できるとすぐに覚えていくが，表現の拡大使用（悲しくても，驚いても同様に「心が痛い」というなど）がみられることがある．

想像力の欠如のために，自分が知っていることは相手も当然知っているという思い込みや，相手に適した言語表現使用の誤りもあって，「○○って知ってるでしょ．そんなことも知らないの，どうして知らないの」と相手に言ってしまいトラブルの元になることもある．

また，立場による視点の変換が苦手で，行く-来る，あげる-もらうといった「やりもらい」，受動他動の表現の区別ができるまでに，試行錯誤と時間を要することが多い（相手を見送るのに「行ってきます」と言ったり，自分が帰って来たときに「お帰りなさい」というなど）．

幼児期には助詞の間違いも多くみられる（「子どもがみかんが食べる」や「子どもをみかんが食べる」と言うなど）．子どもがふだん言わない硬い表現を使う（バスや電車で行くというのを「公共交通機関を利用する」などと表現する，会話の中に「つまり‥ということです」や「いわゆる‥なのである」など文語調で会話では奇異に映る表現が多発するなど）こともみられる．

場面に合わせての声の調子や大きさのコントロールが困難で，静かな部屋で2人でしゃべっているのに，または，他者に配慮しなくてはならない場所でも，不必要に大きな声でしゃべったり，大きな笑い声をあげたりする．高機能自閉症（HFA）では，抑揚に欠けた一本調子のしゃべりかたも多い．また，発声時の咽喉頭周囲や上半身の筋緊張が強められることも多く，なめらかさに欠け1語ずつ区切るように聞こえることもある．吃音がみられることもある．

病院の外来には，HFPDDを主訴として来院される場合というより，不器用さや音韻認知の悪さからくる「構音の問題」や「友達とのコミュニケーションがうまくいかない」主訴の児の中に多い．

1）HFPDDの子どもへの指導

前記の問題を言語的に分けると，① 統語の問題（文の構造；文法，助詞），② 意味の問題（内容の意味），③ 語用の問題（相手によって使い分けたり，場面に合ったことばを使うなど），④ 発声器官の問題（発声時の筋緊張）に大別することができる．

HFPDD児に対してのこれらの指導は，根気よく1つずつ具体的に学習を積み重ねる必要がある．1つの具体的な学習事項を他に般化させることは，PDDの子どもにとって困難だからである．

指導方法は，問題にフォーカスを当て，具体的でダイレクトな指導を行うほうが子どもにわかりやすい．例えば，助詞の間違いがみられる場合，スモールステップで助詞の学習を具体的に練習する．助詞の獲得では，主語につく助詞は比較的早く獲得できるが，目的語につく助詞での混乱が多い．筆者の場合，動作絵カードと文字（文章例）で，構文の学習を積み上げ，やりもらい文の学習では，視点移動を理解させるために，人形を使用してやりもらい表現に限定した箱庭型ロールプレイ，次に児とSTでのロールプレイによる指導を行っている．課題の中にあれもこれもと目標を入れ込むと失敗することがあり，焦点を絞って，いかに子どもに課題意図をわかりやすく伝えるかが肝心で，特にHFPDDの子どもたちは，意味のわかる（できるではない）課題には喜んで応じるが，成功不成功があいまいで，複数の焦点をもつ課題には戸惑いが多く，意欲もなくなる．子どもの意欲がわかない課題は，ST側の課題選択と設定に問題があるのであって，子どものせいではない．やはり般化が課題であり，いかに実用場面で使用できているか（いないか）を，毎回親にモニタリングしつつ，実用場面での使用を宿題にして，家庭でやりもらい場面を作って練習してもらう．ST場面中では訓練場面だけの使用にとどまるので，この場合のホームエクササイズは重要である．また，大仰でもってまわった話しかたについては，「そんな言いかたちょっと変だよ」などと言ってもわからないので，「友だちとしゃべるときは，『公共交通機関』とは言いません．『電車かバス』と言います」などと具体的に直接話したほうが，子ども本人にとってわかりやすいため楽である．予定変更などに応じられず，不安定になり，かんしゃくを起こす子ども

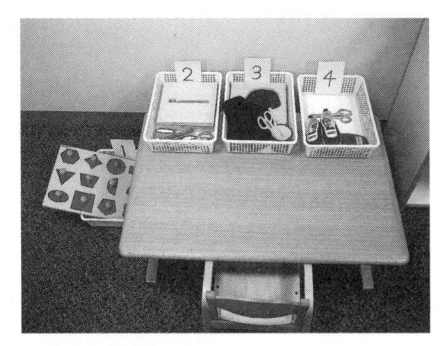

図55 場面の構造化

には，予期せぬことが起こった場合には速やかに説明し，次の行動や場面を予告しておく必要がある．また，予定の変更がある，という説明を前もって行っておくこともこだわりのある児の場合は効果がある．HFPDDの子どもは，絵や写真カードによる行動予告は比較的早く卒業し，文字や音声言語による予告・説明で納得できることが多いが，年齢によっては視覚的なサインが必要な場合もある．視覚サインを用いての構造化を行う場合の注意点は，そのサインの選択が，子どもの現状に合っているか，という点である．すでに文字言語が入っており，読んで理解し応じられる場合は，絵カードや写真カードは必要がない．また，事物の基礎概念がわかっていない子どもに対して，いきなり絵カードを取り入れても，子どもに理解できないため効果がない．それぞれの子どもの理解度に合わせたサインの導入，またはサイン導入のための積み上げ学習が必要である．

2) 年少児の指導例
(1) 場面の構造化と課題例
　■場面の構造化例：
　視覚的にわかりやすい提示例．終了した課題箱は机の下に下げる（図55）．
　■課題例（図56）：
　①〜⑧は前言語期の記号化指導（実際の指導では，もっとスモールステップで，提示位置を考慮に入れ，照合選択はリバースでも行う）．⑨〜⑰は，文字の導入指導（実際の指導は同上）．手前が子ども．

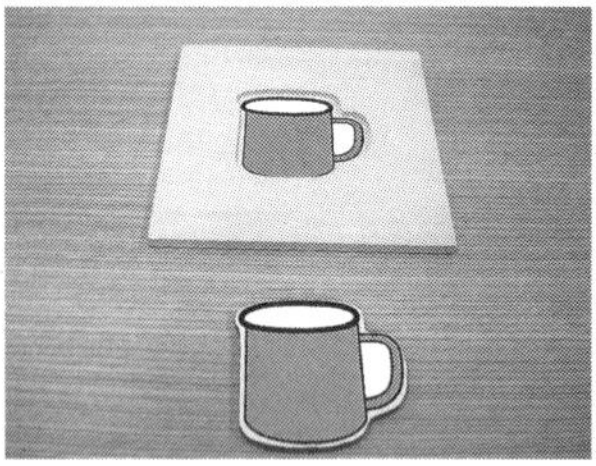

図56 ①〜⑧　年少の自閉症の子どもに対する記号化過程の指導例

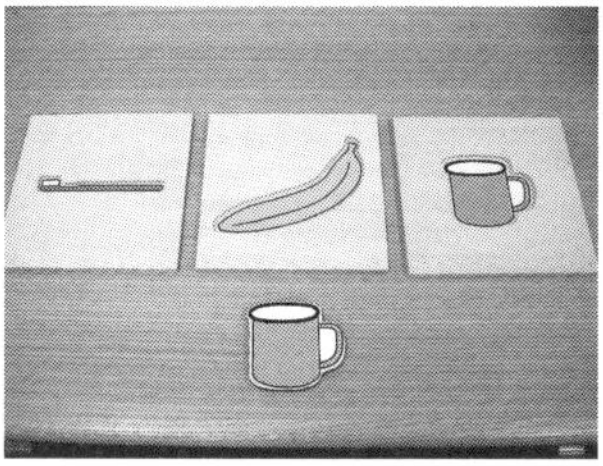

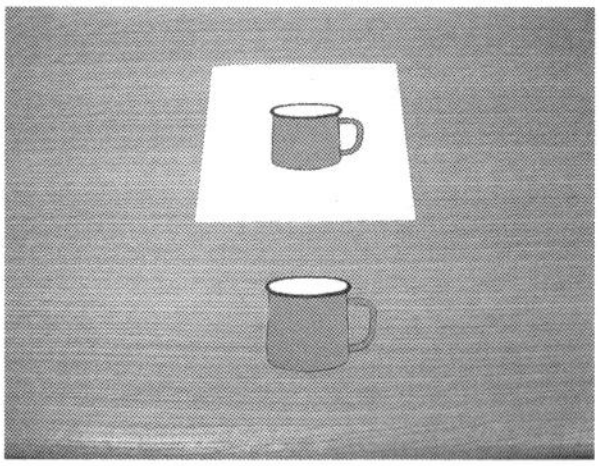

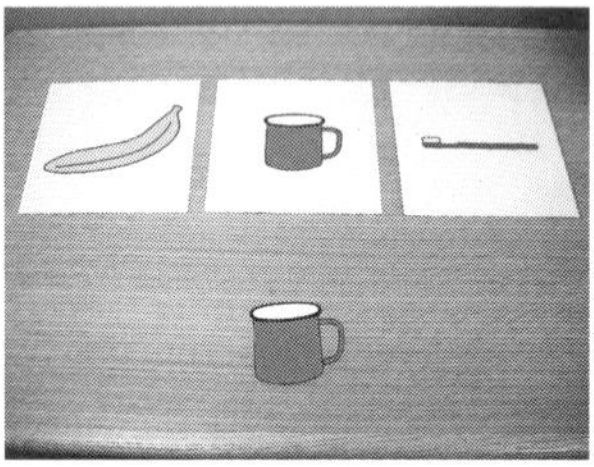

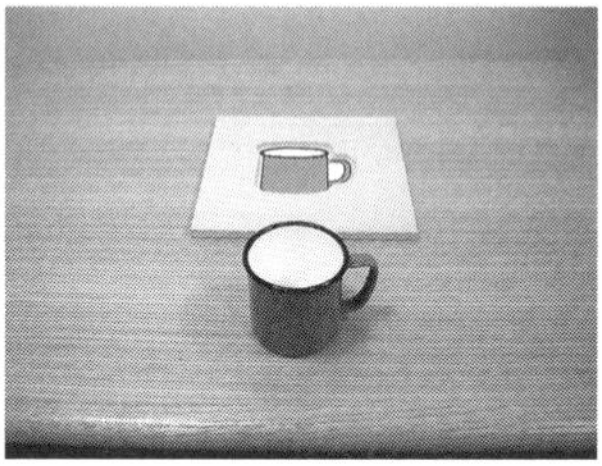

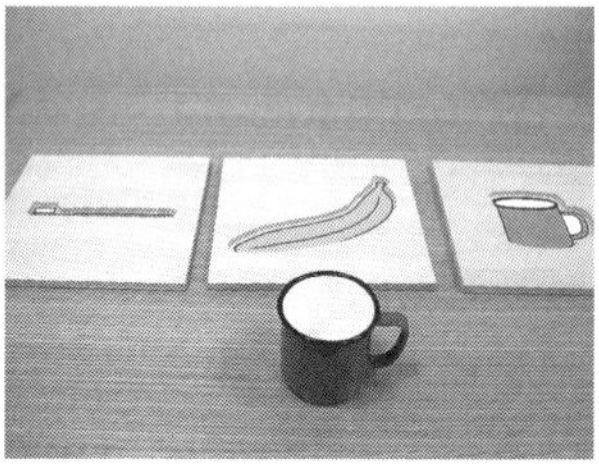

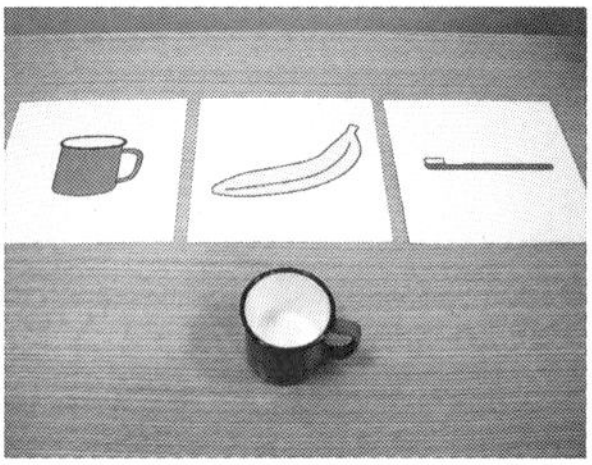

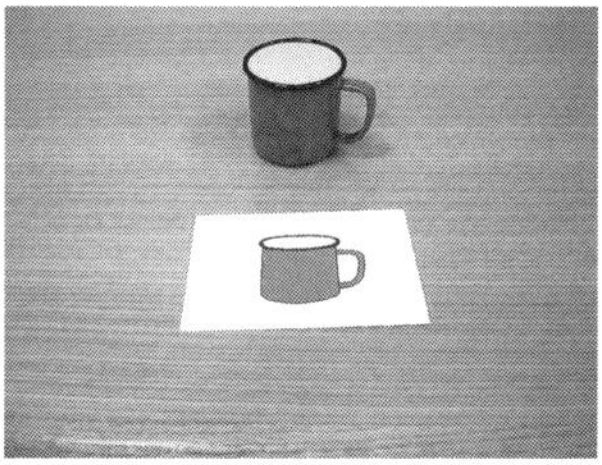

視覚モードを使用した絵と実物の意味の理解が，この課題のゴールである．以下，写真手前が子ども側（子ども→：選択方向）．

①1枚の型ピース→1枚のはめ板と照合．②1枚の型ピース→3枚のはめ板から選択・照合（リバース：3枚のはめ板から提示された1枚の型ピースとおなじものを選択する）．②-2（写真なし）1枚の型ピース→1枚の絵カードと照合．②-3（写真なし）1枚の型ピース→3枚の絵カードから選択・照合．③1枚の切り抜き絵→1枚の絵カード（切り抜き絵と同じ大きさの絵）と照合．④1枚の切り抜き絵→3枚の絵カード（切り抜き絵と同じ大きさの絵）から選択・照合（リバース：3枚の絵カードから，提示された1枚の絵カードと同じものを選択する）．⑤1実物→1枚のはめ板と照合．⑥1実物→3枚のはめ板から選択・照合（リバース：3枚のはめ板から提示された1実物と同じものを選択する）．⑦-1（写真なし）1実物→1枚の絵と照合．⑦1実物→3枚の絵カードの選択・照合．⑧⑦-1のリバース．1枚の絵カード→1実物との照合．

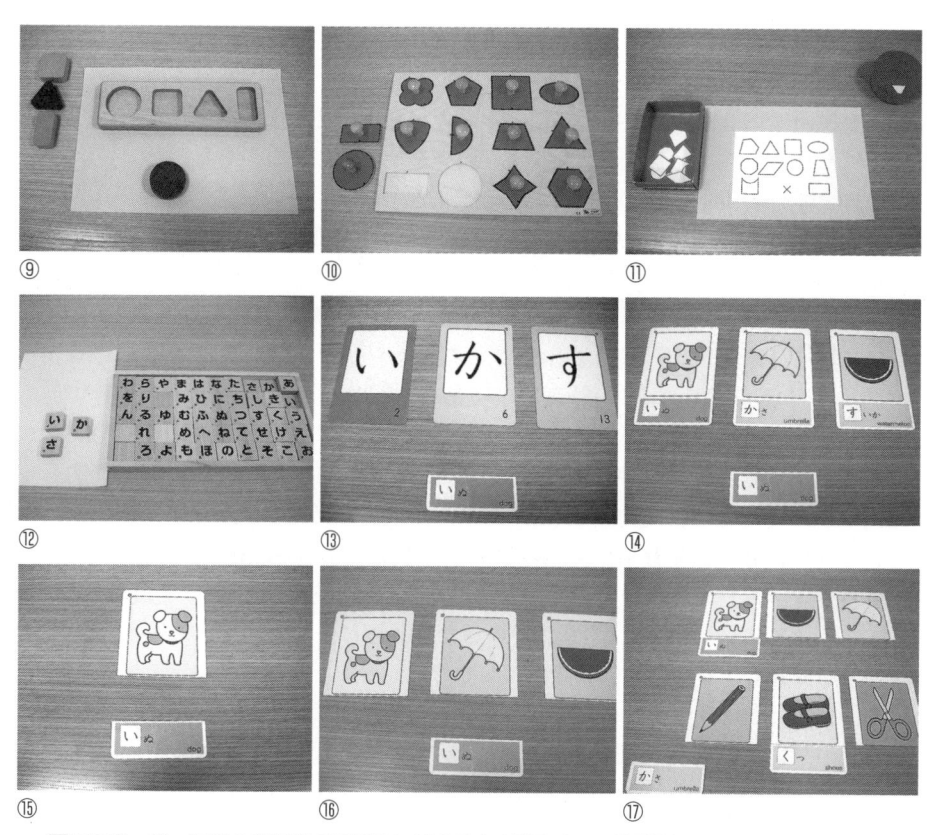

B 言語障害としての発達障害　229

⑨　⑩　⑪
⑫　⑬　⑭
⑮　⑯　⑰

図56 ⑨〜⑰　年少の自閉症の子どもに対する文字導入までの指導例

視覚モードを使用した文字と絵の意味との照合がこの課題のゴールである．指導開始時は，認知面のアップ（この場合図形の照合）を目指す．

⑨ステップ1：図形による形の照合．⑩ステップ2：より複雑な図形による形の照合．⑪ステップ3：線図形の形の照合．⑫ステップ4：より複雑な線図形としてのひらがなによる選択．⑬ステップ5：1ひらがな→3ひらがなの選択・照合．⑭ステップ6：1ひらがな→絵とひらがな提示での選択・照合．⑮ステップ7：ひらがな→1枚絵の照合を積み上げる．⑯ステップ8：1ひらがな→3枚の絵から選択・照合を積み上げる．⑰ステップ9：ひらがな→3枚以上（写真は選択肢が6枚）の選択・照合．

(2) 指導のためのアセスメントと治療の流れ

簡単に検査について述べる．それぞれよく知られた一般的な検査のため，詳細な説明はここでは行わない．用いる際の注意点を書き添えた．また，ここに挙げた検査以外に，それぞれ掘り下げ検査を使用することがある．

■全体的な知能・発達の評価：

まず子どもの全体的な知能発達の把握を行い，知的な遅れの有無を確認する．

子どもに直接施行する検査は，年少児から順に，新版K式発達検査2001（0歳～），WPSSI知能検査（3歳10か月～7歳1か月），WISC-Ⅲ知能検査（5歳0か月～16歳11か月），WAIS-Ⅲ知能検査（17歳以上）を主に使用する．田中ビネー知能検査Ⅴ（2歳～成人）を使用することもある．この中で，新版K式のみ発達検査であり0歳から使用でき，姿勢・運動面の評価も含まれる．それぞれ，拠って立つ発達理論，知能観に違いがあり，検査を実施できるだけでなく，それぞれの検査の成立背景や理論の学習こそが重要である．WPPSI日本版はしばらく改訂されていないので，内容が古くやや使用しづらいという面がある．また新版K式発達検査は，3歳までの言語性課題に表出言語を求める課題が多く，設問数も少ないため，言語面に関しては，他の言語検査とバッテリーを組んで使用したほうがよい．いずれも大まかな知能やプロフィールを求めるものであって，これらの検査結果に，マニュアル本に書いてあるような自閉症やLD特有のプロフィールが出ないからといって，それだけで判断するのは良くない．

WISC-Ⅲ知能検査の下位課題のうち，「知識」「理解」「単語」「類似」は言語能力をみるのに適している．このうち「類似」は，年少の自閉症スペクトラムの子どもでは総じて低く，時に課題意図をとらえることが困難であるが，就学前などのHFPDDの子どもでは，パターン学習してすらすら回答し非常に高い点を得ることも多いが，抽象的な内容の質問ではまったく外れた回答が出てくることもある．「単語」は語彙と意味の力をみる．「理解」ではある程度は社会生活能力の適応をみることができるが，必ずしも一致していない場合もある．「絵画配列」は動作性課題であるが，絵の細部に注意を向け，ストーリーを構築するには言語性能力が必要な課題である．課題施行後に，作った「お話」について子どもに説明させると，より多くの情報が得られる．「数唱」はワーキングメモリー，注意などが関係している．数字を刺激にしているので，算数が苦手な子どもは当初より意欲低下する場合もある．点数が低ければ，他の記憶検査

(K-ABCの下位検査, ITPAの下位検査)や短文・単語の記銘などと組み合わせてみる必要がある.「積み木」課題は視知覚に関する情報が得られ,また子どもがどのような方略を使うか観察するのに適している.ただし不器用などの要素が入ると,課題時間が延長するため得点が下がる.また,これだけで視知覚について判断するのは不十分で,他に模写を含む描画, Benton視覚記銘検査, 複数の選択肢から合致する図形を選択するRaven colored progressive matrices(レーヴン色彩マトリックス検査), BGT(ベンダーゲシュタルトテスト), フロスティッグ視知覚発達検査など,子どもに応じて実施する.

他に親から聴取するタイプでは,乳幼児発達質問紙(津守式)(0歳～3歳, 3歳以上は参考), S-M社会生活検査(乳幼児～中学)があり,特に年少児の場合,社会面やADL面の発達聴取が重要であるので,直接施行タイプの検査と,聴取タイプの検査を組み合わせて施行することが多い.これらの聴取タイプの検査では,特に検査者が質問内容の意図を把握して実施することが重要で,それでなければ,子どもの現状との検査結果の間に大きなぶれを生じさせることとなり,結果の信頼性がゆらぐ.いずれも結果の数値や表面的なプロフィールを見るだけでなく,結果の解釈を自身で読み込むことが大切である.

■言語評価：

子ども向けで簡便なものには,国リハ式S-S言語発達遅滞検査がある.事物の基礎概念から記号化の過程,音声記号の習得後は構文の理解をみる.また結果に沿って各種教材が充実しており,具体的な指導につなげやすい利点がある.

ITPA (Illinois test of psycholinguistic abilities) 言語学習能力診断検査 (3歳0か月～9歳11か月) では聴覚-音声回路,視覚-運動回路の表出過程,連合過程,受容過程のいずれに問題があるか,個人内の能力間差として評価する〔標準からの逸脱(水準)の評価も可能〕.「形の記憶」課題は子どもの抽象図形の視覚記銘をみる.また「絵さがし」では不注意と図と地の弁別能力なども類推できる.

語彙力をみる絵画語彙検査 (picture vocabulary test) (3～10歳) は,実施時間が短く簡便だが,回答形式が四択のため結果の解釈には注意を要する.

質問-応答関係検査 (2～6歳) は,意味と語用をみるために各種質問が用意されている.この検査も,検査中の応答の様子やエラー内容の分析により,子どもの状態把握につなげやすい.

学齢以降では,発達性ディスレキシア検出を目的とした小学生の読み書きス

クリーニング検査がある．抽象語理解力検査はLDの他，HFPDDの子どもの抽象語の文字・音声それぞれの理解力を測るのに簡便である．構音については構音検査，顔面・口腔運動動作についてはMMT（musscle testing techniques of manual examination：徒手筋力検査法），国語力の検査として標準読書力検査や，文意の読み取りには心理検査であるSCT文章完成検査を流用することもある．

学齢以降のLDの子どもではSLTA（standard language test of aphasia：標準失語症検査）などの失語症検査を使用することもある．

■神経心理学的評価：

K-ABC心理教育アセスメントバッテリー（2歳半〜12歳）は，問題を解決し情報を処理する個人の認知様式には継時処理過程と同時処理過程の2つの様式があるという理論に基づいた検査である．課題のいくつかはルリア（Luria）やウェクスラー式など，他の神経心理学的検査に基づいて作られている．聴覚-音声課題として「語の配列」，言語概念をみるのに「なぞなぞ」，注意や視覚の短期記銘において顔貌再認検査である「顔さがし」，ゲシュタルト構成力をみる「絵の統合」，視知覚・空間把握などの能力が類推できる「絵さがし」など，下位検査はバラエティに富んでいる．DAM，HTP，模写などの描画，BGT，Benton視覚記銘検査，記憶面を検査するには各種検査の中の数唱や短文記銘などを使用する．MMS言語記憶検査やウェクスラー記憶検査などもあるが，元来は成人用なので使用できる年齢は限られる．

他に筆者は，フラストレーション耐性をみる心理検査のP-F studyを語用の観察のために流用することもあるが，評価基準はないのであくまで観察として用いるだけである．視知覚能力をフロスティッグ視知覚発達検査やSouthern California Sensory Integration Testsで，また「心の理論」テストを臨床で使用することも多い．

(3) 指導計画立案と計画の見直し

実施した検査結果や観察された行動，保護者からの主訴を踏まえて，個別指導プログラムとSTG（short term goal；短期ゴール），LTG（long term goal；長期ゴール）を立案する．プログラム内容や行った評価の結果については，保護者に説明する．

実施したプログラムは3か月に1度など定期的に見直しをする必要がある．

(4) ゴールとは

子どもは発達する存在であり，実際の臨床では，1つの目標をクリアすれば

すぐに次の問題がせまってくる．LTGを見据えた具体的なSTGの設定が必要である．なんとなく全体的な言語能力をアップする，というような曖昧な目標設定で行うべきではない．ゴール設定のためには，できるかぎり子どもの現状を正確に評価することが必要である．ただ，現在使用されている標準化されたテスト類も万全ではなく，それぞれ一長一短がある．検査にあたっては，検査の成立，理論，標準化の過程（サンプル数や検定方法など）などを，使用する検査者が事前に読み込み，解釈した上で子どもに合わせて使いこなしていく必要がある．

● 文献
1) 加我君孝：聴覚の発達の基礎，新生児聴覚スクリーニング．金原出版，p99, 2005
2) 鳥山 稔（編）：聴覚障害，言語聴覚士のための基礎知識．医学書院，p51, 2002
3) 聴覚誘発電位：誘発電位測定指針案．日本臨床神経生理25
4) 都筑都俊寛：精密聴力検査，小児神経耳科学的検査，新生児聴覚スクリーニング．金原出版，pp16-19, 2005
5) 青柳 優：聴性定常反応（ASSR）：新生児聴覚スクリーニング．金原出版，pp37-42, 2005
6) De Casper AJ：Of human bonding, Newborns prefer their mother's voices. Science 208：1174-1176, 1980
7) Snow CE：Mother's Speech Research :From Input to Interaction. Cambrige university Press, Cambrige, 1977
8) 林安紀子：音韻知覚の発達，ことばの獲得．ミネルヴァ書房，pp50-52, 1999
9) 林安紀子：声の知覚の発達，ことばの獲得．ミネルヴァ書房，p52, 1999
10) Eimas PD, Siqueland ER, Jusczyl PV：Speech perception in infant. Science 171：303-330, 1971
11) John EB, et al：2001〔船山美奈子・他（監訳）：初期の音韻発達，構音と音韻の障害．p81, 協同医書出版社, 1998〕
12) Muir D, Field J：Newborn infants orient to sounds. Child Development 50：431-436, 1979
13) Melzoff AN, Moore MK：Imitation of facial and manual gestures by human neonates. Science 198：75-78, 1977
14) 大石敬子：学習障害，新編言語治療マニュアル．医歯薬出版，pp79-80, 2002
15) 原 恵子：健常児における音韻意識の発達．聴能言語学研究 18：10-17, 2001
16) 小嶋祥三：声からことばへ，ことばの獲得．ミネルヴァ書房，pp9-14, 1999
17) Tomasello M：The Cultural Origins of Human Cognitive, 1999〔大堀壽夫他（訳）：心とことばの起源を探る．到草出版，pp80-92, 2006〕
18) Butterworth G & Harris M：Principles of Developmental Psychology. Psychology Press Ltd, UK, 1994〔村山潤一（監訳）：発達心理学の基本を学ぶ．ミネルヴァ書房，1997〕
19) Bernstein DK, Tiegerman E：Language and Communication Disorders, Third Edition, 1993〔池弘子他訳：子どもの言語とコミュニケーション．東信堂，pp4-6, 2000〕
20) 佐久間淳一，他：言語の特性，言語学入門．研究社，p1, 2004

21) 子安増生（編）：言語障害：コミュニケーションの支援．よくわかる認知発達とその支援．p174，ミネルヴァ書房，2005
22) 苧阪満里子：ワーキングメモリと言語理解の脳内機能．脳とワーキングメモリ．p157，京都大学学術出版会，2000
23) Barkley RA：ADHD and the Nature of Self-contorol. Gulford Press, New York, 1997
24) ADHDの理解：LD・ADHD・高機能自閉症の子どもの指導ガイド．独立行政法人国立特殊教育総合研究所．p85，東洋館出版社，2005
25) Reason JT：Actions Not as Planned: The Price of Automatization, Aspects of Consciousness, vol. 1. Academic press, New York, 1979
26) 学習障害及びこれに類似する学習上の困難を有する児童生徒の指導方法に関する調査研究者協力会議：学習障害児に対する指導について（報告），1999
27) Posner IP：Foundations of Cognitive Science, 1989〔土屋俊（他訳）：文章の読みにおける視覚処理，言語への認知的接近．産業図書株式会社，p174，1991〕
28) Macus T：Reading and the Mental Lexicon, 1991〔広瀬雄彦（他訳）：リーディングの認知心理学．信山社出版，p6，1995〕
29) Wing L〔久保紘章他（訳）〕：自閉症スペクトル-親と専門家のためのガイドブック．東京書籍，1998
30) 正高信男（編）：赤ちゃんの認識世界．ミネルヴァ書房，1999
31) 子安宮子：言語発達遅滞の言語治療．診断と治療社，1998

■佐藤裕子

第VII章

家族機能障害あるいは社会問題としての発達障害

A 発達障害への対応：行政の立場から

「障害」がどの程度生活上の困難をもたらすかは，個人の要因と環境要因の双方が影響しあう中で規定されてくる[1]．発達障害をもつ子どもの環境因子とはまず家族，そしてそれを取り巻く学校や地域社会である．その「障害」による困難を際立たせずに健やかに育てるためには，その家族や地域が子どもを理解し歩み寄りながら，対応上の工夫をしていくことが求められる．

最近特別支援教育への関心の高まりと平成16年に発達障害者支援法が成立したこともあり，発達障害は専門家以外の一般の人々にも少しずつ知られるようになってきた．しかし多様な問題をかかえ余裕のない子育てをしている家庭では，この子どもたちの発達の偏り，行動上の特性を「障害」として認識すべきことを知らず，「注意しても言うことをきかない悪い子」としてとらえられることが依然として多い．また認識できたとしても，効果的な対応について細かく支援してもらおうとの意欲に乏しい場合がある．

児童相談所は児童福祉にかかわる第一線の行政機関である．ここでは単に相談を受けるだけでなく，必要に応じて相談意思のない家庭に対しても直接働きかけたり，地域・関係機関と連携しながら子どもの福祉の向上をはかることができるという特徴がある．このため発達障害をもつ子どもに関しては他の相談機関よりも，家族機能に重篤な問題をもつ事例に長期間対応することが多い．

本項ではまず児童相談所における子どもや家族への一般的な相談援助の仕組みを概観し，発達障害に関連する相談への対応を紹介する．そして次に事例をもとに児童相談所での対応の実際について考察することにつなげたい．

1 児童相談所について

児童相談所は，児童福祉法に基づき，都道府県，および政令指定都市に設置が義務づけられている．設置数は人口50万人に最低1か所程度，都道府県などの実情に応じて設置されることが適当とされている〔平成18年4月からは，中核市程度の人口規模（30万人以上）を有する市も児童相談所を設置することができるとされた〕．平成18年4月現在，全国には191か所の児童相談所が設置されている．その中で中央児童相談所は都道府県内に1つ指定され，管内の児童相談所の実情を把握し，連絡調整・技術的援助・情報の提供など必要な援助を行っている．

表83　児童相談所で受ける相談の種類

養護相談	保護者の家出，病気，離婚等による養育困難の相談，虐待相談
障害相談	肢体不自由，視聴覚障害，言語発達障害，重症心身障害，知的障害，自閉症等の相談
非行相談	ぐ犯行為[*1]などの相談：金銭持ち出し，家出，性的逸脱などのぐ犯行為，問題行動のある児童，警察からぐ犯少年として通告のあった児童などに関する相談 触法行為などの相談：触法行為[*2]があったとして警察から通告のあった児童，犯罪少年[*3]に関して家庭裁判所から送致のあった児童などに関する相談
育成相談	友達と遊べない，落ち着きがない，家庭内暴力などの性格行動の相談 学校，幼稚園，保育所などに行かないといった不登校の相談 学業不振，進学や就職における進路選択など適性の相談 育児やしつけなどの相談
その他	保健相談（子どもの一般的健康管理に関する相談） 上記に該当しない相談

[*1]；ぐ犯行為：保護者の正当な監督に服しない性癖があるなど，一定の事由があって，その性格又は環境に照らして，将来罪を犯し，又は刑罰法令に触れるおそれのある少年の行為．
[*2]；触法行為：14歳未満で刑罰法令に触れる行為．
[*3]；犯罪少年：罪を犯した少年で，14歳以上20歳未満の少年．
（「児童相談所運営指針」より作成）

1）受ける相談の種類と動向

　相談は原則18歳未満の子どもにかかわる問題であれば，幅広く取り扱っている．表83に示すように養護相談（養育困難や虐待），障害相談，非行相談，育成相談（性格行動，不登校，育児・しつけ），その他の相談に大別できる．

　平成15年の1年間に全国の児童相談所に寄せられた相談はおよそ34.5万件，筆者が勤務する東京では3万件ほどにのぼっていた[2,3]（図57）．

　相談種類別では障害相談が46％を占め，その中でも知的障害相談は11.1万件で総数の3割ほどになっている．これはさまざまな援助を受けやすくするための障害認定に関することが多く，児童相談所の中心的な業務となっている．また，養護相談は総数の2割ほどだが，このうちの虐待相談は図58のとおり急増している[2]．

　東京都でも同様の傾向はうかがえる．虐待相談はこの10年間で10倍以上，また非行相談は平成15年には前年度比1.35倍となっていた[3]．虐待相談と非行相談は件数では障害相談に及ばないものの，その相談援助の過程は困難を伴い，長期にわたることがしばしばである．最近社会的にも大きな関心が向けら

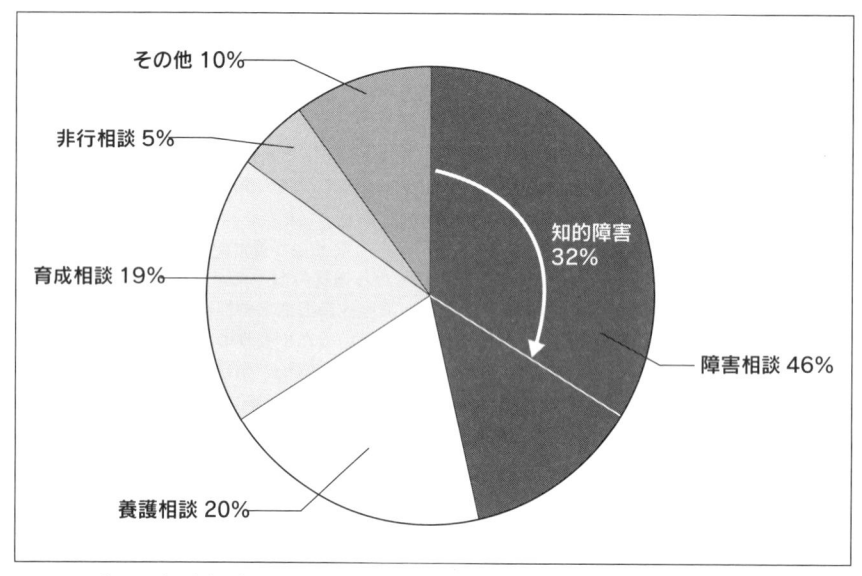

図57 全国の児童相談所における相談種類別の割合（平成15年度，総数34.5万件）
（厚生労働省 福祉行政報告例調査より作成）

- 障害相談 46%（知的障害 32%）
- 養護相談 20%
- 育成相談 19%
- 非行相談 5%
- その他 10%

れ，児童相談所のもつ機能を最大限に発揮して取り組んでいる問題である．

　相談の具体的方法はさまざまで，相談者と子どもが来所する場合や電話や文書によるもの，警察や関係者などが子どもを連れて「通告・送致」してくる場合もある．近年の虐待相談の急増などを背景に，より緊急性の高い相談に対応するために，夜間や土日，祝日などの相談受付体制も整えられてきている．また児童相談所職員が巡回相談を行ったり特定の電話相談を開設するなど，より相談しやすい仕組みも工夫されており，子育てに不安をもつ親の要望と相まって，少子化にもかかわらず相談件数が高水準で維持されている一因と考えられる．

　なお，平成16年の児童福祉法改正では，子どもや家庭にかかわる相談の一義的な相談窓口として市町村が位置づけられた．児童相談所にはより困難な事例への対応や市町村の後方支援が求められ，これまで以上に市町村との連携・協力体制の整備をすすめることが必要となっている．

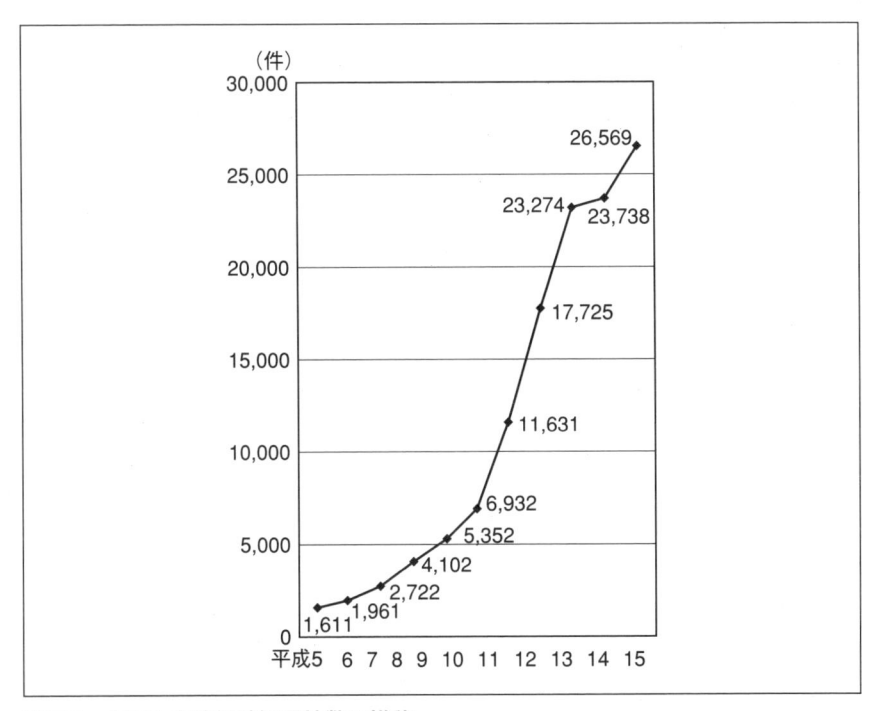

A 発達障害への対応：行政の立場から　239

図58　全国の虐待相談処理件数の推移
（厚生労働省：福祉行政報告例調査より作成）

2）相談援助活動

　児童相談所においては，児童福祉司（ソーシャルワーカー），児童心理司，精神科や小児科の医師などのスタッフが相談に応じることが一般的である．また規模が大きければ，一時保護所の児童指導員，保育士，栄養士，看護師，心理療法担当職員，さらに理学療法士，臨床検査技師などが配置されている場合がある．困難事例の増加に伴い児童相談所の機能強化を目的に，虐待などの問題に特化した専門の職員を配置したり，弁護士などの専門家に協力を求められる体制を整えている児童相談所もある．

　相談援助活動においては，まず児童福祉司が相談目的を明らかにし，家族や社会的背景を調査する（社会診断）．児童心理司は子どもとの面接や心理検査を通して心理学的所見を得（心理診断），また必要があれば医師の診察が行われる（医学診断）．一時保護された場合には児童指導員などによる行動観察か

らその生活能力，態度，対人関係のもちかたなどが把握される（行動診断）．そして各診断で得られた情報を元に児童相談所としての判定（総合診断）が行われ，援助の方針が決定される．

もともと児童相談所で受ける相談は，子ども本人の身体・性格・資質などの問題だけでなく，その家族関係，属する学校や地域，さらには広く社会やその時代の影響が複雑にかかわっている場合が多い．このため問題を多角的にとらえる視野が不可欠で，より包括的な相談援助方法が検討されている．関係機関との連携は重要であり，子どもに日々直接かかわる保育所や学校，保健所，医療機関のほか，市町村，福祉事務所，警察，児童委員，児童福祉施設，里親，家庭裁判所など多岐にわたる機関と協力体制を作っている（☞用語解説）．

用語解説

児童委員：地域における相談，支援を担うボランティアであり，民生委員と兼務する．任期は3年．この中から児童福祉を専門に担当する主任児童委員が選任される．

児童福祉施設：保育所など20種類ある．児童相談所では次のような施設の利用について相談を受けることが多い．

- **乳児院**：家庭などで生活できない，乳児や概ね2歳未満の子どもを養育する施設．児童福祉法の改正により，必要があれば年齢用件が緩和される．
- **児童養護施設**：家庭などで生活できない，乳児を除く子どもが利用の対象となる．乳児院同様，法改正により必要に応じて年齢要件が緩和される．
- **児童自立支援施設**：不良行為をなし，またはその危険性のある児童，および家庭環境やその他の環境上の理由により生活指導を要する児童が対象．入所または通所により指導を行い，自立を支援する．
- **情緒障害児短期治療施設**：軽度の情緒障害を有する児童を，短期間，入所または通所により治療する．
- **知的障害児施設，通園施設**：前者は知的障害のある子どもを入所により保護・指導し，後者は通所により指導する．

里親：家庭などで生活できない子どもの養育にあたる家庭．里親のうち，一定期間，養子縁組を目的とせず，養育する里親を養育里親という．養育里親は申し込みのあった家庭について都道府県知事が認定する．なお，養育里親には，児童虐待などの行為により心身に有害な影響を受けた子どもを養育する，専門的な援助技術をもった，専門養育里親の制度がある．

2 児童相談所での発達障害への対応の実際

1）発達障害をもつ子どもの相談

　発達障害をもつ子どもの相談は，児童相談所にどのように持ち込まれるのであろうか．まず前掲の表82の相談種類の中では，育成相談に含まれる「性格行動の相談」となることは当然多い．落ち着きがない，乱暴，学校で集団行動を取れない，友だち関係を作れないなど，情緒行動上の問題が相談される過程で，発達障害の存在が明らかにされる．

　次に虐待や養育困難の相談，あるいは不登校，非行の相談でつながることも少なくない．発達障害は「障害」としての周囲の理解が得られにくく，子どもへの叱責が繰り返されたり，しつけが悪いせいだと保護者が非難されやすい．それにより親子関係が行き詰まり，不適切な養育を招く場合がある．また子どもの自己評価が下がり，社会適応がさらに困難になったり，意欲にも影響し，不登校や非行などいわゆる二次的な問題が発生することもある．

　このように発達障害という子どもの本質的な問題への対応が遅れると，本人や家族だけでなく，学校，地域などを巻き込んだより複雑な問題となっていく．そして多様なニーズを適切に汲み取りながら解決の方向性を探ったり，緊急事態に対応したりと，長期にわたる多面的で粘り強い援助が必要となってくる．児童相談所で対応する発達障害にかかわる相談には，このような例の多いことが特徴といえよう．

　発達障害者支援法においては早期発見・早期療育をはじめ，教育や就労など生涯にわたる支援，そして，家族への支援が求められている．これまで述べてきたように，児童相談所にはさまざまな専門スタッフや援助機能があり，福祉，教育，保健，医療など諸領域の機関と幅広く連携している．このため乳幼児期から思春期に至るまでの発達障害をもつ子どもの支援においては，重要な位置をしめる機関の1つといえる．

　またこの新しい法律では，支援の中核的な機関として発達障害者支援センターが位置づけられ，体制の整備がすすめられているところである．センターと児童相談所との緊密な連携も必須であろう．

2）相談の種類別の対応

　次に児童相談所で受ける主な4つの相談の種類別に発達障害児への対応の取り組みについて述べる．この対応はそれぞれの児童相談所の立地する市町村の

施策，関係機関の機能，交通機関の利便性や医療機関の立地など地域の環境により異なる面がある．ここでは東京都における児童相談所の例を取りあげている．

(1) 障害相談

障害相談は一般に知的障害の相談で，愛の手帳（☞用語解説）の取得を目的とすることが多い．愛の手帳の対象となるかどうかの判断は，原則として前述のような社会診断，心理診断，医学診断を通じてなされる．発達障害の子どもでは，知的発達の遅れが少なければ障害認定を受けることができなかったり，受けても軽度の等級になることがある．

障害の有無について相談を受ける場合もある．発達障害が疑われる場合には，家庭だけでなく保護者の意向を踏まえ保育園，学校を訪問するなどして複数の生活場面での状態を確認し，医師の診察を経て慎重に診断をすすめる．児童相談所がその家族にとって最初の相談機関になる場合には殊に，家族の日常に即して子どもへの対応の工夫を助言し，障害受容の過程を継続的なカウンセリングなどにより援助する．

また必要に応じて地域の医療機関，療育機関などを紹介するほか，特別支援教育など教育体制の配慮が必要と思われる場合には，学校などと情報交換しつつ対応する．療育を受ける目的で知的障害児施設，通園施設など児童福祉施設の利用をすすめることもある．

さらに，家族が子どもの養育に不安や負担が大きいと感じている場合には，地域の保育園，保健所，学校，教育相談室，子ども家庭支援センター（☞用語解説），児童委員などと連携して，より身近なところでの相談支援体制を整えるほか，ショートステイや一時保育など，地域における具体的な制度利用につ

用語解説

愛の手帳：知的障害児（者）が各種の制度を利用できるように，障害の程度を判定して交付している手帳の名称．国制度の「療育手帳」にあたる．18歳以上の場合は心身障害者福祉センター（知的障害者更生相談所）で判定する．

子ども家庭支援センター：地域における子どもと家庭の総合相談窓口として，平成7年より拡充がすすめられている．ショートステイや一時保育など在宅サービスを提供するほか，地域の子育てに関する情報提供，虐待防止支援なども行っている．

いて紹介する．また，これら関係機関の必要に応じては発達障害の理解を求めるための研修など啓発活動を行う場合もある．

(2) 育成相談

育成相談の多くは子どもの性格行動の問題や，育児やしつけの相談である。その過程で子どもが発達障害を有すると診断された場合には，まず，上記の障害相談と同様に，障害にかかわる対応を優先する．

しつけ相談などには，強い子育て不安など，適切な対応がなければ虐待に移行する可能性のある相談が含まれている。このような相談には地域の関係機関と連携するなどし，不安や育児負担の軽減などに具体的で実効性のある援助が図られるよう努めている．また不登校相談や思春期年齢の子ども達の相談においては，民間の教育機関や精神保健福祉センターなどを紹介し，連携して援助にあたることもある．家族への支援としての情報提供や継続的なカウンセリングなども重要と位置づけて対応している．

児童相談所はこれらのケースワークだけでなく，実際に多様なプログラムを用意している．本人の問題軽減を目的にした訪問指導や児童相談所への通所指導を行う場合もある．通所指導では，個別対応や集団活動のプログラムがあり，発達障害に応じた指導が工夫される．肯定的・受容的な雰囲気で行われる活動は自尊感情の低下など二次的な問題の軽減に役立つ側面ももつ．

また，主として社会的不適応行動がみられたり，不登校など家に閉じこもりがちな子どもを対象とするメンタルフレンド派遣事業（ふれあいの友訪問援助事業）を活用して援助することもある．これは児童福祉に理解と情熱のある主に大学生や20代の若者を所定の研修を経て児童相談所に登録し，メンタルフレンドとして活動してもらうものである．具体的には家庭に訪問したり児童相談所に同行して一緒に遊ぶなど子どもと個別のかかわりをしている．年齢の近い「お兄さん」「お姉さん」と親しく過ごす体験は貴重で，子どもの対人関係や社会適応の改善に良い効果が得られている．

家庭や地域など問題の起きている場から一時的に離れることで，改善に向けてのきっかけを作ることを狙ったり，子どもの状態を児童相談所が直接把握することを目的とする場合には，一時保護を行う．また東京都の場合にはその中央児童相談所である児童相談センターに治療指導課があり，福祉職・心理職・医師など専門の職員による宿泊治療が行われている．ここでは生活療法に加え音楽・スポーツ・造形・レクリエーションの各種療法，集団心理療法が実施され，子どもの問題を多角的にとらえつつ問題の改善を図っている．

長期にわたって家庭から離すことが必要であったり，子ども本人や家族による希望があれば，児童福祉施設（児童養護施設，児童自立支援施設など）への入所を検討する．入所した後に，生活を送る中で発達障害の問題に気づかれることも少なくない．その場合，児童相談所は緊密に施設と連絡したり訪問することに加え，医師や心理職が実施している施設への巡回相談も活用するなど，施設職員と緊密な連携を保ちつつ，子どもの状態把握に努めている．

(3) 非行相談

非行相談には，保護者や学校からの相談に加え，警察からの通告，家庭裁判所からの送致などが含まれるが，実際には約半数が警察からの通告である[4]．非行相談では，子ども本人だけでなく家庭や学校関係者が相談に消極的な場合もあり，対応が他の相談より難しい面がある．ことに，児童相談所がかかわる非行相談は小中学生が中心で，家庭の養育能力が低く[4]，外部からの支援を必要とする事例が多い．このため家庭訪問などさまざまな工夫によって相談を始めるきっかけを作り，子どもや家族のニーズを丁寧に汲み取りながら援助の方法を模索している．

相談の過程で子どもに発達障害との診断があれば，障害にかかわる援助が重要となってくる．発達障害が早い時期に発見されれば，周囲が子どもの反社会的な問題行動の背景を共通に理解し，適切な介入や対応を工夫しやすくなる．そして子ども本人や家族の心理的負担が軽減され，子どもの発達が促されたりさらなる非行の予防につながると考えられる．援助の方法としては，子ども自身の問題行動や周囲の対応力などを図りながら，育成相談で述べた継続的な援助を行ったり，一時保護や児童福祉施設（児童養護施設，児童自立支援施設など）への入所を決めるほか，家庭裁判所の判断を仰ぐ場合もある．

(4) 養護相談

養護相談は，養育困難の相談と虐待相談に大別される．養育困難は何らかの理由で保護者が養育を継続できなくなり支援を求めてくるもので，一時保護で子どもを預かるとともに，その状態について各診断を行い，援助方針を決定する．その際に発達障害の診断がつけば，家族機能の程度や今後の生活の見通しなどを含め，より包括的な視点から援助を組み立てなければならない．必要があれば児童福祉施設（乳児院，児童養護施設など）への入所や養育家庭（里親）への委託を決定する．

虐待相談では，非行相談と同様に家族や親族からの相談は少ない．平成15年では家族や親族からの相談は16％に過ぎず，他の相談に比べて大変低い値

であり，虐待相談の1つの特徴を示している[3]．

虐待は不適切な養育の延長線上にある．保護者など家族に虐待の認識はなく，子どものしつけのためにやっていると考えることが多い．また実際には非常に不十分な養育でネグレクトと判断されるものであっても，それと気づけないでいる場合もある．平成15年では虐待を受けた子どものうち6歳以下は51%，3歳以下は28%を占めた[3]．外部に助けを求められない乳幼児が家庭という密室の中で虐待を受ける時，介入が遅れて事態は深刻化する危険性をはらんでいる．事実，相談を受けた中で1年以上虐待を受けている子どもは43%を超えるという報告もある[5]．

医療機関の受診や保健所での乳幼児健診などでは特に虐待を見逃さない工夫をすることが必要であるし，さまざまな機会をとらえ地域がリスクの高い親子を見いだして，難しい子育てを早め早めに支援して深刻な事態に至らないよう見守り体制を整えることが望まれる．

なお児童虐待防止法改正においては，児童虐待を受けたと思われる児童も通告義務の対象となり，従来よりもその範囲が拡大された．さらに，市町村も通告先となることが明記された．児童相談所は，地域諸機関と連携して虐待の調査にあたってきているが，このほか，必要に応じて警察や市町村と連携して子どもの住居に立ち入り，調査・質問することができるとされている．さまざまな機会と方法を通じて，虐待の早期発見を目指している．

言うことをきかない育てにくい子どもを「虐待してしまいそう」と養育者から直接不安を訴えられることがある．家族が自身の子育てに思い悩み，その上に，周囲の理解や支援が不十分であることが重なり，結果として子どもへの不適切なかかわりを繰り返してしまうことも少なくない．このような場合の虐待相談は発達障害の早期発見，子ども本人と家族への支援のきっかけにつながり積極的な意味をもつと言える．

虐待相談への援助過程で発達障害を認めた場合には，虐待という事実に加えて障害への対応を視野に入れた援助が組み立てられていく．子どもにおいてはことに，虐待による影響を慎重に見極め，心理的ケアなど必要な援助につなげることが重要である．一時保護や児童福祉施設などの利用につながる中でより時間をかけた行動観察などが行われ，的確な診断の一助になることもある．また，乳児院，児童養護施設などには心理療法担当職員の配置がすすめられており，児童指導員など他の職種とともに子どもたちの生活を支え，発達を支援している．

なお児童福祉法は，家庭から子どもを離し一時保護や児童福祉施設を利用することが必要であるのに保護者の同意が得られない場合には，児童相談所長が家庭裁判所の承認を得て子どもを入所させることができることなどを定めている．

東京都児童相談センターでは，主として施設入所した子どもとその保護者を対象とした集団心理療法などによる家族再統合プログラムが実施されている．家庭復帰の過程は，必要に応じて時間をかけ，慎重にすすめられることが大切である．子どもに発達障害がある場合には，こういった援助の1つひとつの過程が，子どもの発達を支援する過程に重なると考える．

●おわりに

児童相談所の機能を中心に現在の児童福祉領域で発達障害の子どもをどのように支援しているかを解説した．対象となる子どもや家族には異なった事情があり援助はそれぞれの状態に適したオーダーメードでなくてはならない．そのあたりの細やかさと関係各機関をうまく巻き込んだケースワークが，困難な事例に対処するためには重要であると思われる．

● 文献

1) 障害者福祉研究会(編)：ICF国際生活機能分類—国際障害分類改定版．中央法規出版，2002
2) 厚生労働省：福祉行政報告例調査
3) 東京都児童相談所：事業概要．2004（平成16年）版
4) 非行児童問題事例検討会：東京都児童相談所．非行相談対応の手引き．H17年3月
5) 東京都福祉局子ども家庭部(編)：児童虐待の実態—東京の児童相談所の事例にみる．2001
6) 厚生労働省雇用均等・児童家庭局：児童相談所運営指針．H17年2月

■伊藤くるみ，伊東ゆたか

B 児童相談所での発達障害への対応の問題点

児童相談所がかかわる発達障害の子どもは，他の相談機関よりも多元的な問題を抱えケースワークが困難であったり，家族も含めた対応や包括的な治療が必要となる場合が多い．本項ではこの児童相談所の特殊性を示しているわれわれが長期間かかわった困難な事例を取り上げた．それらを通し発達障害の子ど

もをもつ家族や社会の問題，児童相談所を中心とした児童福祉行政の課題について考えたい．

なお事例は匿名性を守るために論旨を変えない範囲で変更を加えた．

1 勉強の強制から母子間の緊張が高まった事例

> **症例**
>
> 　女子．両親と10歳年上の兄の家族構成で，未熟児で出生した．乳幼児期から発達は遅く不器用であった．コミュニケーションの細かいニュアンスを読み取れず少しずれた発言や行動をしてしまう．このため同年代の世話好きの子から保護される形で集団に参加していた．性格は人懐っこく穏やかである．家族に可愛がられてはいたが，勝ち気な母は，他児よりさまざまな面で劣ることが受け入れられず，早い時期から水泳や英語，塾などの習い事に通わせ，深夜にまで及ぶ長時間の厳しい学習指導を続けた．本児は与えられた課題を懸命にこなそうと努力し成績も一定水準を維持したが，理解が遅いと母は体罰を与え，その存在を否定するような激しいことばで罵倒した．次第に子どもは叱られると混乱し，母に嚙みつくなど突発的に反撃するようになった．父は母の方針に批判的ではあったが，止めさせることはできなかった．
>
> 　小学校高学年の時，母の怒鳴り声と子の悲鳴を近隣が心配し児童相談所に通告した．児童福祉司が連絡を取ると両親は介入を歓迎し，本児としばらく距離を取りたいと一時保護に同意した．1か月間の保護所の生活で行動観察，心理判定，医学判定が行われた．その結果，知能検査の下位検査のばらつきが大きく学習障害と診断され，描画など心理検査から傷つきと精神的疲労が確認された．精神科医と児童心理司から本児の状態が説明され対応への助言が与えられると，母は診断に落胆しつつも自ら情報を集め，理解を深めていった．ほどなく暴力と暴言はなくなったが，勉強の強制は「こういう子だからこそ生きていくために絶対に必要」と譲らなかった．
>
> 　子どもは成長する中でさらに自由を求めて反発するようになり，母子の緊張が高まると双方が冷静になれるよう短期間の宿泊（一時保護）が利用された．また児童相談所の親グループに両親が参加したことで思春期の子どものこころの理解が促進され，本児の特性に合った少人数制の私立中学校が選択された．さらに母子の物理的距離を取ったほうが本児の長所を伸ばせるとする助言も受け入れ，寄宿舎のある高校へ進学させた．子どもも細やかな配慮のある寄宿舎での生活が気に入り，週末は家に戻って家族で穏やかにくつろぐことができている．

1) 事例の考察

　この事例は母親の気性の激しさから子どもに厳しい学習を課したという特徴をもつ．指導の方法論の問題はあるものの，子どもの発達の偏りに早期から母親が気づき反復学習の必要性を感じて実践させた熱意と努力は評価できる．現にそこで築かれた基礎学力と生活態度があるからこそ，希望する学校に進学し次のステップに踏み出せている．

　しかし問題はその経過の中で，親も子も生死を話題にするくらい精神的に行き詰まったところにある．対応の上でのストレスは多くの親子に共通するが，その程度によっては児童相談所の関与が必要となる．本事例では母子の緊張が高まった時にレスパイト（一時的休息）として児童相談所の一時保護機能を利用し一定の効果を得た．

(1) 親の障害受容

　「何かこの子は違う」と感じる親は多く，発達障害との診断を受けてようやく安堵する場合が少なくない．目に見える行動上の問題は子どもの悪意や自分の育てかたのせいではなく，生まれつき備わった特性（障害）であると知ることで，親は対策を冷静に考えられるようになる．その意味からは早い時期に正確な状態把握と診断を受けることは重要である．

　しかし親によっては自身の以前の体験から物事を被害的に受けとめやすく，子どもの行動を「悪意」にしか感じられない場合がある．また「自分も昔は子どもと同じ状態だったが，今は普通にやっている」と，自分の過去とからめて状態を軽く考えようとし，治療に消極的になる場合もある．「障害」ということばの重みは，十分に配慮されなくてはならない．そして診断名を与えること以上に，各家族の背景に合った対応法をわかりやすく説明し，子どもが育つ見通しを示す必要がある．

(2) 家族支援の問題

　子どもの問題は学校で気づかれやすいが，親は教師の説明を子どもと家庭への非難と受けとめたり，その対応に不満を抱く場合も少なくない．本事例では担任教師が子どもの問題を正確に把握できなかったことに，母は不信感を抱いていた．今後特別支援教育をかかげる中で学校での取り組みが充実されることを期待したい．また学校とは別の専門機関や民間団体が，子どもの特性に合った学習指導プログラムを提示できれば選択肢が広がる．

　親自身に大きな問題がなくても，発達障害の子どもの子育てには苦労が伴い，同胞も含めた家族の疲弊がはなはだしい場合がある．共通の問題を話し

合ったり新たな情報を得られる「親の会」は，家族が孤立せずに難しい局面を乗り切る手助けとなり有用である．

そして家族内の葛藤が高まりいったん冷却させることが必要な場合は地域で行われている子育て支援のショートステイなどが利用できると良い．児童相談所の一時保護機能もこれに相当する．

2 DVの目撃と身体的虐待を受け施設養育された事例

症例

男児．本児は父から母への激しい暴力が日常的にある家庭で育った．母は家庭内の緊張状態に疲れ果てており，本児が乳幼児であった頃のことをよく覚えていない．5歳の時，父からの身体的虐待を受け重傷を負い入院治療を受けた後，児童養護施設に措置された．母は多動の本児をもてあまし強く叱責するか，その効果がないと無視・放任を繰り返していた．虐待の発覚後両親は離婚したものの，依然として母は父からの精神的支配を受けており，父からの影響を案じた児童相談所は母が児と面会することを禁止した．父は覚醒剤所持で逮捕され，ようやく母は精神科でうつ病の治療を開始し，DV被害者を対象としたグループ療法にも積極的に参加するようになった．徐々に精神的安定を回復し，本児との交流の再開が認められた．

本児は保護された5歳の頃，毎晩両親の喧嘩の夢を見ては泣き，日中怖い場面を思い出しパニックになるなど過覚醒状態でPTSD（☞用語解説）と診断され，その症状は2年間続いた．母を話題にしたり恋しがったりすることはなかった．多動や衝動性が顕著で他児への暴力，教室での離席，課題への取り組みの悪さなどが日常的であった．

ADHD（注意欠陥/多動性障害）が背後にあると考えられ同時に被虐待児としてのケアが計画された．児童相談所が中心となり施設や学校との連絡を密にする中で，関係者が本児の状況を理解しその対応に一貫性をもたせるようにつとめた．薬物療法（中枢神経刺激薬）と並行して虐待体験に対する児童心理司の定期的な心理療法が行われた．

母子ともに状態が安定してきたため，9歳になると児童相談所で行われている家族再統合プログラム[1]に半年間参加することになった．そこでは母と今後の同居を申し出た伯母に対して，発達障害やPTSDについての心理教育，グループによるペアレントトレーニングが行われた．また子どもと一緒の楽しい活動で充実した交流が重ねられ，本児も母を慕うようになった．

転校予定の地元の小学校へはあらかじめ母と児童福祉司が訪問して子どもの状態を伝え，受け入れ準備を依頼した．家への外泊も順調で施設を退所し，家庭と学校で安定した生活ができている．

1）事例の考察

本事例は幼児期に虐待で保護され，思春期前に家庭復帰した．重篤な虐待ケースとしては比較的順調な経過と考えられた．この間子どもへの日常的な養育は生活の場である児童養護施設が担当した．多動・衝動性のため学校で不適応が顕著となると情緒障害児学級を利用して個別教育を受け，外傷体験による過覚醒に対しては児童相談所の児童心理司や精神科医がケアを行った．児童福祉司は家族へ介入し子どもが復帰するに適切な環境を整えることに尽力した．さらに家族再統合プログラムには精神科医や児童心理司のほか，各種療法の専門家が関与しており，多彩な専門職による最大級のサービスを受けたといっても過言ではない．

加えて親権をもつ母が虐待者である父と離婚し，治療により精神的健康が回復したこと，伯母も養育を積極的に援助していることなど，家庭状況も良好であった．しかしこれだけ好条件が揃っても安全な家庭復帰が可能になるまで実に5年を要しており，発達障害をもつ被虐待児への対応の困難さを物語っている．

(1) 虐待と発達障害の診断の問題

虐待を受けた子どもの背景に発達障害があるかどうかを知ることは難しい場

用語解説

PTSD（post-traumatic stress disorder）：DSM-Ⅳに外傷後ストレス障害として記述されている．自分または他の人が危うく死ぬような，または重症を負うような出来事を体験し，強い恐怖・無力感・戦慄を覚えた時に起こる反応をいう．主症状は3つで，①心の中でその外傷的な出来事が繰り返し体験される（再体験），②外傷と関連した刺激を避けたり，思い出せない（回避/精神麻痺），③過度に警戒的，易刺激的であったり睡眠や集中力が妨げられる（過覚醒），があげられている．子どもの場合は夜驚が頻繁に認められたり，外傷場面を遊びの中で何度も再現することもある．それまで獲得されていた社会技能が失われ，より幼い時期に退行した行動を示すことも少なくない．通常のカウンセリングや洞察を目的とした精神療法ではクライエントの苦痛が強いために，薬物療法，認知行動療法（外傷体験を原因として固定化した思考や反応の病的なパターンに直接働きかけることにより症状の緩和をはかる治療技法）が有効とされる．子どもでは不安の軽減と自分で状況をコントロールする感覚を獲得することを目的に遊戯療法を行うことが多い．

合が多い．それは，PTSDの過覚醒とADHDの注意散漫，多動・衝動性の症状が似ていたり，また乳幼児期に必要な情緒的かかわりが極端に欠ける養育環境であると，周囲の人への関心が閉ざされ，興味が偏った自閉症と鑑別の難しい状態を示す場合があるからである．

例えば虐待を受ける前から症状があれば，生物学的背景をもつ発達障害が強く疑われるが，多くの事例では年少時の様子を知る者がいなかったり，そもそも出生後安定した生活環境を全く経験していないことがある．また子どもに潜在する悲しみや怒り，無力感が行動化され元来ある症状に拍車をかけることも少なくない．

一時期の状態だけでは判断が難しくても，子どもの経過を長期的に詳しく観察していく中で背景にある発達障害の程度が明らかになることがある．診断も大切ではあるが時期を逸せず必要なケア（薬物療法，心理療法など）を行うことが予後を良くする上で重要と思われる．

(2) 被虐待児への児童相談所の支援

子どもが虐待を受けた場合，保育園・幼稚園・学校・保健所・福祉事務所・医療機関・警察などいろいろな機関がかかわる可能性があるが，立入調査など強力に家庭に介入し子どもを児童養護施設などに措置できる児童相談所は，特に重篤な事例で中心的役割を果たしている．

虐待防止法が改正され悲惨な虐待事例への社会の関心の高まりなどがあり，虐待の発見から，保護までの「入口」のところは整備が進んできた．しかし家庭から分離した後の子どもの養育や保護者（多くの場合虐待者）の立ち直り，さらに家庭に安全に戻すための支援については，現場の担当者の判断に委ねられているところが多い．本来この事例のように児童相談所は家庭復帰への段取りを細かく設定し，その進行管理をするべきであるが，現実には限られたマンパワーの中で緊急を要する子どもの保護の仕事が優先され，家庭復帰に向けての作業は後手にまわりがちである．

虐待者も含めた家族が虐待の影響や発達障害児の特性を理解し，効果的な子育ての方法を学ぶ場（家族再統合プログラムなど）が提供されるべきである．しかしまだ先駆的なところで開発され有効性を確かめている段階にあり，広く適用されるに至っていない．

また，発達障害を背景にもち心も傷ついた子どもを，児童養護施設という刺激の多い集団の中でどう成長させるかも大きな課題である．施設では家庭よりも大人の手が十分でなく，職員は目の前のトラブルへの対応に精一杯[2]で，発

達障害の子どもへの効果的な指導の実践はなおざりになりがちである．養育家庭を利用するには受け入れ先への負担が大きすぎ，子どもの精神科病棟など専門的施設の数は少なく，重度の子どもしか利用できないという現状にある．

いずれにせよ子どもが虐待を受けたという不幸な出来事を乗り越え，居心地良く整えられた家庭に迎えられるためには，本人自身の忍耐と，家族や関係者の多くの労力，そしてこころの傷の回復のための長い時間が必要である．

3 親の被害妄想で適切な介入が遅れ不登校と非行をきたした事例

症例

男子．母子家庭のひとりっ子である．母は人格が保たれ生活能力はあるが被害妄想が著しい，未治療の統合失調症と考えられている．家庭は周囲から孤立し介入できる親戚・知人はいなかった．

本児は幼少時より多動と衝動性がありトラブルメーカーであった．小学校に入っても集団行動ができず友人関係を築けない．母はそれを「誰かの意図で児が自由自在に操られている」と被害的に解釈し，本児の問題ととらえる関係者の指摘を頑なに否定した．子どもを不憫に思い溺愛し，そのわがままを容認する対応で，問題行動があっても学校と保護者の共通認識がもてないまま経過した．

本児は次第に登校せず昼夜逆転の気ままな生活をするようになった．コンピューターに明るく，自らホームページを立ち上げることもでき，インターネットを使った遊びやいたずらに時間を費やしていた．たまに外出すると他児への威嚇や暴力，万引きなど非行化が目立った．

中学生になっても登校せず窃盗などの逸脱行動が続き，対応に苦慮した学校から児童相談所に相談があった．それまでいくつかの専門機関を紹介されたが母は利用を拒否していたため，まず児童相談所の精神科医が母と定期的に面接し，子どもが利用を継続できるよう慎重な関係作りに努めた．面接は子育てに関する話し合いを目的としたが，時間の大半，母は被害妄想を語り続け，医師に子どもの見立てを説明する機会を与えなかった．

子どもは児童相談所の少人数のグループ活動[3]に参加すると，衝動的で攻撃性が高く職員が一時も目を離せない状態であった．また相手や場所を選ばずに性的話題を持ち出すなど社会的規範に欠ける．注意されると苛立ち，器物を破壊することもあった．ADHD・行為障害（☞用語解説）と診断され，長年自分たち母子が周囲から好奇の目でみられていたことでの屈辱感や疎外感，自己評価の低さも認められた．担当職員が細やかに対応する中で徐々に信頼関係ができ，逸脱行動を振り返れるようになっていったが，少しでも困難な課題が示されると，通所が滞った．

1年ほど経った時，母が身体疾患で急死し本児を養育できる者がいなくなった．行動上の問題も大きいため児童自立支援施設に入所した．日課や規則，目標が明確な施設の構造の中で，これまでにない落ち着きと情緒的な成長をみせている．

1）事例の考察

発達障害の特徴をもつことを周囲に早くから気づかれていたが，保護者が専門的支援を強く拒否し続けた結果，中学生になるまで適切な指導を受けられなかった事例である．家の中で母に依存しつつ気ままに過ごし，外出すると逸脱行動が顕著であった．おそらく登校を強制すれば，集団生活のストレスからより重篤な行動化を示したと考えられる．手始めに児童相談所の通所のグループ療法を利用させたが，通所は滞りがちで本児の抱える問題の大きさからは十分な対応とはなりえなかった．このような事例の場合，保護者と本人の利用意志がなければ児童相談所の活用できる機能は限られている．

不十分な養育ではあったが子どもは可愛がられて育っており，被虐待児にみられるような大人への警戒心や挑発的行動は少なかった．この長所を生かし児童自立支援施設での濃密な生活指導の中で対人関係を築く力が育つことを期待されている．この施設の中では自分の課題に向きあって達成することを明確に示されるため，社会規範を身につけ衝動を自制する訓練となる．

用語解説

行為障害：DSM-Ⅳでは「他者の基本的人権または年齢相応の主要な社会的規範または規則を侵害する」ことがこの障害の大前提となっている．人や動物に対する攻撃性，所有物の破壊，嘘をつくことや窃盗，重大な規則違反に分けられ，その診断基準の項目に一定数該当し，社会的・学業的・職業的機能に著しい障害を引き起こしていれば診断される．原因が単一に特定できる場合はまれで，生物学的，心理的，養育環境的，社会的要因などさまざまに複合していることが多い．その原因と重症度により医療機関による薬物治療，精神療法，家族療法から矯正施設での矯正教育までさまざまなアプローチがある．例えば，ADHDを合併しているのであれば中枢神経刺激薬，脳波異常が認められれば抗てんかん薬が有効なことがある．しかし薬物療法や精神療法など医療機関での通常の治療では効果が得られない事例が多く，その場合本人と家族への個別支援のほか家庭・地域の関係機関が連携して子どもの逸脱行動を未然に防ぐ方策を考えなければならない．それまでの生活歴の中で大人への不信が強く植え付けられている場合は，特に子どもと協働することは容易ではなく，改善に向けての援助は困難となる．

2）発達障害をもつ子どもの非行

　発達障害，特にADHDは非行や行為障害を合併する割合が高い．周囲から低い評価を受け続けると，子ども自身が無力感に陥り長期的な目標をもちえず，自暴自棄になったり，その活動性の高さから目先の快楽に向かうからである．また通常いじめの加害者よりも被害者になりやすいアスペルガー障害や，対人関係をうまく築けない一部の学習障害の子どもで不満を表出するスキルに乏しい場合，ストレスの蓄積に耐えられなくなり思いがけない逸脱行動を示す場合がある．

　児童相談所が受ける非行相談は，主に小中学生が対象である．発達障害の小学生で非行があり，今後行為障害や触法行為に至ることが強く予想される事例が，最近散見される．在宅での改善が見込めない場合，この小学生年代にふさわしい体系立った療育プログラムを利用させたいが，現状では適当な専門施設はほとんど見当たらない．一部の医療機関と児童養護施設や児童自立支援施設などの児童福祉施設の現場で細々と工夫しながら対応している実情にある．養育の困難な発達障害の子どもを，早い段階で家族・学校や関係者が連携し一致した方針で対応することは，その健全な成長を促し，非行や犯罪など二次的問題の発生を予防する意味でも大変重要である．何らかの施策が切に求められている．

　またすでに思春期に至った子どもの行動化を改善させることは，家族の問題意識にかかわらず常に多くの困難を伴う．逸脱行動が激しくそれに見合う家族の監護能力がない場合，中学生を中心とした年代であれば児童自立支援施設への措置が決定される．

　児童自立支援施設はその対象が非行性のある子どもの他に，家庭環境の理由などで生活指導が必要とされる子どもであり，自立を支援することを目的に設置されている．「教護院」という名称であった時代以来，長年培われてきた非行児に対しての指導技法を受け継ぎ，開放の集団処遇を行っている．多くは小舎性の家庭的雰囲気を生かし，施設の中で義務教育が提供される．

　児童養護施設に比べ目標と生活のルールが明確で，「開放」ではあるが外部からの刺激が少ない点が，発達障害の子どもに適した環境といえる．しかし現実に発達障害をもつ子どもが多く措置されていても，元々狭義の治療を目的とした施設ではないため，これに見合う職員体制が整っておらず，個々の現場の職員に負担を強いている面がある．最近，より拘束力の強い少年院で，年長の子どもに対しLD・ADHDの治療プログラムが開発・適用され，大きな効果を

得ているという[4]．今後医療や教育との緊密な連携の中で，児童自立支援施設の構造の特徴を生かした有効な指導プログラムが作成されることが望まれる．

4 社会と育児環境の変化と発達障害

最後に今日の社会の変化が発達障害の子どもに及ぼす影響について少し触れたい．

生活基盤が安定し着実に社会が成長していた高度経済成長の時代が去ると，1990年代以降には経済・社会システムに大きな変化が認められた．仕事は高度な専門性を要するものと低賃金の単純労働に分かれ，企業の雇用状況が変化しリストラやフリーターが増加した．生活水準の格差も拡大して二極化し，それは個人の努力が報われない構造で，弱者は希望も消失しているという[5]．また女性の雇用機会が増え家族やライフコースの多様化が急速に進んでいるが，人々の意識の中には母が子育てをするべきとする従来からの根強い価値観があり女性への負担を強いている．外国に比べ子育ての具体的な支援体制が十分に整えられていない中，女性は子どもをもつことの意義を見いだせず出産を躊躇したり，産んだ後も子育ての重圧と社会から取り残される不安が重なり，虐待に至りやすい育児不安をもつ母親が多くみられている．

地域ではコミュニティが脆弱化し子ども同士の自然な遊び集団が消失した．それに代わり家の中でテレビゲーム，インターネットなどに長時間興じることが増え，仲間を通じて獲得できる社会技能やコミュニケーション，身体感覚を伸ばす機会が大きく失われた．親はしつけに暴力を振るうことに寛容で，早い時期から教育を遊びに優先させ，子の意思を尊重したりその存在を丸ごと受けとめる力が弱まっているという[6]．また昔の家庭の中にあった幾重にも重なる情緒的交流は減り，子ども同士のつき合いも携帯電話やメールを介した表面的なゆるいつながりになっている．

人間の発達は周囲の人との関係の中で育まれ変容していく．発達障害の子どもは他者と強く結びつく力が弱く，自然に任せていては社会生活を営むために必要な事柄を十分に身につけることができない．育てる側がきちんと向き合い手をかけて発達を促していく必要がある．今日のこのような育児環境の不安定さと人間関係が希薄化するという変化の中では，彼らの行動，認知，感覚が修正され難く，情緒的成長も妨げられる．この社会は発達障害の子どもたちをいっそう育ちにくくしているといえよう．

自分が周囲から大事にされていると感じることは，誰にとっても必要であ

る．特に発達障害があり自己評価が低い子どもでは受容されている実感が得られるよう，注意して対応すべきである．地域のさまざまな機会の中での親和的なかかわりの体験，学校の配慮された受け入れ体制，支えてくれると感じられるクラスメートや仲間，問題を引き起こしても最後は許してくれる家族の存在がことに重要で，それらを通して子どもは自分の居場所を見いだし，自身への信頼と尊敬を回復していく．それが可能となるためには，子どもの個性や特徴の偏差を懐深く受けとめるように社会も家族も変わっていく必要がある．また子どもは社会で育てるとの共通認識が根本になくてはならない．

●おわりに

前項の「A．発達障害への対応：行政の立場から」で示したように，児童相談所が発達障害をもつ子どもに対して提供できる支援は，決して少なくはない．それらを有効に生かすためには，相談・診断技術の感度を高めて早い時点で問題を認識し，有効な社会資源を選択していく必要がある．しかし本項の事例の中で考察したように，従来からある社会資源は，発達障害という比較的新しい概念で包括されるこの一群の子どもたちを十分に配慮して整備されたものではない．発達障害者支援法が成立し位置付けが明確になった今日，より適切で効果的な対応に向けて児童福祉行政のいっそうの充実が望まれる．

● 文献

1) 東京都児童相談センター：家族再統合のための援助事業．平成16年6月
2) 伊東ゆたか，犬塚峰子，野津いなみ，他：児童養護施設で生活する被虐待児に関する研究(2)—ケア・対応の現状と課題について．子どもの虐待とネグレクト5：367-379, 2003
3) 伊東ゆたか：子ども虐待の治療指導事業．児童虐待防止対策支援・治療研究会(編)：子ども・家族への支援・治療をするために．〜虐待を受けたこどもとその家族と向き合うあなたへ．日本児童福祉協会，pp68-74, 2004
4) 竹田契一：宇治少年院から学ぶLD・ADHD教育．刑政114：32-49, 2004
5) 山田昌弘：希望格差社会．「負け組」の絶望感が日本を引き裂く．筑摩書房，2004
6) 芹沢俊介：母という暴力．春秋社，2001

■伊東ゆたか

C 情緒障害児短期治療施設の取り組み

1 情緒障害児短期治療施設で出会う軽度発達障害

　情緒障害児短期治療施設（以下，情短と略す）は，少年非行対策の1つというその成立の過程からみても，常に社会の最先端の課題に取り組むことを求められてきた．児童相談所に入所を決定する措置権があるので，その時注目を浴びている社会問題によって施設が対象とする子ども集団は変化していく．そういう子どもたちに対する定式化された対応方針や方法が用意されているわけではない．そのような中で，心理，生活，教育の担当者がそれぞれの場面で得た情報を持ち寄って話し合い，それぞれの職種の技法を活かして対応できることを考えながら，その子どもの成長を援助してきた．その丁寧なケアが評価されて医療機関で対応するような非常に重症なケースを依頼されることも珍しくない．

　実際にどのような子どもたちが対象とされているかを広く理解してもらうため，また外部機関，特に医療機関と連携を取りやすくするために，情短では数年前からICD-10を用いて診断をつけるようにしている．平成16年秋の調査で，広汎性発達障害（PDD）は施設に入っている子どもの約10％である．この割合は年々増加傾向にある．多動性障害は約15％，行為障害は約25％になる．学習障害の診断を受けている事例は約5％である．

　学習障害（LD）の診断がついているケースの中にはICD-10の診断基準以外に，以前かかっていた医療機関でつけられた非言語性学習障害などが含まれている場合がある．診断名だけからではケースの実際の様子がわかりにくい．LDと記入されていることもあるが，LDはlearning disordersとlearning disabilitiesの2つの異なるものの略号であり，混乱を招きやすい．他機関でLDといわれた多くのケースが，実際にはICD-10で診断するとPDDである．しかし，親は学習障害，すなわち学習能力に障害があるとして，より大きな問題である関係性の障害，社会性の障害に目を向けようとしないという弊害が起こっている．極端な場合は，しっかり勉強させれば「普通の子」になると思っている．社会生活を送る上でより大きな障害になるのは学習能力の問題より，場の雰囲気を察知できず，周囲の人と上手にコミュニケーションが取れないことである．少しでも早い時期に関係性，社会性を伸ばす取り組みが必要である．学習面のみに注意していると，学校生活は何とか送ることができても，就労で破綻

してしまう．このようなことから学習障害という用語の使用には慎重を要すると考えている．

　ICD-10を用いる診断の限界の1つは，診断が原則としてその時点での症状のみに基づいて行われ，原因などは考慮しないことである．現在，情短に在籍する子どもの7割は被虐待児である．虐待を受けるという生育環境の結果として多動や行為障害を示すこともまれではない．元々多動傾向があって親が叱責を重ねる中で虐待してしまうことも考えられ，すべての多動を被虐待の結果と考えることはもちろんできない．しかし情短に入ってくるADHDを，総合病院などで出会うADHDと同じように考えてよいものか疑問は残る．例えばADHDの特効薬といわれるメチルフェニデートの有効なケースの割合は，きちんとしたデータはないが，総合病院でのケースに比べるとかなり低いという印象がある．単に脳を刺激するだけでは十分な行動のコントロールができず，向精神薬などで沈静を図ることも多い．

　被虐待児は多くの場合，母子手帳の記入がされておらず，手帳がないことも珍しくない．母親から十分な情報を得ることも難しいので，幼児期の状況を正確に把握することが難しい．そのため診断だけでなく，子どもの全体像を把握して今後についての見立てを行うことも困難になることがある．

2 情短のシステム

　情短の治療の基本は「総合環境療法」である．施設によって細かい部分は異なるが，心理治療・生活指導・学校教育という3本の柱が連携を取って，子どもの心身の成長を促すようなケアを行っている．

　筆者の勤務するくすのき学園の場合で具体的に説明する．入園するとひとりの子どもに対して担当者が4名決まる．心理治療担当，生活指導担当，学校の担任，家族担当である．

　心理治療の担当者は週に1回45〜50分間のセラピーを行う．内容は年齢など子どもの状態に合わせて，遊戯療法やカウンセリングなどさまざまである．いわゆる心理治療とともに，精神的な発達段階やその時その時の子どもの課題を把握し，アセスメントも行っている．

　生活指導担当は日常生活の細かな指導を担当するが，遊びや学習も一緒に行っており，家庭の役割に近い．身辺の自立など生活面の能力や，小学生から中学生まで含めた幅広い年齢の子ども集団の中での行動を把握することができる．

　学級担任はその子どもの学力を把握し，そのレベルに合わせて学習指導を行

う．また本校（くすのき学園がある地域の学校．当学園の学級はこの学校の施設内学級という位置づけになる）の運動会や遠足などの行事に参加した際に，同年齢の大きな集団の中でのその子の行動パターンなど社会性の発達のチェックも可能である．

　家族担当は親面接や児童相談所その他の関係機関との連絡を行って情報を集めたり，家族や関係機関との調整を行ったりする．担当者間のコーディネーターの役割も家族担当が果たす．この4名が適切に情報交換を行い，心理担当者のアセスメントを参考にしながら子どもにどのようなケアを行うか，あるいは学園が子どもに何ができるか，を検討する．そして学園全体の職員に対してケアの方針や具体的な内容を示して協力を仰いでいる．つまり24時間通して，一定の方針の下に子どもに対応することが可能である．これは軽度発達障害の子どもにとって非常にわかりやすい生活環境を提供することになる．

　能力の高い子どもでは，場面によってみせる顔が違ったりする．自分の都合の良いように大人をコントロールしようとしていると思われることもある．対応する人によって，あるいは子どもの機嫌などに合わせて対応を変えていると子どもは混乱する．それは社会性，関係性の成長のためにはマイナスにしか働かない．また本人の混乱が激しいと，場合によってはパニックを起こしてしまう．24時間どこにいても一定の方針で生活するというと，非常に画一的で違和感をもたれるかもしれないが，決してそういうものではない．普通の家庭を考えてみると，そこでは両親が話し合って子育ての方針が決められる．どちらかが注意して他方がフォローするなどの役割分担はあっても，両親間の方針のぶれはそれほど大きくないと思われる．1人の人間の考えが日によってそれほど極端にコロコロ変わるということもないだろう．しかし施設は複数の職員によるローテーション勤務である．施設の生活を家庭の生活に近づけるという意味でも，子どもの周囲の大人が一定の対応の方針をもっていることは必要なことだと考えている．

3 対応の実際

症例1　ADHDの女子

【来所経緯】
　女子（A）．小学校に入ったころから落ち着きがなく，教室から出て行ってしまう．歩道を歩いていてその反対側のお店のショーウィンドウが気になり，左右

も見ないで道路に飛び出して車と接触するなど不注意による怪我が多い．母親が仕事の関係で帰宅が遅く，きちんと面倒をみることができないため，学校から児童相談所に相談に行くように言われる．
【診断】
　注意欠陥/多動障害（ADHD）
　児童相談所は普通学級での適応が困難と思われる子どもの状態や，現段階で母親がこの子を養育することは困難であるが，母親に相談機関と相談しながら対応を考えていきたいという強い意欲があることなどから，情短への入所を決定した．
【学園の対応】
　(1) インテーク会議：情短では，児童相談所の決定を受け，家族担当と子どもの心理治療担当が親子それぞれに面接を行い，児童相談所からの資料と合わせてインテーク資料を作成する．インテーク資料には，学園としてその子どもの成長のために何ができるかを必ず書くことになっている．なお，入園前の面接では入園の意思確認や学園の見学も行われる．会議の席では提示された資料に対して質問が出され，それぞれの職員がその子どものアウトラインをつかむ．その上でその子どもにどのような対応をするべきか意見が交わされる．
　Aの場合は「知的な問題はない．一対一の場面では比較的落ち着いているが，集団になると集中できなくなり，学習の積み重ねができていない．自己表現を躊躇する傾向があり，周囲から適切な援助を受けることができない．母親は生活を維持するのに精一杯の状況．ほとんどネグレクトの状態であったことが想像される」ということから，「一対一で丁寧に関わり，生活習慣や基礎学力を身につけさせる．その成功体験をベースにして自己表現を促していく．面会，週末外泊は特に制限しないが，母親が無理なくできる範囲で行う」ということを当面の方針とした．
　(2) 第1回担当者会：入園後1か月をめどに開かれる．学園で生活する中で新たに把握できた情報はないか，当初の方針でよいかを確認するために，4名の担当者に精神科医である園長が加わって行われる．
　各部門からAの様子が報告された．学校では「少人数集団のせいか教室にいることはできるが，授業や出された課題にすぐに飽きてしまう」「同学年の子どもとは関係がうまく作れないでいる」ということだった．生活担当からは「身の回りのことは数回教えただけで予想より短い期間でできるようになった」「日常の細かな注意を落ち着いて聞いていることができない」などが報告された．どちらの場面でも集中力がなく，何に対しても苦手意識が強く，物事に積極的に取り組めない様子だった．心理治療の担当者も，相手の顔色を見るかのように語尾をはっきり言わないAの話しかたに気づいていた．方針は変わらないものの，授業時間に教室から出て行かないことや年下の子どもに時々見せる優しさなど，Aの頑張っている点や良い面を今まで以上に積極的に評価していくことが確認された．
　(3) 第2回担当者会：2回目以降の担当者会は特に時期を定めず，必要性を感じた部門からの申し出によって開かれる．申し出がない場合でも最低年1回は開く

ことにしている．今回は学園の生活に慣れるに従ってAの落ち着きのなさが消えたことを受けて，対応方法の手直しを検討するために行われた．

各部門の情報を合わせると落ち着きのなさが消えて，不注意さが目立つようになっていた．忘れ物が多く，かばんを逆さに持って中身を床にばら撒くなど，不注意による失敗のエピソードには事欠かなかった．A自身はそのことを少しずつ自覚し始めていて，失敗しないように彼女なりの工夫をするようになっていた．不十分ながら翌日の予定を連絡帳に記入したり，筆箱やハンカチなど必要なものを忘れないようにナップサックに入れて，いつも背中に背負うようにしたりしていた．学校でも寮でも一緒に連絡帳をチェックするなどその工夫をサポートしながら，成功体験が重ねられるように配慮することにした．毎月1回来園するようになっていた母親には，学園でのAの変化を具体的に伝えた．

その後Aは学園の中でいろいろなことを経験し，自信をつけていったようだった．細かなことを根気よく続ける作業は得意ではなかったが，裁縫や手芸などにも積極的に取り組んだ．意欲は学習面でも認められた．対人関係では意欲が空回りして「おせっかい」と注意を受けることもあった．母親も生活に余裕が出てきて週末外泊が定期的に行われるようになった．

(4) 第X回担当者会：退園を考え始めた段階．この時に残っていた課題は部屋の乱雑さと学力の遅れと母親の子育てに対する自信のなさだった．身の回りをきれいにすることは，几帳面な母親とうまくやっていくために大事なことだった．部屋をきれいにしないといけないことはわかっていても，自分の周りに物がたくさんあると落ち着く，というのが以前からの彼女の言い分だった．淋しがり屋であることを率直に告白していた．他の子ども，特に低学年の子どもに対しては，自分の部屋に置く物の数を自分できちんと片づけられる程度まで減らすように指導する．だが，物を減らしたがらないAにはどうしたら片づけられるかを一緒に考えていくことにした．学園の中で片づけられても自宅に戻ったときにできなくては困る，ということもあった．生活指導担当者の手伝いで，棚やプラスチックケースを活用して学園の自室を片づけた．それと並行して家族担当が母親と交渉し，一部の荷物を自宅に持ち帰り，自宅の中に自分のスペースを確保するようにした．身の回りを片づけることは，学校場面でも机の上などで意識してもらうことにした．一方，在園が長くなって子ども集団の中で彼女が頼られる存在になっていたことも，物の多さで安定することから卒業するのにプラスに作用したと思われる．不注意や転導性の高さによる片づけ下手は，片づけるべき範囲が限られていたためか，それほど目立たなかった．

また学力の遅れから，地元の学校に戻っても適応が難しいと考えられた．不適応を起こしていた集団に戻ることはA自身不安が強く，拒否的だった．また母親も家庭引き取りに不安を感じていたため，母親との面接も続けられることになった．そこで通所という形で，学校を卒業するまで家庭から学園の学校に通うことにした．徐々に学園の生活から自宅での生活に移っていくことができた．

症例2　アスペルガー障害の男子

【来所経緯】
　男子（B）．幼稚園の頃から集団への適応はよくなかった．小学校入学後も他の子どもとトラブルが多く，母親の叱責がエスカレートしていた．今回，相手に医療機関にかかるほどの怪我をさせてしまったことから，母親がこれ以上は自分の手に負えないと判断して児童相談所に相談のため来所した．

【診断】
　アスペルガー障害．
　学校がBの対応に困り，障害児学級のある学校への転校を勧めていることもあって児童相談所はくすのき学園の利用を決めた．

【学園の対応】
　(1) インテーク会議：小さい頃から対人関係に問題があり，母親も問題意識をもっていくつかの相談機関を訪れたが，適切な援助を受けることができなかった．Bは落ち着きがなく，興味がすぐ移っていく．相手の立場に立って相手がどう思うかを考えることができず，思ったことをそのまま口にするのでトラブルになりやすい．トラブルになった時に暴力・暴言が出る．しかも「手加減」ができない．状況判断も悪い．知的には問題ない．B自身は失敗体験から自己評価が低いので，優等生である弟との兄弟葛藤は激しいことが想像された．
　以上より，個々のトラブルの際に具体的な対応方法を示し，対人関係のルールを教えていく，大人が介在することで子ども集団の中で過ごす体験を増やす，母親が地元校で受けていた負担感を減らすことで家庭内でのBの立場を確保していくことを方針とした．また奇異な行動から子ども集団の中でいじめの対象とならないように注意していくことを確認した．
　(2) 第1回担当者会：学校でも寮でも入ってすぐからトラブルが頻発する．集団生活の不満をおとなしいタイプの子どもにぶつけ，八つ当たりしたことを他の子どもから注意されるとトラブルになった．一見筋の通った「正論」を言うが，行動が伴わないために職員からも何かと注意された．自分にとって怖い人かどうかで態度を変えるため，受容的に接しようと考えていた職員は対応に苦慮した．セラピーでは「遊んで楽しむ」ということができず，攻撃性の強さばかりが目立った．しかし「見捨てられる」ことには過敏とも言える反応を示した．
　集団生活では刺激が強すぎてトラブルを起こしていると考えられた．一対一の場面では比較的落ち着いているので，一対一の場面やしばらくひとりで過ごせる機会を学校でも生活場面でも増やすことにした．トラブルの際に説明する時は正しいかどうかではなく，淡々と事実を指摘していくようにした．Bが職員によって態度を変えても，職員はできるだけ同じ対応をするように心がけることにした．母親がつけていた「良い子にしていたら」という外泊の条件をやめてもらい，家族に無理のない範囲で定期的に外泊を行うことにした．

(3) 第2回担当者会：基本的には問題なくやれているが，時々指しゃぶりなど極端な退行をする．寝つき，寝起きが悪く，トラブルはその時間帯に限られてきた．セラピー場面での攻撃性が減り，他の子どものやったことをやりたがるようになった．外泊は定期的に行われ，Bは緊張して出掛けていったが，外泊から戻って来る時の顔つきは穏やかだった．

Bは時々退行してエネルギーを補給しなくてはならないほど頑張って学園生活を送っていると思われた．家庭も大事な憩いの場になっているようであったが，遅い就寝時間など気になることもあった．外泊中の様子をきちんと確認した上で生活の場を学園にするのか，自宅にするのか検討することになった．夜のトラブルの際は職員が手薄で，すぐには十分なかかわりをもてないことが多いため，しばらく自室でひとりになる，という対応に変更した．

(4) 第3回担当者会：職員の交替があり，新しい職員に対応方針がきちんと伝わらないうちに，新しい職員の勤務の時を選ぶように何度かパニックを起こした．人を選んでいるということは自分である程度コントロールできるのではないか，という問いかけが児童指導員から出てきた．セラピー場面では，友人関係など今までことばでうまく説明できなかったことを，一言二言ながらことばを使って表現しようとするようになった．「家から通いたい」ということもはっきり言うことができた．しかし外泊の際，家族はBが穏やかに過ごすことに汲々としていた．そのため就寝時間など細かな注意はされていなかった．

新しい職員の勤務の時を選ぶというより，新しい職員の不安感にB自身が刺激されて不安になり，パニックを起こしている可能性が高いと考えられた．しかしことばが使えるようになって，自分の状態を意識することも可能になることが期待された．自宅から通う前提として，自分で気持ちを落ち着ける方法を考えて見つけることを課題とした．

担当者会の直後にBの対応方法について学園全体で再確認した．特に慣れない職員が「正論」に惑わされて口論となり，感情的な対応にならないように注意した．対応方法がはっきりして，職員側が余裕をもって対応していると，Bにも少しずつ余裕が感じられるようになっていった．それまでは他の子どもに命令口調で言うことが多かったが，小さい子には優しく言う，ということも少しずつできるようになった．小さい子になつかれるとまんざらでもない様子で，自分からかけることばにいっそう気をつけるようになった．

(5) 第X回担当者会：学年が上がるにつれて，Bは子ども集団のかなり中心的役割を果たすようになった．それにつれて自己評価も高くなり，パニックを起こすことはほとんどなくなった．たまに気持ちの落ち着かない時は，自分からひとりになれる場所で過ごすようになった．家庭でも，弟は年下だからと譲る場面がみられるようになり，母親はBの変化を評価した．家族がBの暴力に怯えなくなったことで，家庭でのBに対する刺激が減少し，Bのより落ち着いた状態が続くようになった．家庭での居場所がなくなることを心配して「家に帰りたい」と

言っていたBだったが，居場所として改めて「家」を希望するようになった．
　まだ時々「正論」で話すことがあり，状況把握も不十分なため地元校では再びトラブルを重ねてしまう恐れがあった．そこで中学校までは学園を利用し，高校から普通学級に戻ることにした．高校は地元とのつながりが中学校ほど強くないので，学校でトラブルがあった場合でも母親の負担が少ないと考えられたからである．またもう少し時間をかけることでBのいっそうの成長も望めると思われたためでもある．

4 情短での軽度発達障害の対応のポイント

(1) 診断をきちんと行うこと
　軽度発達障害の子どもたちの状況の把握のしかたには独特のものがある．こちらが「当然」「常識」と思っていることがそうではない．例えば「類推して」ということが苦手なので，一から十まで丁寧にことばにして伝える必要があるし，視覚情報のほうが理解しやすい．このような特性に合わせた対応方法が必要になる．しかし軽度発達障害の場合には見た目ではわからず，普通の子どもと同じような扱いを受けやすい．その結果，子どもたちは失敗を重ね，自己評価を下げて二次的な障害を負ってしまうこともまれではない．そのようなことを防ぎ，職員の努力を徒労に終わらせないためにも，まずきちんと診断をすることが大事になってくる．

(2) アセスメントにより方針をはっきりさせること
　児童福祉施設は，ケースによっては児童相談所を通して，学校の状況などかなりの量の情報を集めることが可能である．その情報や医師による診断を参考にしながら面接を重ねることで，より的確なアセスメントを行うことができる．このアセスメントに基づいて各部門が共通理解の下に子どもに対応できるように，はっきりした方針を出すことが必要である．軽度発達障害の子どもたちに対して皮肉や曖昧な言いかたをすると，彼らは字面にとらわれて正確に意味を理解できず，失敗を繰り返してしまう．正しい理解があれば，具体的に指示することができる．日常生活では似たような場面が多いので，一度成功すればその体験を重ねることもできる．

(3) 子どもに方針をきちんと伝えること
　問題となるような行動をいろいろ起こした子どもに対して，大人は少し不親切になりやすい．施設に入る同意を親からだけではなく，本人からも取る必要がある．それまでの状況がどのようなものであったとしても，自分ひとりが家

族から離れて施設に行くことをすんなりと受け入れる子どもはほとんどいない．周りの大人がどのように考えて，どのようにしようとしているのかを説明しなくてはならない．軽度発達障害の子どもは「場の雰囲気」を読むことが苦手である．今がどういう状況になっていて，この先どうなるかがわからないと不安は余計に高くなるため，他の子ども以上に丁寧な説明が必要である．この話し合いの中で，小学校を卒業するまでとか，授業の間静かに椅子に座っていることが1週間できたら，など時期や目標を具体的に設定できることができれば，より望ましい．

(4) 施設全体で情報を共有すること

対人関係が不器用な軽度発達障害の子どもでも「この人の言うことは聞いておかないとまずい」という発想から，相手によって態度を変えることがある．そのような時に，一対一の関係の中から得られた情報で子どもを判断していると周りの人と対応がずれてしまって，施設としての対応を考える時に困ることがある．また軽度発達障害の子どもたちの中には一見わかっているかのような理屈を述べて，職員に扱いにくいと思われる子どもも多い．こういう場合には担当間で頻繁に情報交換を行うとともに，各部門の中でも情報を共有しておかなくてはならない．情報を発信すると，「そういえば・・・」「そんなことないよ」と新たな別の情報が戻ってくる．結果としてその子の全体像がより鮮明になり，より的確な援助をすることができる．

情報交換がきちんと行われていると，例えば以下のような対応の工夫が可能になる．学校の調理実習の後片づけを丁寧にできたという話を聞いて，生活場面で食事の片づけを手伝ってもらう．学校と生活と2つの場面で評価されることになり，特定の場面や特定の人だけに評価されるよりずっと本人に自信をつけることになる．

(5) 状況の変化に柔軟に対応すること

アセスメントに基づいてきちんと方針を立て，方針を含めたいろいろな情報を共有して日々のケアを行っているときに予定外のことが起こると，職員集団が混乱することがある．方針に沿っている限り職員は余裕をもって対応しているので子どもも落ち着いていることができるが，想定していたことと異なる事態が起こって職員が判断に迷っていると，子どもは不安になる．

このような場合，どのようなアセスメントに基づき，どういうことを意図して立てられた方針であるかを理解していれば，想定外のことが起こっても臨機応変に対応することができるし，結果として方針から大きく外れることもな

い．また，表面的に方針に固執することでさらに状況を悪くすることも起こりうる．従来のやりかたを一時的でも変更する時に子どもに対して説明が必要なのは言うまでもない．

(6) 目標に対してはスモールステップを用意すること

　軽度発達障害の子どもたちは小さい時から嫌というほど失敗体験を重ねている．しかも失敗した理由が自分でもよくわからないために目標を設定しても，達成できる自信がなく，取り組む意欲に乏しい．周りの大人が言うからとりあえずそれを目標としておこう，ということも起こりうる．大事なことは，本人がこれならできるかもと思うような目の前の小さな目標を積み重ねていくことである．例えば最初から1か月頑張るというのではなく，まず1週間やってみる，などである．そしてそれがどんなに些細な目標であっても，達成できた時は一緒に喜び，たくさん褒めてほしい．そのことが次のステップへチャレンジするエネルギーを生み出す．

(7) 成果や進歩を目で見てわかる形で提示すること

　軽度発達障害の子どもたちは感覚で物事を把握することが苦手なので，年齢や男女を問わず「がんばりシール」は人気がある．1つずつではもどかしいのか「○○もがんばったのだから2枚頂戴」と交渉に来る子もいる．しかしこの効果が長く続かない子もいるので，少し気を引く工夫が絶えず必要である．

　年長の子どもでは，シールは子どもっぽいと言うこともある．この場合は，課題のプリントや交換日記など積み重ねたものを活用して，「振り返り」を行う方法もある．聞いただけで状況をイメージすることは誰でも意外と難しい．その子どもに合わせた手助けを工夫したい．

●おわりに

　軽度発達障害が注目されるようになってから，診察室で「大人になった軽度発達障害」の方に会うことが増えた．自力で頑張って大人になった人に共通しているのは，かなり高い能力か，支えてくれる人の存在である．施設に来る子どもは，来た時点ではたいていそのどちらも持ち合わせていない．施設の果たすべき役割は大きい．

■平田美音

第VIII章

地域と医療現場の連携
─乳幼児・学童期を中心に─

A 地域との連携の必要性

1 医療機関における援助の物理的な限界

　筆者は長期にわたり，子どもの専門病院で臨床心理士の立場で子どもたちへの発達支援を行ってきた．軽度発達障害児への認知発達支援を中心とした業務を行う中で，地域との連携について重要と思われることを考えてみたい．

　医療機関における軽度発達障害児への発達援助の枠組みにはいろいろなものがある．

　乳幼児期の軽度発達障害児に対して，半日から1日のグループ治療を中心とした対応を行う場合，担当者はフルにその業務に携わり，子どもが週に1回通所するとしても，ひとりのセラピストが担当できる子どもの人数は週に10数名が限度である．

　個別指導を中心とした援助がなされる場合もあり，1回1時間前後のセッションを週に1回の頻度で行う場合が多い．この場合には，ひとりのセラピストが担当できる子どもの人数は最大限30名が限度である．

　このような比較的手厚いと思われる援助の枠組みで軽度発達障害児が行われる場合にも，医療機関へ通う時間以外の日は，子どもたちは地域の保育所や学校などで生活する．地域における子どもへの対応能力の強化は，子どもの発達に大きな影響を及ぼす．

　ところで大南ら[1]の調査によれば，学齢段階において特別な教育的支援が必要とされる子どもの数は6.3％とされ，この人数のすべてが医療的な援助を必要とされているわけではないにせよ，地域において医療を含む専門的な支援を必要としている数は，膨大なものである．

　したがって需給バランスの大きく崩れた軽度発達障害児支援の領域においては，上に述べたような手厚い援助を行うことは実際には困難である．筆者の勤務した医療機関においては，援助の希望者が数か月にもわたり待機状態となり，2週間に1度，あるいは月に1度程度の頻度での個別援助を数か月間継続して実施するのが精一杯の状態が続いている．その分，地域機関の役割はいっそう大きくなり，地域と医療機関との緊密な連携の重要度も増すのである．

2 ケースを通じた地域の機関支援

　保育所や学校など地域の関係者との間でケースを通じた情報交換を行うようになると，地域関係者との医療従事者との間で人間関係が形成される．地域では医療機関を受診していない軽度発達障害児を多数抱えている．専門的な知識や技術に不安のある地域関係者は，専門家による援助を強く求めている．医療従事者が支援する視点をもって，地域関係者と接するようになると，地域の中にさまざまな変化が生じてくる．

　まず直接に対象となった子どもへの対応が変わる．子どもの発達状態や行動特性についての細かい情報は，地域における対象児への支援プログラムの変化につながる．逆に医療関係者も，地域での子どもの生活状況を知ることにより，子ども理解が深まるとともに，医療機関における援助内容の吟味を行うことができる．

　また該当ケースへの理解や対応に関する情報のエッセンスは，地域が抱える別のケースにも応用することが可能であり，他のケースへの地域での対応に変化が生ずる．

　さらに信頼関係のできた地域関係者からの依頼で地域に出向き，コンサルテーションや事例検討を行うようになると，施設全体の軽度発達障害児への取り組みの姿勢が変化する．

　こうした活動を地道に続けることにより，教育委員会や市役所等における保育担当との関係が徐々に形成される．それにより職員研修などに講師として参加し，市町村全体のスキルアップを促すことが可能となる．また，専門の委員会等に委員や助言者として参加することを通じて，市町村の子育てシステム全体に意見を反映させることも可能になるのである．

　清水ら[2]は教育機関との連携の重要さについて論じ，横浜市における合同カンファレンスの成果を報告している．

　このように，地域支援の視点を導入することにより，ケースを通じた担当者とのかかわりが，該当するケースへの対応が変化するだけではなく，施設を変え，地域を変える大きな力にもなり得るのである．

B 地域支援の基本的な視点

　地域支援を視野に置くと，地域関係者に対して障害に関する基礎知識を単にわかりやすく説明することに留意するだけでは不十分である．地域関係者の立場に立った情報提供や技術援助が必要であり，その基本的な考えかたや方法を具体的に検討する．

1 軽度発達障害児への援助における医療機関と地域の役割の違い

　「軽度発達障害児」ということばを，「軽度発達障害」というハンディキャップを背負った「子ども」と分けてみたい．

　医療機関の役割は「軽度発達障害」の治療である．医療では軽度発達障害をその特徴から細かく分類し，薬物療法をはじめ，多様な治療技法により，障害を軽減し，願わくば消滅させることを目標とする．

　一方，地域の関係機関の役割は「子ども」の生きる場の保障であり，生活を通じた発達支援である．子ども自身が，日々，安心し充実した生活を送ることが，子どもの認知機能や社会性の発達を促し，結果的に社会適応能力の向上となって現れるのである．

　したがって「地域の関係者が子育て・教育機能を向上させるために必要な知識や技術」という視点での子ども理解や対応方法についての情報が，地域が本当に必要とする情報なのである．

2 特性論的な障害の理解

　軽度発達障害には，高機能広汎性発達障害（HFPDD），注意欠陥/多動性障害（ADHD），学習障害（LD）があるが，協調運動障害，境界線知能なども実際的には含まれると考えられる．そのうち，HFPDDは乳幼児期の言語発達の良・不良からアスペルガー障害と高機能自閉症に分類され，自閉性の特徴が少ない場合には特定不能の広汎性発達障害と命名される．こうした分類は，障害について熟知した専門家にとっては非常に有用である．しかし，通常，こうした類型で子どもを理解しない地域関係者は，このような説明を一方的に受けると「これまでの自分たちの方法では手が出ない特異な存在」「専門家に任せたほうが良い」という消極的な気持ちを引き起こしてしまう．

　そこで軽度発達障害児を「発達のバラツキが大きい子ども」と大きく理解し，

発達状態や行動特徴を一般の子どもにも当てはめて考えることができる視点で理解する方法が実践的である．

　具体的には，発達の軸を，運動機能，身辺処理能力，学力，知的能力，言語能力，対人対応能力，集団参加能力，行動の特徴（融通性のなさやこだわり，感覚の異常，刺激への反応性）などと大まかに立て，個々の子どもについて具体的に記述していく．

　例えば「アスペルガー障害のA君は，滑り台から飛び降りるなどは上手だが，縄跳びなどの協調運動は苦手である．身辺処理はおおむねできているが，紐を結ぶ動作ができない．手先の作業は得意で，手足の出た人物画を描くことができる．ことばはよく喋るが，冗談や例え話を本当の話と区別することができない．他の人のやっていることに興味は示すが，相手の気持ちを理解し，相手に合わせて動くのは苦手である．そのため自分の考えを押し通そうとしがちであり，他の子どもとトラブルが生じやすい．高い音程の音が苦手で耳を塞ぐ…」と説明するわけである．

　こうした視点から出てきた情報は，「子どもの発達を細かく知ることは重要である」という地域関係者の常識枠の中に整理される．その結果，障害児だけではなく，健常児の理解の延長線上で，子どもの理解と対応方法を主体的に考えることができるのである．

3 当事者・保護者の了解を得た情報交換

　医療機関のもつ情報は個人のプライバシーにかかわる重要な情報である．どんなに子どものためになることであっても，対象児や保護者を抜きにして情報の交換をすることは，原則的にはすべきではない．

　例えば保護者が医療機関への受診を地域の関係機関に対して内密にしている場合がある．また，医療機関で告げられた診断名や発達検査の結果などについて，保護者なりの判断を加えて地域関係者に伝達している場合がある．保護者の非協力や無理解を改善しようとして，地域関係者が保護者に内密に接触を求める場合もある．こうした場合に，関係者同士が当事者を抜きにして情報のやり取りをしてしまうと，後日，大きな問題となってしまうことが多い．極端な場合には，医療従事者が何気なく語った一言を地域関係者が利用し「医療機関の先生もこのようにおっしゃった」と保護者を責める道具にしてしまい，保護者と医療機関との信頼関係そのものを損なってしまうことになる．

　したがって地域関係者との情報のやり取りに際しては，当事者や保護者が同

表84　助言が効果を上げるための条件

① **地域関係者の状態**
　条件1　地域関係者が困っていること
　条件2　地域関係者が助言を求めていること
② **助言の内容**
　条件3　助言内容がわかりやすいこと
　条件4　助言内容が実行可能であると思えること
　条件5　助言内容が地域関係者の信条に合うこと
③ **地域関係者と医療従事者との関係**
　条件6　医療従事者の専門性を信じていること
　条件7　医療従事者を自分の味方と感じていること

席した状態で行ったり，情報を記載した用紙を保護者に読んでもらったり，提供する情報を事前に保護者に伝えておいたりするような配慮が必要である．

4 「助言」の効果的な活用

　地域関係者と連携を強化し，地域を支援するうえで「助言」は重要な技術である．しかし同じ助言であっても，ある場合には受け入れられ，ある場合には反発を招き，関係自体が崩れてしまう．助言は誰もが頻繁に使う技法であるにもかかわらず，その効果的な使用に関する議論はあまりなされていない．そこで適切な助言を行うために必要なことがらを「助言が効果を上げるための条件」として整理しよう．
　表84に助言が効果を上げるために必要と思われる条件をあげる．

(1) 地域関係者の状態

　条件1と条件2は地域関係者の状態である．地域関係者が自ら医療機関を訪れ助言を求めている場合には，条件1，条件2は満たしている．しかし医療機関から地域に対して働きかけをする場合には，この点での吟味が必要になる．
　例えば治療に通院する子どもの保護者から，学校や保育所での先生の対応についての疑問が出されることがある．地域との連携が必要であるという視点で，医療従事者がいきなり地域関係者との情報交換の機会を提案しても，話し合いはうまくいかない場合が多い．これは保護者が地域関係者の対応の拙さに困っていても，地域関係者は「この子への対応は自分の方法で間違っていない」との信念をもち，何ら疑問を感じていない可能性が高いからである．これは地域関係者に条件1が満たされていないのである．

また親から「先生も困っている様子です」などの情報があっても，条件2に照らし合わせて吟味する必要がある．当事者なりに解決方法を模索している場合がある．当事者が身近な所に助言者をもっている場合もある．他の機関に対して，自分の施設における問題を開示することへのためらいをもつ場合もある．
　このような場合に医療機関の側から接触の機会を提案しても，地域関係者は「自分の対応に対して，不当な非難をした」「注文をつけてきた」などと被害的・防衛的な態度になり，有意義な話し合いにならない場合がある．
　したがって医療関係者から面会の機会を提案する場合には「医療機関の側として，地域関係者からの情報が欲しい」というスタンスに立つことが必要である．まずは「生活の場での子どもの状態を教えてもらう」ことに重点を置き，地域関係者の質問があった場合に，質問事項に関する所見を提示するにとどめるのが肝要である．
　実際には「地域関係者に教えてもらう」姿勢での情報の交換を行う中で，地域関係者の中に援助を求める姿勢が生じ，助言が効果を上げるための条件が整う場合が多い．

(2) 助言内容
　次に助言内容について検討しよう．条件3は助言内容の明解性と具体性である．例えば「場面の構造化」ということは，広汎性発達障害（PDD）を専門とする医療従事者にとっては常識的な概念であり，有用性の高い知識である．しかし地域においては，「構造化」ということばそのものが哲学的であり，難解な概念として受け取られてしまい，「生活スケジュール表を作成する」などの具体的な例を示しても「難しいことをするんですね」と敬遠されてしまう場合さえ出てくる．
　人が「わかった」と実感するには，3つのことが必要である．
　第1に対象児に当てはまる具体的な例がいくつも示されることが必要である．
　第2にその例が響きのよい概念・理論・原理などで説明されることが必要である．
　第3に説明を参考にして，自分なりに子どもへの別の対応例が導き出せることが必要である．
　したがって，困っている問題について，どのように理解し，どのような対応をすればよいか，わかりやすい説明と具体例を示す．それを参考にして，地域関係者の側から具体的な別の対応例を出してもらう．ここまでやってはじめて

助言が理解され，効果を上げるであろうと考えることができる．

　条件4は助言内容の実現可能性である．何人もの手のかかる子どもを抱えていて，日々の保育が大変であると考えている保育士がいる．彼女に「保育士との関係を強化することが必要であり，一対一での関わりをもつ必要がある」という助言をしたとしよう．こうした提案は，理論的には反論できないため，「わかりました．努力します」との回答を引き出すことは可能である．しかしその助言は，「確かにそれが正しいのはわかるが，私はその子だけに対応していくわけにはいかない」との考えのもとに，実行に移される可能性は低い．「その程度のことなら私にもできそうだ」との実感をもつことが，助言の実行には必要である．

　条件5は助言内容と実施者の信条との一致度である．多くの地域関係者は，子どもへの対応に関して何らかの信条をもっている．例えば「子どもはできるだけ自由に過ごすことがよいことであり，制限を加えることは好ましくない」と考えている関係者がいる．逆に「子どもには厳しいしつけが必要であり，放任的な態度で接すると悪い習慣を身につけてしまう」と考える関係者もいる．

　ここで「子どもの理解力に応じた課題を提示する」ということを説明する場合を例に，助言方法を具体化してみる．

　前者に対しては，選択肢が広すぎると選択できないこと，援助者による具体的な提案が，子どもの自主的な選択を促していることを示す．われわれ自身がブティックで洋服を購入する場面などを例に取り，「推奨メニューを提案すること」の必要性を納得してもらうことから，子どもにとって自由な選択を保証するための援助を具体化していくのである．

　逆に後者の場合には，「栄養価の高い食物も，消化できなければ栄養にならない」ことなどを例に取りながら，「子どもにも理解でき，消化できる課題を毅然とした態度で示そう」と提案する．その上で「子どもに理解できる課題は何だろう」と子どもの発達課題の発見に目を向けていくような助言を行っていくのである．

　このように地域関係者の基本的な人間観や援助観を感じ取りながら，その基本的な考えかたに添った形で助言を加えていくことが，助言が効果を上げるために必要である．

(3) 医療関係者と地域関係者との関係性

　最後に，医療従事者と地域関係者との関係性に目を向けたい．条件6は医療従事者の専門性に対する信頼感である．通常，地域関係者は専門機関への信頼

感をもっており，この条件についてはさほど意識する必要はない．しかし，次の場合には配慮が必要である．

例えば，医療従事者が20代の若い女性であり，地域関係者が50代半ばの男性教員のような場合がある．示される内容が，どれほど妥当性のあるものであっても，自分の娘ほどの年齢の職員の話に対して，素直に耳を傾けるのが困難である場合が現実的にはありうる．関係機関との連携においては，相手となる機関の職員の年齢，経験，役職などに配慮した対応が，必要になってくるのである．

条件7は医療従事者と地域関係者との親しさである．

人は自分をサポートしてくれる存在に対しては胸襟を開き，自分に対する攻撃者に対しては防衛的なふるまいをする．このことは当たり前のことであるが，関係機関に対して助言を行う場合には，必ずチェックをしなければいけないポイントである．なぜなら医療従事者が「少し助言をしなければいけない」と思う状況の多くは「関係機関の子どもへの対応をもう少し工夫して欲しい」と考える場合が多く，このことは関係機関の立場からすれば「自分たちの対応に対して非難をされる」という受け取りかたになる場合が少なくないからである．したがって適切な助言をするためには，「自分たちの取り組みのよき理解者」としての実感を地域関係者にもってもらうことが重要である．そのためには，地域関係者のそれまでの取り組みを，地域関係者の視点で聞き取り，苦労を受け入れるプロセスをしっかり踏むことが効果を上げる．

このようないくつかの条件を満たす助言は，地域関係者にとって有効なものであり，その後の地域における取り組みに反映されていくのである．

C 地域支援の実際

本項では，筆者が長年にわたり実施してきた地域支援の実際を，その形態ごとに分類し，その機能や配慮点について検討を加える．

1 ケースに関するコンサルテーション活動

筆者は，継続で支援を行うケースについては地域関係者との連携を積極的に取ってきた．特に学校や保育園の担任の先生とは，電話による挨拶を行うよう心掛けた．同じ子どもを別の角度から担当するものとして，名前の交換をして

おくことが，その後の協力関係を築く上で大きな役割を果たすと考えるからである．

1）継続的な援助ケースへのコンサルテーション

医療機関で継続的に援助を行っているケースについて，地域関係者から時間を設けての相談依頼があり，それに対応を行う場合がある．医療機関で入手した情報は患者自身のためのものであり，子どもや保護者の同意のない状態でのコンサルテーション活動は，原則的には行っていない．コンサルテーションの場に保護者などに同席してもらい，地域関係者との話し合いを行うのが望ましい．三者での話し合いがうまく進むと，お互いの役割や今後の目標が明確になりその後の対応がやりやすくなる．保護者などを交えての話し合いが困難な場合には，最低限，保護者などの了解を得た後に，話し合いの場を設定することが必要である．

ところが地域関係者がコンサルテーションを求める状況の1つに，地域関係者の視点では，子どもや保護者が地域での支援に対して協力的でない場合がある．この場合には，保護者の了解を得ることが難しく，保護者に内密で相談をしたいという申し出となる．

このような場合，筆者は地域関係者に対して「内密な相談には応じない．保護者への同意を筆者の側から取ってもよい」と伝える．地域関係者の了承が得られれば，保護者に対して「学校の○○先生からこっそり相談がしたいとの申し出を受けた．あなたに聞かれてはまずいことでも言いたいのだろうかねえ」などと若干のユーモアを交えて，聞くことにしている．その上で，保護者の地域関係者への複雑な想いを整理し，地域関係者に対する積極的な意味での希望を引き出し，具体化する．

こうした準備を整えた上で地域関係者との面接を行うのである．コンサルテーションに際しては，地域関係者と保護者との相互理解や関係の改善を，筆者のねらいとしてもちながら，地域関係者への支援を行っている．

2）継続支援場面への陪席

医療機関での援助の実際を地域関係者にみてもらう場合である．筆者の場合には，地域関係者が陪席した状態で子どもへの支援を行う場合が比較的多い．これは，筆者の支援が学習教材を利用したものである場合が多く，教師や保育士にとっても，身近で理解しやすいものであることにもよる[3]．

プライバシー保護の視点から若干の修整を加えて，以下に筆者の経験を示す．

緘黙傾向のあるアスペルガー障害の小学校3年生男子が，筆者との間で少しだけ言語を交えたやり取りができるようになった時期である．筆者と子どもとの共同での作文場面に陪席した中年女性教諭は突然「アッ」と声をあげた．セッション終了時に彼女は「先生が子どもの発話を待ったり，子どものしぐさから気持ちを言語化する状況を見て，私は子どもへの働きかけが1秒早すぎたと気づきました」としみじみと語った．次のセッション時には母親から「学校で息子が先生に初めて返事をしました」という，うれしい報告を受けた．

通常の話し合いでは，「どのレベルの教材を用意するか」など，物理的な環境や用具の調整が中心であり，「どのような気持ちでそのような行動を行っているか」など子どもの内面の解説にとどまる場合が多い．しかし，実際のやり取りを見てもらうことで，ことばかけのタイミングや強さの微妙な差異を感じ取ってもらうことができる．

3）役職者も交えたコンサルテーション

地域関係者とのコンサルテーションに際して，担当者だけではなく，監督的な立場にある役職者が同行することがある．

筆者は，継続的に援助している子どもに関して「保育園での対応について話し合いたい」という依頼を，園を通じて受けることが多い．こうした場合，筆者は保護者の了解を得ることを条件に，園長や主任などを交えた担当者との合同面接を積極的に導入している．この場合の長所と問題点を検討する．

長所は，組織全体へのコンサルテーションになることである．施設からの情報は多面的になり，客観性をもつ．またコンサルテーションで明らかになった内容が，組織全体での対応に反映されやすく，広い視野で対象児の処遇を検討することが可能となる．したがって，「そのような対応ができればよいのはわかるが，同僚や上司の理解を得ることが困難である」などという，担当者のみとの話し合いでしばしば生ずる問題点を，容易に乗り越えることができるのである．

さらに，話し合いで明らかになったことがらが，該当ケースのみにとどまるのではなく，それ以外の子ども理解や対応にも普遍化しやすくなる．

一方，配慮の必要な点もいくつかある．まず監督者と担当職員が同席する場合には，両者の関係に常に気を配っておくことが必要である．監督者が担当職

員の努力を認め，担当職員が監督者を尊敬している場合には，このことはさほど重要ではない．しかし両者の間で気持ちの微妙なずれがある場合には，コンサルテーションを行うに際して，微妙な感情のあやを汲み取りつつ，どのように扱うかにかなりの神経を使うことになる．

　比較的頻繁に遭遇する問題に，次のようなものがある．

　監督者は，担当者の子どもへの対応方法などに疑問や不満があり，その点での指導を医療従事者に暗に求めている．逆に担当者は，監督者の軽度発達障害児保育の困難さへの理解が乏しいと感じており，医療従事者に対して，自分の代弁者としての動きを期待するのである．

　地域関係者の一方が医療従事者と親しい場合には，期待が言語化されることがある．この場合には「残念ながらあなたの期待には添えない．それは園長としてのあなたの役割である」などと，はっきりと伝えることが必要である．しかし，地域関係者が医療従事者に対して言語化し得ない状況では，地域における組織内の人間関係の渦に巻き込まれないための工夫が必要になる．

　こうした場合の対応方法の1つは，検討事項を具体化することである．検討課題をできる限り具体的な問題として扱い，それぞれの立場で自分自身の実行可能な事柄を具体化していくのである．

　例えば，子どもの問題を「子どもの集団参加の困難さへの対応」という，多くの場面に該当しうる広い問題とするのではなく，「帰りの集い時間での絵本の読み聞かせの導入方法」など，細かい問題のレベルでの検討を行う．担当保育士からは，該当する場面での状況を子どもの動きを中心に，できる限り詳細に提示してもらう．その中で，担当者としての苦労や工夫も重ねて語ってもらう．次に，子どもを理解する上での枠組みや対応方法の基本について，筆者の視点を紹介しながら，担当保育士が，今後に向けての自分なりの工夫や配慮を具体化する手助けをしていく．こうした準備をしたうえで，監督者に対して，園全体で保育士の子どもへの取り組みを支援するための方法を，具体化してもらう．

　この方法では，筆者と担当保育士が検討し合う内容を監督者が聞くことになる．担当保育士としては，自分の努力や気持ちを専門家に理解してもらうことを通じて，監督者にも納得してもらう機能をもつ．監督者は，専門的な立場から保育士を指導してもらっているとの実感を得る．最後に，監督者から園全体でのバックアップ対応を具体的に語ってもらうことを通じて，監督者の立場を認めるとともに，理解と努力も引き出すのである．

2 地域へ出向いての支援活動

1）保育場面の観察と話し合い

　医療従事者が地域に出向いて地域関係者と話し合う機会は，通常は作りにくい．しかし，そうした機能を付与されていれば積極的な役割を担うことが可能であり，「地域を育てる」という視点で医療機関が機能することが可能である．

　例えば医療機関において継続して援助を行っている保育園児が，保育園で他の子どもに嚙みついたり，階段から他の子どもを突き落とすことが頻発したとしよう．保育園での対応に困っていることを，親から相談を受けた場合の対応について考えてみる．

　通常は，親への助言や保育士へのコンサルテーションでの対応を行う．保育園と医療従事者との関係がある程度できており，保育園，保護者相互の強い依頼がある場合には，保育園に出向き，保育場面を実際に観察しての話し合いを行うことで，大きな効果を上げる場合がある．

　この場合，保育を観察することになるが，午前中の主活動の観察だけでは不十分である．主活動の終了から食事に移る場面，おやつから降園に移る場面など，性質の少し異なる2つの場面の推移を観察すると，子どもの状態や保育士の対応の特徴がよくわかる．子どもの問題行動は，保育士の目が離れた場面で生ずることが多く，保育士が食事の準備やおやつの片づけに追われ，子どもが時間を持て余している状況で生ずる場合が多いからである．また，広汎性発達障害の子どもは場面の切り換え理解が難しく，どのように行動すればよいかの判断ができない場面で問題行動を起こしやすいからである．

　出向いた施設で，ちょっとした技を見せておくことが役に立つ場合がある．筆者は，ある保育園で園長と一緒に手洗いの場面を観察し，「Aチャンは『○○をしたい』と体で訴えていますが，誰も気がついていないですね．まもなく怒って物を投げだしますよ」などと，子どもの動きを事前に予告しつつ，トラブルの発生メカニズムを説明したことがある．

　また，ある場面から別の場面への移行する谷間の時間は，観察に入った医療従事者が子どもと直接に接触することが可能な場面でもある．保育園では，その時の観察の対象児だけではなく，他にも問題となる子どもを抱えている．問題児とされる子ほど，園の中では自分なりの集中した活動ができておらず「見知らぬ闖入者」として登場する医療従事者の周囲に寄ってくる場合が多い．

　ある保育園で，HFPDDと思われる3歳の男児と出会ったことがある．十数

秒のやり取りでラポール（信頼関係）ができた後，彼は着替えを手伝ってもらいに寄ってきた．後になって保育士から，彼はいつも着替えがうまくできずにひっくり返って怒っているだけで，自分から他の人に寄って行くことなどほとんどないことを知らされた．

このような保育士には少し不思議とも思えるような子どもとのやり取りの材料を，観察場面でいくつか作り上げておくと，医療従事者に対する信頼感が高まり，その後の話し合いが効果的なものとなる．

筆者は，通常の保育が終了した4時半過ぎからの時間を，保育士との話し合いの時間に設定してもらう場合が多い．そこでは，その時に焦点になった子どもについて，担当者と筆者が話し合うのを，他の保育士にも聞いてもらいながら，一緒に考えていく時間を中心にする．その後，関連する別の話題に広げていく．参加した保育士は，筆者と子どもとの何気ないやり取りを直接に観察しているため，意欲的な質問や意見が出され，保育園の中で常に話題となる重要事項を含めた，熱の入ったカンファレンスの場面にすることができる．

このように，保育園に出向くことにより，困った行動をする子どもへの対応だけではなく，施設全体の援助技術の向上を図ることが可能となる．

2）研修会を通じた市町全体の援助技術の向上

市町村が主催する研修会に講師として参加することがある．研修会の形式としては，軽度発達障害に関する知識や情報の提供を中心とした講演会方式と，より実践的な技術の向上をねらいとしたグループワーク形式がある．筆者は公開保育の形式を利用した研修会をいくつかの市町と行っているのでその方法の1つを紹介する．

主催は市の保育担当課である．参加者は20名前後の保育士である．1つの保育園を会場とし，公開保育の形式を取る．30分間程度の保育場面の観察を行う．その内の5分間を，特定の子どもに焦点を当てた詳細な観察時間とし，1分ごとの子どもの行動を細かく記載していく．観察記録を持ちかえり，5分間の子どもたちの動きを小グループに分かれて再現し，同じ場面を撮影したビデオで確認する．その上で，子どもの保育目標や援助の方法を，参加者一人ひとりが担当者の立場に立って具体化していくのである．

この方法の特徴は次のように整理することが可能である．

第1に，従来の公開保育では，参加者は第三者の立場での参加になるため，講師の話を一方的に聞く体験に終わったり，公開保育実施者への表面的な賞賛

やあら捜しに終わる場合がある．しかし，この方法では参加者自身が子どもへの理解や対応法を具体化しなければならないため，必然的に積極的な参加姿勢が作られる．

第2に，公開保育実施者は自分の保育に対して直接的にコメントされるのではない．別の視点でみた子ども理解や子どもへの援助方法を，具体的に提供されることになる．筆者は実施者に対して「たくさんの提案を聞き，あなたはどのようなことを学びましたか」という投げかけをすることにしている．このことにより，参加者の数だけの具体的な提案を材料にして，自分自身の子ども理解の視野を広げ，新しい対応方法への気づきを得る機会としてほしいからである．

第3に，この方法では観察事実に基づいて議論が行われる．これは子ども理解の基本である観察力を強化するとともに，事実に基づき論理的に子ども理解や対応方法を検討する，いわば，科学的な保育姿勢を強化することができるのである．

3) 地域における援助システム構成への援助

ケースを通じて地域との関係が強化され，地域事情に精通するようになると，地域全体への支援が可能になる．特に教育委員会，保育担当主管課などとの間で信頼関係が形成されることにより，地域における療育システム自体を検討する委員会などでの発言が可能になる．個々の子どもの処遇方針，指導記録の様式，地域における支援システムの構成など多層にわたる分野での支援が可能となる．

●おわりに

軽度発達障害児の支援に関して，医療機関が単独で果たす役割はさほど大きくない．冒頭で述べたごとく，認知発達を支援する職種として，ひとりの医療従事者ができるサービスは，せいぜい30名の子どもに対して週に1回，1時間の個別面接を行う程度に限られている．同年齢の子ども100人に5人を超える高い頻度で存在するともいわれる軽度発達障害児に対するサービスとしては，あまりにも微力である．

しかしこれまで述べてきたように，地域との間で緊密な連携を形成することが可能になると，ひとりの子どもへの対応が地域全体を大きく変化させることにもつながっていくのである．地域は専門家の知識や技術を求めている．地域

との連携や地域の育成を視野に入れた規模で個々のケースへの支援を考えていくことは，われわれの予想を超える大きな力となりうるのである．

● 文献
1) 大南英明，草野弘明，上野一彦，他：「通常の学級に在籍する特別な教育的支援を必要とする児童生徒に関する全国実態調査」調査結果．小・中学校におけるLD（学習障害），ADHD（注意欠陥/多動性障害），高機能自閉症の生徒への支援教育体制の整備のためのガイドライン（試案），平成16年1月．文部科学省
2) 清水康夫，本田秀夫，日戸由刈：AD/HDの心理社会的教育―教育との連携，教師への支援．精神科治療学 17：189-197，2002
3) 大河内修：学習教材を利用した心理教育的援助の試み．杉山登志郎（編著）：アスペルガー症候群と高機能自閉症―青年期の社会性のために．学研，2005

■大河内 修

第 IX 章

医療と教育の接点

―望ましい方向性とは―

A 教育現場（通常）の現状

　軽度発達障害の臨床的な主な症状である認知の偏り，言語の獲得の困難，社会性の遅れや困難へどのように対応していくかは，当然のごとく「教育」という現場との密接なつながりなしには語れない．教育は，軽度発達障害の特異性を考慮しながら，適切かつ総合的な働きかけが行われる「現場」である．

　通常の教育現場ではさまざまな認知の偏りが学校生活ではどのような不都合が起こるか，認知の偏りをもつことが教科の学習や修得にどのような形で現れるのかなどが日常的な問題であり，医療の現場ではその医学的な基盤をもとに治療が行われているが，教育現場に伝えられる情報は医学的な症状論や医学的概念であることが多く，教育現場で活用できるような示唆に乏しい．結果として通常学級の教員が指導法を模索して検証していくほかないことに，教育現場の苦悩があるといえよう．症状の理解はできても，教育的介入に関する情報が皆無であるといってよい．

　このことは軽度発達障害がある児童生徒に対しての教育の今日的な課題のひとつでもある．

　まだまだ通常学級の教員には，軽度発達障害ということば自体がどのようなことを指しているのか，精神遅滞と学習障害（LD）とどこがどう違うのか，知的な遅れがあるがゆえの多動と注意欠陥/多動性障害（ADHD）の多動がどう違うのかなど，見分けがつかなかったり判断ができないことがあるのも現状である．

　学校生活の中で児童生徒の「学習のできなさ」「学習遂行の困難さ」「修得方法の偏りや弱さ」「対人関係の希薄さ」「社会性の弱さ」などは容易に見いだすことができる．しかし，そのこと自体が観察から得た情報と照らし合わせて，どのような意味合いをもつのか，どのような医学的基盤で起こっているのか，どのように総合的に考えていけばよいのかなどについては，軽度発達障害についての知識をもたずに推測することが困難である．社会生活上の障害という観点から，医学的診断ではIQ70以下が精神遅滞となるが，境界レベルと言われる75〜80台であっても，認知能力に偏りがあれば通常学級の一斉指導では学業の修得には大きな困難が生じてしまう．

　さらに診断を受けた児童生徒に対し，「障害をもつがゆえの困難への対応や理解」は，通常学級の教員にとっては「特殊教育（心身障害教育）の範疇」のも

のであり，多くの教員は自分たちの教育の範疇ではないのではないかという思いがあることも否めない．

B 教室の中の児童生徒の状態像

1 小学校時期の軽度発達障害児を疑う状態

- 思いどおりにならないと物を投げたり，制止を聞かずに教室から飛び出してしまう．
- すぐに他のことに気が散って勉強に集中できない．逆に，自分の興味関心があることには，過剰に反応したり集中したりする．
- 友だちとのかかわりが上手にできずに，一緒にいても自分だけで遊んでいて，他人に関心を示すことも少ない．
- 全身運動や手先が不器用で，動きにも時間がかかる．
- ゲームのルールを覚えたり，順番を待つことが苦手．
- 自分の持ち物を覚えられなくて，なくしたり忘れたりする．持ち物が散乱していて整理整頓がうまくできないなど．

2 中学校時期の発達障害児を疑う状態

- 注意・集中の困難から，学習を習得することに困難が生じている．特に，与えられた課題を終了できなくなったり，抽象的な学習の遅れが顕著になってくる．そのために自尊心の低下が起こり，自分を「だめな人間」であると過小評価する傾向に陥る．
- 抽象的な事象を認知し，推理することの困難は，集団行動に支障をきたす．状況判断の悪さはいじめの対象になったり，人とのかかわりかたが下手なために教室内で孤立してしまう傾向がある．
- コミュニケーションに困難があるということは円滑な対人関係が結べないだけでなく，対話を通して取得する言語の獲得に大きく影響する．
- 思春期以降，人との信頼関係の保持と発展にも困難が生じる．
- エネルギーの発散や体力の自己管理をコントロールしにくい．
- 二次性徴とアイデンティティーの確立への苦悩を処理できにくいなど．

C 深刻な二次障害

　特に不登校に陥った場合は，児童生徒自身の成長を待つだけでは，社会的に自立することが難しい．家に引きこもりの状態になったり，近隣から孤立しないよう継続的な援助が必要であり，神経性の症状や，うつ病，統合失調症などの併存の可能性を考慮することが重要になってくる．同時に家族を支援することも重要である．

D 教育側からみる医療への認識とその偏り

　教員によっては日常的に医療（医師）との連携を図っている方々もいるが，大多数の通常学級の教員はそのような経験があるほうが少ない．そのため，教員も保護者も医師からのことばは絶対的な指示として聞き取ったり，医療での診断や判断は絶対的であると受け止めてしまい，その結果，どうしたらよいのかわからず途方にくれてしまうなど，医療との連携をもとに教育的関与を進めるという認識に立つことが困難であるのが現状である．

　教員の認識では，医師は，発達障害がある児童生徒に対する客観的指針や指導方針を知っていて，良き理解者であり，スーパーバイザー的役割でもあるととらえている．そのような認識から教育現場が手探りで行っている対応や支援について貴重な示唆を与えてくれるものだと多大な期待を寄せがちである．教員側は，その児童生徒の状態像から考えうる病理的基盤や，今後子どもがどのように変化したり成長していくのか見通しがもちにくい．教育現場は医療と異なり，1年間を基準として卒業（3〜6年間）まで視野に入れて指導内容を計画することから，先の見通しのもてない指導については不安が生じてしまい，ゆえに「答え」を早急に求めてしまう傾向になりがちである．

　薬についても，知識がないがためのいたずらな恐れ，知らないがゆえの拒否や誤った認識を持たれることは，子どもたちが円滑に学校生活を送れるようになるための薬の服用のしかたの説明が不適切であることに由来する場合もある．医師側の「病理を理解して薬を処方する」内容が伝わることで教育現場での対応が変わっていく可能性が高い．

E 通常学級の教育現場からみた医療へのつなぎかた

1 別の世界―医療機関の一覧表―

　専門性の高い医療の世界は，教育現場からは別の世界である．「医療と連携を取る」ことの重要性は理解できても，精神科，児童精神科，こころの診療部（発達心理科など），通常では馴染みのない科は，どこの病院に存在するかも知られていない．大病院だけでなく，身近に利用できる医療機関のパンフレットや「このような症状の時は，○○へ受診を」などのリーフレットがあると理解が広がりやすい．医療側と教育，福祉が協力しあって，より地域性のある紹介パンフレットや，教育関係と連携が取れる医療機関の一覧表などを作成している医療機関はごく限られている．

2 何を聞いたらよいかわからない―質問紙マニュアル―

　「診断」を受けた児童生徒の担任から，「主治医と連携を取ったほうが良いと管理職からいわれたが，何をどのように医師に聞いたらよいかわからない」という話を多く見聞きする．通常学級の教員としては，別世界の専門家に自分の困っていることをどう表現して伝えたらよいのかの戸惑いがある．また，専門家への聞きかたには何か特別な表現方法があるのではないかと誤解している節がある．また，医師からみたら取るに足らない不安かもしれないが，医師から何を質問されるか，担任として医師からの質問に答えられるかどうかという不安も抱いてしまう．

　教育現場が発達障害児童・生徒をよりよく理解するために，医師からの意見を指導に生かす「教員からの質問紙マニュアル」があると便利である．医師に何をどう質問していけばよいのか，学校でのどのような情報が必要なのか，専門的な質問事項は含めず主治医への質問を整理するための簡単なフォーマットがあるとよい．

3 どのような手順で医師に連絡をとるのかわからない
　　―学校との連携のもちかたとその手順パンフレット―

　担任として児童生徒の主治医と直接連絡を取る理由が明確であることは大前

提になるのは当然であるが,「主治医と連携や連絡を取ったほうがよい」といわれたり,連携を考えていく場合,どのような手順で主治医と学校側が連絡を取り合うのか,その手順は病院や医師によって実はさまざまに異なっているのである.

一般的には,まず保護者へ了解を得て,保護者から主治医へその旨を伝え,医師から連携方法について教えてもらうのが一般的な方法であろう.もし病院や医師によって独自の手順や方法があるなら,医師側から「学校との連携の持ちかたとその手順」を簡単にパンフレットとして作成して,保護者へ手渡してもらえれば双方にとって便利であろう.

4 「精神科」への受診方法 ― 安心して受診できるためには ―

いまだに,保護者や本人にとっては「精神科」への受診は大変抵抗感があるものである.同様に教員も「精神科」を勧めることに抵抗感がある.そこで「精神科」へ安心して受診できるために,児童学童外来などの専門外来が開設してあれば,その分抵抗感はやわらぐであろう.最近はそのようなことから,こころの診療部,こころの診察室など「こころ」ということばを「精神」と同じような意味で使われるようにもなってきていることで受診しやすくなってきている.

5 医師に聞いたことの意味がわからない
―いかに専門用語を使用しないで教員へ説明するか―

「主治医に連絡が取れて直接話を聞いてみると,専門用語が頻繁に使われて,難しくて意味がわからない」とか「知らない単語が頻繁に出てきて,説明が抽象的だった」という話を教員から聞く.また,「何を言っているのかよくわからなかったが,失礼かと思って聞き返さなかった」「専門用語について質問すると,忙しいから,という返事が返ってきた」「症状を説明してくれたが,対応には触れてくれなかった」なども聞かれる.

教員は目の前の児童生徒が心穏やかに学校生活を送り,落ち着いて授業に参加できるためには,どう指導し,どう導いていったらよいか,どのようなステップを踏ませていけばよいのか,日々苦心している.明日からの具体的な手だてを教えてほしいのである.専門用語を使わずに,子どもたちの状態像や具体的な対応,支援についてわかりやすく説明してほしい.医療と教育の連携については,具体的な内容をメモで書いて,紙上で会話していただけるとありがたい.

6 診断名が意味していることが何なのかわからない

　診断を受けることで，学校側（教員）としては何がわかるのか丁寧に説明を受ける必要がある．学校側は，診断を受けることだけで児童生徒や保護者の態度や考えかたに変化がみられるのではないか，という誤った期待を抱いてしまうことがある．

　このような誤解は，学校として問題を抱える児童生徒に対して理解や対応ができなかったり，指導の見通しがもてなくなると「専門の病院へ行ってきて下さい」「診断を受けてください」と家族に迫ってしまうことにつながる．反対に，診断がつくと診断名だけがひとり歩きする危険性もある．その診断名の意味していることから，例えばADHDであれば自制と自己コントロールに弱さがあるとか，自閉症ならば相手の考えていることを理解するのに時間がかかる，行間の意味を推理することができないなどの，教員でも理解できるような病理を示してもらえれば児童生徒の理解につなげていくことができる．

7 医師からの「様子をみましょう」ということばにどう対処したらよいのかわからない

　保護者に診断結果を聞くと「様子をみましょうと言われました」ということをよく聞く．医師にとって「様子をみましょう」とは診断を保留することや，あるいは対応は経過をみてから，という意味だと思われるが，学校や担任としては，日々の指導で何をどう気をつければよいのかが重要であって，具体的にどのような点を観察してほしいかの指示がないと，かえって間違った解釈をしてしまうことになる．「様子をみるということは，今は何も対応しないでこのままでよいのかな？」「様子をみましょう，ということは障害はないのかな？」「様子をみて，この先どうするの？」等々，教師の不安は延々と続くことになる．これは教育現場での一般的な対応を続けるという意味であると理解すればよいのだろうか．

　また，主治医から保護者に丁寧に説明があったとしても，保護者が担任に伝える際，主治医の意図を未整理のまま聞いたことばを復唱するのみであったり，適切な説明のことばが出ないことがある．ましてや，担任サイドとして知りたい「授業中の対応」や「逸脱行動への対応」など，日頃「どうしてよいかわからない行動」についての対応や「子ども理解」への回答にはなっていないこと

が多い．主治医から「様子をみましょう」という伝言だけではなく，直接，学校側への何らかの説明があることが望ましい．できれば医師からの重要な説明は直接担任が，保護者とともに聞かせてもらえることが解決の1つになるであろう．

また，上記に関連して現行の1歳児検診や3歳児検診で「様子をみましょう」と言われ，実質的な対応のないまま就学時検診を迎えてしまう事例があるのも事実で，小学校入学を目前にしての発達障害への対応が遅れてしまっていることも少なくない．5歳児検診が実施され，小学校入学前の治療開始が早期に実現しないものか教育関係者として強く望むものである．

F 事例から学ぶ，大切な医師の助言やコーディネート

1 自閉症のAさん
―診断名が付かずに，小学校高学年になるまで対応が遅れた事例―

症例

学習障害（LD）と診断されたが，行動は改善されず小学校高学年になってから再度受診した結果，高機能広汎性発達障害（HFPDD）と診断された．しかし保護者は，「自分の子は自閉症でなく，LDである」と言って譲らない．自閉症としての対応が遅れ，Aさんは日々混乱することが増え，学習する意欲が低下してしまった．

Aさんの例の重要である点は，自閉性障害で知的なレベルが高い場合，対人面や行動面での問題を知的レベルで補って改善していくと，非言語的なつまずきからからLDと言われることもあることである．同様に自閉性障害で視覚認知は良いが言語での理解が悪い場合，発達性受容性言語障害との区別も難しくなる．教育現場では，診断によって右往左往することはないにしても，各対応はまったく違ってしまうので，子どもの成長を阻む恐れが生じないよう，診断名と診断基準，病状についての説明を受けておく必要がある．

2 家庭内暴力を繰り返す高機能自閉症のB君
― 学校での様子まで変容した事例 ―

症例

　小学校では行動は遅いがおとなしく，真面目に勉強する姿勢が身についていて集団の中で学習できたB君．しかし，本人を周囲が理解できないまま，中学に入って家庭の「強制的な家庭学習」が負担となり，親との力関係が逆転した途端，家庭内暴力を起こし始める．次第に学校で「黙って座っている」ことも苦痛となってくる．保護者からの訴えで，主治医から薬の量が多くなると，学校ではB君らしさが失われ口をぽかーんと開けて，ぼーっと1日を過ごすことが多くなり，当然学業は進まなくなった．薬物治療によって暴力は封じ込められたが，情緒的反応が弱まり，子どもらしさを失ったままの生活を強いられてしまった．担任から，あまりにも変貌した姿を保護者へ伝え，医師に相談して欲しいと何度訴えても「家でおとなしくなっているので…」を繰り返すばかりであった．医療への情報が保護者からのみになることで教育と連携した支援に結びつかなかった．

3 ADHDとLDのあるC君
― それぞれの機関と連携がとれずに不登校になった事例 ―

症例

　中学生のC君は，小学校の時に激しい多動がありADHDと診断された．中学になって「通級指導学級」に入級し，読み間違いや読み飛ばしがあり，勝手読みや書字に問題があることから，読み書きにつまずきをもっていることがわかった．学習時のC君のイライラは「読み書きの困難」からも起こっていた．C君は，自分ではどうしてイライラするかわからないまま，自分を傷つけては泣き悲しみ，次第に情緒的なゆがみが生じて二次的な問題が起こってきた．

　C君は，医療ではADHDへの薬での対応がなされ，児童の頃から通っている民間支援ではソーシャルスキルのグループの指導を受け，教育研究所での心理カウンセリングと，さまざまな機関でそれぞれ対応はなされていたが，どこでも総合的な対応についてみていく，ということはなされていなかった．「通級指導学級」の担任は，どこかが(誰かが)コーディネートしながら連携を図る必要があると考え保護者に相談したが，遅々として進まず時間が経過するうちにC君は混乱が増し，学校不適応を起こし不登校に陥ってしまった．

G 医療と教育との接点についての提言

1 医師，保護者，担任との合同カンファレンス

　東京都の特別支援学級や通級指導学級へは，地域の相談医として精神科や小児科の医師が配置され，定期的にケースカンファレンスが行われる．通常学級の場合，現在は学校医が措置されているが，今後医療が地域の巡回相談医として公的な立場の仕事ができるようになれば，教育界には大きな力になってもらえるであろう．各地方自治体の教育委員会が予算措置をすることによって公的機関への医師の配置が実現し，医師，保護者，教育で合同カンファレンスが実現可能になるであろう．

2 連絡用ノートの活用

　ケースカンファレンス実施の実現には，まだ時間を要するかもしれないが，児童生徒の状態に即したタイムリーな連絡が取れるよう，保護者から担任が学校での様子を書いた連絡用ノートを持参してもらうのもよい．前東海大学病院精神科の山崎資晃先生は現在でも「連絡用ノート」を使って，保護者と担任，通級担任の4者間で連絡用ノートを活用して情報交換を行っている．

3 教育を理解することで，医療と教育の接点もみえてくる

　医療からみたら教育もまた別な世界であろうが，日々児童生徒が生活している「教育現場」を少しでも知ることで医療としての対応や療育指導への参考になるであろう．現在，教員はさまざまな形で自主研修会を開催しながら児童理解に努めている．医療側が教員の事例研究会に積極的に出席し，教員の生の声を聞くことで今後の医療と教育との接点を模索することに役立てていただきたい．

4 医療から教育への報告書

　軽度の発達障害がある児童生徒の状態像は，成長とともに変容する．主治医から担任へ「今，何をすることが重要であるか」を，ぜひ報告書の形で，教育側へ知らせてほしい．保護者からの間接的な報告では，理解した内容にバイアスがかかってしまうことがある．医師によっては「担任を知らないので書けな

い」と言われることがあるようだが，保護者へ伝えた「状態から考えられる適切な対応方法」だけにとどめてもよい．

表85に平成16年文部科学省「小・中学校におけるLD（学習障害），ADHD（注意欠陥/多動性障害），高機能自閉症の児童生徒への教育支援体制の整備のためのガイドライン（試案）」に記載されている報告書作成例を参考資料として載せる．

表85　報告書作成例

＜例1＞
　○○小学校2学年　△組　性別　男子　氏名○○　担任××
1．判断の結果
　学習障害である．主に，読むことと書くことに特異な困難がある．
2．判断の根拠
A．知的能力の評価
「全般的な知的発達1」
　知能検査を実施し，全般的な知的発達は正常範囲にあることが確認された．
「認知能力のアンバランス2」
　言語理解力は年齢平均的水準にあり，言語の聴覚的な情報を処理する過程は意味理解，記憶，連合，表出においても年齢相応に発達していることを示している．一方，視知覚統合力は年齢からすると明らかに不十分であり，視覚認知，その記憶，体制化，表出において劣っている．本児の場合，刺激を同時に処理することは非常に不得手であり，それと比べて順序立てて継次的に処理することの方は得手とする．したがって，視覚的情報を同時的に処理することを求められる時に最も困難を示す．しかし，継次的な情報処理を用いることで学習が補完されていることも予想される．また，視覚-運動協応性の稚拙さは顕著である．
B．国語・算数の基礎的能力の評価
　観点別到達度学力検査を実施し，国語についてはおおよそ1年生段階の到達度，算数の計算についてはおおよそ2年生段階の到達度であると判断された．
　また，以下項目で学習困難な状況があり，主に国語において特異な困難が認められた．
「聞くこと」：おそらく注意が散漫なため指示理解が不正確になりやすい複数の指示は聞き漏らしが多い
「話すこと」：順序立てての話が苦手である．単語の想起が困難な面がある．
「読むこと」：ひらがな，漢字の読みでは，逐字読みや読み間違いが見られる．文章の音読になるとさらに困難が目立ち，読みの速度は遅く，読み間違いも多くなる．読解問題は読まずに回答してしまう．
「書くこと」：文字の形や大きさなどが整わず，書字にあきらかな困難がみられる．ひらがなよりも漢字でより困難が目立つ．ひらがなは間違いなく書くが，かたかなは完全には習得できていない．漢字は1年生の配当のものも習得できていない．文字の模写に苦労している．
［計算：数の概念］は獲得している．計算は速く正確である．ただし筆算では桁がずれ

て誤ることがある．
　　［図形］：形の弁別はできているが，図形の模写は非常に苦手である．定規等の使用が困難．
　C．医学的な評価
　　読み書き障害の疑い．発達性協調運動障害．視覚運動協応に顕著な困難．
　D．他の障害や環境的要因が直接的原因でないことの判断
　　［他の障害や環境的要因］
　　保護者との面談から，本児は発達期において，始歩や始語に遅れがみられた．その後も運動面の発達は同齢児と比べて遅かった．保護者は本児を愛情豊かに養育されてきたと思われる．本児なりの発達を見守る姿勢と，同時にそれを促進するような支援や教育を考えたい意向とをもっている．環境的には学習を阻害すると考えられる要因は見当たらない．
　　［他の障害の診断］
　　医学的には発達性協調運動障害をもつと診断された．観察からも，いわゆる不器用さは顕著であった．これは学習上の問題を生じる一要因となっているだろう．しかし，本児の学習上の困難さはその認知機能のアンバランスが最大の原因として考えられる．

3．指導を行うにふさわしい教育形態と配慮事項

　A．教育形態
　　通常の学級における指導を基本とする．教員，通級指導教室での指導，個別による指導などを行う．
　B．指導上の基本的配慮事項
　　本児の認知機能の特徴及び基礎的学力の状態からいくつかの留意点があげられる．
　　言語理解力は年齢相応であることから，指示理解にみられる困難は本児の注意力の問題によるところが大きいだろう．重要な情報は，注意を喚起し，注意の集中を確認しながら与えることはが必要である．
　　視覚統合力が劣っていることから文字や図形の認知（把握）に弱さがある．加えて，運動協応性の不器用さから，書字や作図にはかなりの困難をきたしている．従って，一連の課題には，視覚的情報の内容と提示の仕方に工夫を配するとともに，耳から入る言語情報を付加することが有効となるだろう．
　　本児の外部からの情報の受け取りや対応の特徴から，課題は部分から全体へ，順序性の重視，聴覚的・言語的手がかり等を利用した学習方法が有効になると考えられる．
　C．教科に関わる指導方法
　　＜国語＞
　　［聞く］：声かけ，合図などの注意喚起に留意する．
　　［話す］：話す事柄を整理させる（内容の柱・その順序の構成等話し方の技術の習得）．親指と人差し指で単語や文節等をはさみ，語句をまとまりとして読む読み方を活用する．
　　［読む］：聴覚的記憶力が良好なので，文や詩の暗唱，斉読の教材を活用し，読むことへの意欲を高める．
　　［書く］：文字サイズとマス目を配慮したノートを活用する．漢字学習については，文字の構成部分を筆順に従ってリズムよく唱えながら覚える方法での学習が有効である．ノートのマス目と合わせたマス目黒板を活用する等して，板書の視写を助ける．
　　＜算数＞
　　ノートのマス目と合わせたマス目黒板を活用する等して，板書の視写を助ける．

D．その他の配慮事項
［個別指導の時間の設定］
書字，読字については，特に担任等による個別指導が有効と考えられるので，全体の学習環境を考えながら，検討を要する．
［通級による指導］
利用可能であれば，個別的な指導内容を設定する．
［保護者への支援］
学習の要点や指導上の工夫についての情報の提供等を通して家庭学習との協調を進める．保護者への支援を考慮することが望まれる．
［環境整備］
①一斉指導場面での座席の配慮．
②視覚的な言語環境を整備する（本人が読みやすいように，文字情報の提示の仕方を工夫する）．
［その他］
本児の中に形成されつつある学習へ向かう姿勢を損なうことなく，学習を進めていくことが必要である．そのためには，苦手領域の補習を強調するのではなく，より得手とすることを盛り込み，学習及び学校生活への意欲を育てていくことが大切である．ワープロの活用等代替システムにも触れさせる．

4．再評価
（指導方法及び配慮事項による教育的対応の効果の有無，並びに引き続き特別な支援や配慮を要するか否かを，必要な指導期間を経た後に評価する予定である）

＜例2＞
●●小学校5学年　▲組　性別 女子　氏名◎◎　担任▽▽
1．判断の結果
学習障害と判断される．
算数と書くことに特異な困難がある．
2．判断の根拠
A．知的能力の評価
［全般的な知的発達］
知能検査を実施した結果，全般的な知的発達は正常範囲にあることが確認された．
［認知能力のアンバランス］
認知能力はWISC-Ⅲ検査及びK-ABC検査によって評価した．
言語理解力は，年齢相応の発達水準を示しており，言語的な情報を処理する過程（理解，表出面ともに）は良好である．一方，視覚的な情報を認知すること自体には明らかな問題はみられないが，空間操作能力においては問題が認められる．また，聴覚及び視覚的短期記憶の問題も疑われる．空間操作や記憶面の難しさに対しては，言語的な手がかりを用いることで学習が保障されていることが予測される．思考能力は長けているが，全体的に処理を要するのに時間がかかるようである．
B．国語・算数の基礎的能力の評価
観点別到達度学力検査を実施し，国語については，おおよそ4年から5年生段階の到達度にあるが，漢字を書くことについては2学年以上の遅れが認められる．また，算数においては，全般的に1～2学年程度の遅れがみられ，おおよそ3年生段階の到達度であると

判断された．
　「聞くこと」：特に困難は認められない．
　「話すこと」：口数は少ないが，こちらの問いに対する応答は的確である．
　「読むこと」：単語及び文章とも読みに関する速度，正確さに目立った問題はみられない．読解も良好である．
　「書くこと」：特に，漢字を書くことに困難がある．3年配当の漢字でも正当率50%に満たない．書字は丁寧である．
　「数と計算」：加・減・乗法については正確に行うことができるが，間に0が入る計算，余りのある除法については手続きが習得されていない．但し，演算方法の選択，立式は正確に行うことができる．
　「量と測定」：単位の概念が安定していない．また，角度についての問題も難しい．
　「図形」：二等辺三角形，ひし形，平行四辺形等の図形の基本的な性質が理解されていない．
　「数量関係」：グラフや表のグラフや表の読み取りが難しい．
C．医学的な評価
　訴えからすると，学習障害（発達性計算障害）が疑われるが，読み書きの問題の有無を調べる必要がある．ADHDあるいは広汎性発達障害等は疑われない．現在まで脳機能検査は受けていないので，とりあえず脳波検査を受けることを勧める．やや不器用であるが，発達性協調運動障害とは診断できない．
D．他の障害や環境的要因が直接的原因でないことの判断
　[他の障害や環境的要因]
　保護者との面談から乳幼児時期の運動，言語の発達はゆっくりではあるが，遅れはみられなかった．但し，ことばの理解は十分と思われる反面，無口でことば数が少なかった．また，母親の後追いや人見知りが強く，母子分離の面ではまだに不十分なところがある．就学後，読み書きの問題が出てきたので，家庭で保護者（母親）が学習をみてきた．家庭環境面で，生活上の変化に伴い，本児にも心理的負荷が掛かっていることは予想される．しかし，学習上の困難はその発現時期と内容から判断して，これらの環境要因が直接の原因となっているとは考えにくい．
　[他の障害の診断]
　学習上の困難を生じると予想される疾患，その他の障害は認められない．
3．指導を行うにふさわしい教育形態と配慮事項
A．教育の場と形態
　通常の学級における指導を基本とする．
　必要に応じて加配の運用，個別による指導等を行う．
B．指導上の基本的配慮事項
　本児の認知能力特性及び基礎的学力の状態からいくつかの配慮点があげられる．
　文字や図形の操作，記憶に弱さがある．これらの力を要する一連の課題には，提示の仕方や内容説明の際に，工夫を配することが考えられる．
　本児の認知能力特性から，言語的な手がかりの利用が有効と思われる．また，身近な生活体験と関連付けて示すことも有効であろう．何かを記憶する時には，単に繰り返し覚えさせるのではなく，意味付け等することが重要である．
　反応はゆっくりとしているが，内容を理解し，推論を進める能力はあるので，本児が情報を処理するに足る時間的余裕も配慮する必要があろう．

> C．教科に関わる指導方法
> ＜国語＞
> 　国語に関しては，本児の得意とする領域なので，現在の達成度の維持を図るとともに，有能感を味わわせる機会を多く設定する．
> 　但し，漢字学習については配慮を要する．具体的には，ただ単に繰り返し書いて覚えさせるというやり方ではなく，意味付けを行う等して，記憶することへの負担を考える必要がある．
> ＜算数＞
> 　「数と計算」：現時点では，大きなつまずきはないが，間に0が入った計算，余りのある除法に関しては，計算の手続きが安定していないので，これらについての手続きを再度確認にする必要がある．
> 　「量と測定」「図形」「数量関係」：これらのつまずきについては，まず，基本的な概念が正確に習得されていないところが多々みられた．これらに関しては，目で見て覚えたり，頭の中だけでイメージしたり，作業や活動を通して概念を導き出したりするよりは「言語的な説明を用いて，身近な体験等と関連付けて」説明をした方が，より本児の理解が促進されると予測される．これから新たに学ぼうとしている課題（概念）については，それぞれことばで明確に定義付けを行い，1つずつ整理することが必要と考える．
> D．その他の配慮事項
> 　［個別指導（放課後等）］
> 　特に算数と漢字学習についての個別もしくは配慮指導が望まれる．
> 　［保護者への学習情報の提供］
> 　家庭での補習学習への助言，また，必要に応じて教材（宿題）の提供を行うことが考えられる．
> 　［その他］
> 　本児は，とてもおとなしく，自分から積極的に活動することは少ない．しかし，親しい友人と一緒であれば活動範囲も広がるため，グループ編成等で配慮を行い，本児の心理的な安定を確保することが考えられる．
> 4．再評価
> 　（指導方法及び配慮事項による教育的対応の効果の有無，並びに引き続き特別な支援や配慮を要するか否かを，必要な指導期間を経た後に評価する予定である．

5 医療は教育に何を求めているか

　教育から医療へは「助けて欲しい」という叫びに似た声が上がっている．では，医療は教育にどのようなことを求めているのであろうか．「学校制度の改善や見直し」「学習や勉強だけに偏らない教育」「社会性を身につける学習指導」「個別指導の体制つくり」などの行政サイドへの要求ではなく，軽度発達障害をもつ児童生徒を取り巻く教育現場に，何を求めているかの示唆を与えていただきたい．それはおそらく，それぞれの疾患に応じた対応を学校場面でも実行してほしいということであり，言い換えれば，個に応じた医療的ニーズに他な

らない．この意味では教育での特別支援教育は医療側からも求められているはずである．

6 特別支援教育コーディネーターの活用

平成19年からは，全国の小中学校に特別支援教育コーディネーターが校務として校内の教員の中から指名される．今後，医療などの専門機関との連携の窓口としての役割を担うことになるので，医療側としてもその活用が望まれる．

文部科学省「小中学校におけるLD（学習障害），ADHD（注意欠陥/多動性障害），高機能自閉症の児童生徒への教育支援体制の整備のためのガイドライン（試案）」の中に，特別支援教育コーディネーターについて記載されている部分（抜粋）を参考に記載する（表86）．

また，ガイドラインの中には，他職種によるネットワーク作りとして，広域特別支援連携協議会等も今後の取り組みとして展開される．

児童生徒のアセスメントを行った他職種（医師・心理・言語・作業療法士・教師）の方々が，その児童生徒の特性に合わせた個別指導プログラムを立てる必要がある．どの職種がどのような指導を担当するのか，どのような指導が有効であり効果を上げていくのか，今後の指導の見通しなど，他職種でのネットワーク作りが望まれる．

文部科学省のガイドラインの中にある広域特別支援連携協議会についての抜粋を記載する（表87）．

●おわりに

今後，全国の通常学級の中で「軽度発達障害がある児童生徒への理解と対応」としての特別支援教育が展開される．それは教育だけが負う課題ではないのは自明の理である．特別支援教育とは，新たに展開する教育ではなく，すでに日々の教育の中で実施されていることを，より深く，より広げていくものであろう．今までの教育界の認識を打破し，早期に医療と教育をつなぐシステムの構築が望まれる．システムの構築がなされることで，新たな教育と医療との架け橋が積極的に模索され，日本社会全体で「軽度発達障害がある児童生徒」へ温かな支援がなされていくものと考える．「障害は個性ではない．個性であればサポートする必要はない．障害名は，社会がサポートするために障害という診断をつけるのだ」という考えかたを両者が共有することが重要である．

表86　特別支援教育コーディネーター（ガイドラインより抜粋）

校内や福祉医療等の関係機関との間の連絡調整役としてあるいは保護者に対する学校の窓口としてコーディネーター的な役割を担う者を学校の校務に位置づけることにより，校内の関係者や関係機関との連携協力の強化を図ることが重要になってきます．校内での適切な教育的支援につながるよう教育委員会に設置されている専門家チームとの連携を図ります．

専門家チームとの連携としては，専門家チームへの判断依頼，専門家チームに報告する資料を作成・校内で情報収集し実態把握・専門家チームからの指導・助言の活用を行う，などがあります．

文部科学省：小中学校におけるLD（学習障害），ADHD（注意欠陥／多動性障害），高機能自閉症の児童生徒への教育支援体制の整備のためのガイドライン（試案）より

表87　広域特別支援連携協議会等（ガイドラインより抜粋）

学校が地域の関係機関と連携をとりながら適切な教育的支援を行うためには教育福祉医療等の関係機関が連携協力する支援のためのネットワークづくりが大切です．このため都道府県行政レベルで部局横断型の組織を設け，各地域の連携協力体制を支援することが大切です．

このような基本的な仕組みのもとに小・中学校においては学校としての全体的・総合的な対応の必要性，が指摘されました．具体的にはLD，ADHD，高機能自閉症を含めすべての障害のある児童生徒について個別の教育支援計画を策定することすべての学校に特別支援教育コーディネーターを位置づけることが必要と指摘されました．

文部科学省：小中学校におけるLD（学習障害），ADHD（注意欠陥／多動性障害），高機能自閉症の児童生徒への教育支援体制の整備のためのガイドライン（試案）より

● 文献

1) 文部科学省：小中学校におけるLD（学習障害），ADHD（注意欠陥/多動性障害），高機能自閉症の児童生徒への教育支援体制の整備のためのガイドライン（試案）

■月森久江

第 X 章

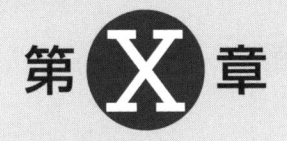

発達障害への対応と これからの方向性

A 発達障害と子育て

　発達障害をもつ成人については，子育ての難しさの観点から考えてみる必要がある（128ページも参照）．

　発達障害をもつ母親の子育てを考えてみると，母親と子どもがともに発達障害の場合，母親が発達障害で子どもが健常の場合，父親も発達障害の場合などさまざまなパターンがある．

　母親が発達障害の場合，最も問題なのは，母親自身がもつ思い，気持ち，考えを，子どもも同じようにもっていると思い込んでしまうことである（表87）．母乳を抱いてあげようとすると，子どもが泣いてしまった．すると，この子は抱かれることがいやなのだと考え，母乳がいやなのだとも思う．まさに文字どおりということであり，そう考えた結果，例えば赤ん坊の上に馬乗りになり，抱かないでミルクをあげるようなこともしてしまう．また，だっこをする時に，子どもがたまたま後ろ向きに座ってしまうと，母親は「この子にとって私は椅子なのだ」と思ってしまい，いすの役に徹し，抱くこともしなくなってしまう．また，どんなことにも理由を求めてしまい，理屈で説明できない，特に感情的なことなどについては，理解できずパニックを起こしてしまう．また，ちょっとした子どもの反応を拡大解釈してしまい，知識や経験不足も手伝って，パニックになることもある．そういったことから虐待に発展することもありうる．また，母親が脆弱性を有する発達障害から二次的に精神疾患を発病した場合，子どもは親の対応が疾患の症状としてその時々に変わるために，どのようなときにどうふるまえばよいかわからず，子どものほうがパニックを起こしてしまうこともある．

　父親が発達障害の場合，例えば注意欠陥/多動性障害（ADHD）のアルコール依存，DV，広汎性発達障害（PDD）の場合などがあり，突然キレてしまうこと，あるいは対人関係の問題から，子どもがさまざまな精神疾患を発症してしまうこともありうる．このように，親の発達障害が原因で，子どもの発達障害が予想以上に悪化することは多々あり，知的レベルから期待されるより行動レベルが悪い場合には，家族機能の観点からもう一度考え直してみる必要がある（表88）．

表88 世代間伝達現象：子育てができない

母親の考え	状態	問題
依存欲求を満たしてくれる対象としての子ども	子どものころの愛情の欠如から，自分が親との関係で求めていたような幼児的な依存欲求を子どもに求める	依存欲求の満足を子どもに期待する．子どもが母親に絶対的な依存状態の時は問題が生じないが，子どもがある程度成長していくうちに自分自身の欲求に従い自律的な行動を示すようになると，親と子どもの欲求の間に葛藤が生まれる
子供からの拒否と自己の傷つき	子どものころの拒否体験とそれに伴う自己標価の低さ	子どもの要求に応えられなかったときに子どもに嫌われていると認知してしまう． 母親が子どものころに虐待環境であったために成育過程において親からさまざまな拒否を体験しており，自分が無価値な存在であるというぜい弱な自己イメージをさらに傷つけることになる．
攻撃者との同一化による子供への影響	自分の子どもを攻撃することで親からの虐待によって受けた傷を癒そうとする	自分の悪いイメージを子どもに投影し，自分を虐待した親との同一化＝攻撃者の同一化． 親から子どもへの攻撃の背景には，実は親の自己自身への攻撃が存在する．そして自分の子どもを攻撃することで，親からの虐待によって受けた心の傷を癒そうとしている．

B リラクゼーションの方法を確立する

　社会の中は，たくさんのストレスに満ちあふれている．自分で気持ちや行動を抑制する方法を見つけていかなければならない．このことは特に発達障害をもつ人には重要な考えかたである．

　発達障害がある場合，ストレスは発達障害をもたない人より反応が強く出てくる．たいしたことではないけど無視できない，気になって眠れない，爪かみや抜毛があらわれる，チックの程度もひどくなり，発声チック，汚言を伴いトゥレット症候群を呈するなどが多くみられる．時には，強迫障害を合併することもある．まず周囲がこのことを理解する必要がある．強くストレスを感じてい

るにもかかわらず，頑張っている子どもを認めてあげる，ストレスに対する反応として起こった行動を，他の目立たない行動に置き換えてあげる．同時にストレスからの逃避方法も考えてあげなければならない．

(1) 自分が落ち着ける方法と場所：部屋の片隅，自分の好きな物（ぬいぐるみ，乗り物，時には武器など）に囲まれた空間，決まった椅子（しっかり抱いてもらう，自分を締めつけるような椅子に座る）など．

(2) 落ちつける場所への逃避方法：落ちつくためにトイレの個室に行く，手を挙げて静かに出て行くなど．

(3) ストレスに立ち向かう：ストレスがあることを理屈として理解する．

(4) ストレスに段階をつけ，各段階ごとに対応方法を決め他の人にカードで提示する．PDDの人は，自分の気持ちやストレスが3段階（良い，ふつう，悪い）にしかならない．これを，5段階に分けて図示してみる（色，大小のある図形など，裏には対応方法を書いておいて，自分が自分の気持ちやストレスを評価するようにする）．カードを机の上に置いて他の人にわかるようにしておくのもよい．

C ライフスタイル（どのように生きていくか）

大人になり，次の世代への引き継ぎも終わったら，これからどう生きていくのか，何を目標とするのか考えていかなければならない．一生懸命生きてきた自分から，人生を楽しむ自分に変えていく．「ライフスタイル」とは，そんな考えかたの根幹になる．どのような障害があっても，社会生活がうまくできなくても，自分が死んでいくときに生きてきてよかったと思える生きかた，このような生きかたについて考えていく根幹を，ライフスタイルという．

『ライフスタイルとは，個人のもつもののみかたや考えかた，生きかたであり，人は自分独特の意味をものごとに与えて，それに基づいて考えるといわれている．すなわちその人独自の人生における目標志向性や，自己決定を表すが，固定的なものではなく，そのときそのときの行動の中に表され続ける，態度の集合体』である（A. Adler）．

自分の，そのときそのときのライフスタイルと人生の最終的な理想とするライフスタイルも考えに入れておく必要がある．

発達障害の人にとってのライフスタイルとは，もしかしたら「2つのライフ

スタイルを持って生きていく」ことかもしれない．本当の自分と自分を取り巻く世界に合わせて生きていくもうひとりの自分．社会的に生きにくいかもしれないが，本当の自分を出しているので身体的に，精神的に楽な自分と，社会的に生きやすいかもしれないが周囲に自分を合わせるという最も苦手なことを行うために，身体的・精神的に苦しい自分．でも，社会に生きるということは，最もつらい自分を演じ続けなくてはいけないのかもしれない．このことを自分も周囲の人もきちんと理解して生きていかなければ，自分のライフスタイルは築けない．このようなつらい作業を行うことがその人にとって幸せかどうかはわからない．自分をどのように変えていくかを考えながら，自分を知っていくこと．それを助けるために心理療法，薬物療法などがある．このような苦しい作業を自分に課していくこと．そのためにも，その人なりのリラクゼーションを見つけることが重要になってくる．

■宮尾益知

おわりにあたって

　発達障害（診断名の変遷はあったが）に長く付き合ってきた者として，また生涯を通じて，その方の人生の節目に立ち会いながら，より良い方向性を見いだしていくことを考えながら医療を行ってきた者として，徐々に医療の限界を感じるようにになってきました．実際は，その時々のその方の生きていくことの困難さに，ただ一緒に立っているだけかもしれません．発達障害者支援法が施行されても，具体的に誰が，どのような方法で，社会全体からのサポートをどのようなネットワークで行うかについてはまだまだ具体的ではありません．

　本書はさまざまな医療・保健・福祉関係の専門家に，それぞれの立場で，このような思いを含めて，縦断的に書いていただきました．重なり合うことも多いと思います．わかりにくいことも多いと思いますが，編者の責任として，時代に合った書物としてこれからも存在し続けることができるようまとめてみました．さまざまな時期で関わる各関係者の役割と重要性について，縦・横のネットワークとして発達障害にたずさわる人々の指針となれるような提言となれば幸いです．

　2007年10月

　　　　　　　　　　　　　　　　　　　　　　　　　　　　　宮尾益知

付録① 発達障害者支援法

第1章　総則

（目的）

第1条　この法律は，発達障害者の心理機能の適正な発達及び円滑な社会生活の促進のために発達障害の症状の発現後できるだけ早期に発達支援を行うことが特に重要であることにかんがみ，発達障害を早期に発見し，発達支援を行うことに関する国及び地方公共団体の責務を明らかにするとともに，学校教育における発達障害者への支援，発達障害者の就労の支援，発達障害者支援センターの指定等について定めることにより，発達障害者の自立及び社会参加に資するようその生活全般にわたる支援を図り，もってその福祉の増進に寄与することを目的とする。

（定義）

第2条　この法律において「発達障害」とは，自閉症，アスペルガー症候群その他の広汎性発達障害，学習障害，注意欠陥多動性障害その他これに類する脳機能の障害であってその症状が通常低年齢において発現するものとして政令で定めるものをいう。

2　この法律において「発達障害者」とは，発達障害を有するために日常生活又は社会生活に制限を受ける者をいい，「発達障害児」とは，発達障害者のうち18歳未満のものをいう。

3　この法律において「発達支援」とは，発達障害者に対し，その心理機能の適正な発達を支援し，及び円滑な社会生活を促進するため行う発達障害の特性に対応した医療的，福祉的及び教育的援助をいう。

（国及び地方公共団体の責務）

第3条　国及び地方公共団体は，発達障害者の心理機能の適正な発達及び円滑な社会生活の促進のために発達障害の症状の発現後できるだけ早期に発達支援を行うことが特に重要であることにかんがみ，発達障害の早期発見のため必要な措置を講じるものとする。

2　国及び地方公共団体は，発達障害児に対し，発達障害の症状の発現後できるだけ早期に，その者の状況に応じて適切に，就学前の発達支援，学校における発達支援その他の発達支援が行われるとともに，発達障害者に対する就労，地域における生活等に関する支援及び発達障害者の家族に対する支援が行われるよう，必要な措置を講じるものとする。

3　発達障害者の支援等の施策が講じられるに当たっては，発達障害者及び発達障害児の保護者（親権を行う者，未成年後見人その他の者で，児童を現に監護するものをいう。以下同じ。）の意思ができる限り尊重されなければならないものとする。

4　国及び地方公共団体は，発達障害者の支援等の施策を講じるに当たっては，医療，保健，福祉，教育及び労働に関する業務を担当する部局の相互の緊密な連携を確保するととも

に，犯罪等により発達障害者が被害を受けること等を防止するため，これらの部局と消費生活に関する業務を担当する部局その他の関係機関との必要な協力体制の整備を行うものとする。
(国民の責務)
第4条　国民は，発達障害者の福祉について理解を深めるとともに，社会連帯の理念に基づき，発達障害者が社会経済活動に参加しようとする努力に対し，協力するように努めなければならない。

第2章　児童の発達障害の早期発見及び発達障害者の支援のための施策

(児童の発達障害の早期発見等)
第5条　市町村は，母子保健法(昭和40年法律第141号)第12条及び第13条に規定する健康診査を行うに当たり，発達障害の早期発見に十分留意しなければならない。
2　市町村の教育委員会は，学校保健法(昭和33年法律第56号)第4条に規定する健康診断を行うに当たり，発達障害の早期発見に十分留意しなければならない。
3　市町村は，児童に発達障害の疑いがある場合には，適切に支援を行うため，当該児童についての継続的な相談を行うよう努めるとともに，必要に応じ，当該児童が早期に医学的又は心理学的判定を受けることができるよう，当該児童の保護者に対し，**第14条第1項の発達障害者支援センター**，**第19条の規定により都道府県が確保した医療機関**その他の機関(次条第1項において「センター等」という。)を紹介し，又は助言を行うものとする。
4　市町村は，前3項の措置を講じるに当たっては，当該措置の対象となる児童及び保護者の意思を尊重するとともに，必要な配慮をしなければならない。
5　都道府県は，市町村の求めに応じ，児童の発達障害の早期発見に関する技術的事項についての指導，助言その他の市町村に対する必要な技術的援助を行うものとする。
(早期の発達支援)
第6条　市町村は，発達障害児が早期の発達支援を受けることができるよう，発達障害児の保護者に対し，その相談に応じ，センター等を紹介し，又は助言を行い，その他適切な措置を講じるものとする。
2　前条第4項の規定は，前項の措置を講じる場合について準用する。
3　都道府県は，発達障害児の早期の発達支援のために必要な体制の整備を行うとともに，発達障害児に対して行われる発達支援の専門性を確保するため必要な措置を講じるものとする。
(保育)
第7条　市町村は，保育の実施に当たっては，発達障害児の健全な発達が他の児童と共に生活することを通じて図られるよう適切な配慮をするものとする。
(教育)
第8条　国及び地方公共団体は，発達障害児(18歳以上の発達障害者であって高等学校，

中等教育学校及び特別支援学校に在学する者を含む。）がその障害の状態に応じ，十分な教育を受けられるようにするため，適切な教育的支援，支援体制の整備その他必要な措置を講じるものとする。
2　大学及び高等専門学校は，発達障害者の障害の状態に応じ，適切な教育上の配慮をするものとする。
（放課後児童健全育成事業の利用）
第9条　市町村は，放課後児童健全育成事業について，発達障害児の利用の機会の確保を図るため，適切な配慮をするものとする。
（就労の支援）
第10条　都道府県は，発達障害者の就労を支援するため必要な体制の整備に努めるとともに，公共職業安定所，地域障害者職業センター（障害者の雇用の促進等に関する法律（昭和35年法律第123号）第19条第1項第3号の地域障害者職業センターをいう。），障害者就業・生活支援センター（同法第33条の指定を受けた者をいう。），社会福祉協議会，教育委員会その他の関係機関及び民間団体相互の連携を確保しつつ，発達障害者の特性に応じた適切な就労の機会の確保に努めなければならない。
2　都道府県及び市町村は，必要に応じ，発達障害者が就労のための準備を適切に行えるようにするための支援が学校において行われるよう必要な措置を講じるものとする。
（地域での生活支援）
第11条　市町村は，発達障害者が，その希望に応じて，地域において自立した生活を営むことができるようにするため，発達障害者に対し，社会生活への適応のために必要な訓練を受ける機会の確保，共同生活を営むべき住居その他の地域において生活を営むべき住居の確保その他必要な支援に努めなければならない。
（権利擁護）
第12条　国及び地方公共団体は，発達障害者が，その発達障害のために差別されること等権利利益を害されることがないようにするため，権利擁護のために必要な支援を行うものとする。
（発達障害者の家族への支援）
第13条　都道府県及び市町村は，発達障害児の保護者が適切な監護をすることができるようにすること等を通じて発達障害者の福祉の増進に寄与するため，児童相談所等関係機関と連携を図りつつ，発達障害者の家族に対し，相談及び助言その他の支援を適切に行うよう努めなければならない。

第3章　発達障害者支援センター等

（発達障害者支援センター等）
第14条　都道府県知事は，次に掲げる業務を，社会福祉法人その他の政令で定める法人であって当該業務を適正かつ確実に行うことができると認めて指定した者（以下「発達障

害者支援センター」という。）に行わせ，又は自ら行うことができる。
1. 発達障害の早期発見，早期の発達支援等に資するよう，発達障害者及びその家族に対し，専門的に，その相談に応じ，又は助言を行うこと。
2. 発達障害者に対し，専門的な発達支援及び就労の支援を行うこと。
3. 医療，保健，福祉，教育等に関する業務（次号において「医療等の業務」という。）を行う関係機関及び民間団体並びにこれに従事する者に対し発達障害についての情報提供及び研修を行うこと。
4. 発達障害に関して，医療等の業務を行う関係機関及び民間団体との連絡調整を行うこと。
5. 前各号に掲げる業務に附帯する業務
2　前項の規定による指定は，当該指定を受けようとする者の申請により行う。

（秘密保持義務）
第15条　発達障害者支援センターの役員若しくは職員又はこれらの職にあった者は，職務上知ることのできた個人の秘密を漏らしてはならない。

（報告の徴収等）
第16条　都道府県知事は，発達障害者支援センターの第14条第1項に規定する業務の適正な運営を確保するため必要があると認めるときは，当該発達障害者支援センターに対し，その業務の状況に関し必要な報告を求め，又はその職員に，当該発達障害者支援センターの事業所若しくは事務所に立ち入り，その業務の状況に関し必要な調査若しくは質問をさせることができる。
2　前項の規定により立入調査又は質問をする職員は，その身分を示す証明書を携帯し，関係者の請求があるときは，これを提示しなければならない。
3　第1項の規定による立入調査及び質問の権限は，犯罪捜査のために認められたものと解釈してはならない。

（改善命令）
第17条　都道府県知事は，発達障害者支援センターの第14条第1項に規定する業務の適正な運営を確保するため必要があると認めるときは，当該発達障害者支援センターに対し，その改善のために必要な措置をとるべきことを命ずることができる。

（指定の取消し）
第18条　都道府県知事は，発達障害者支援センターが第16条第1項の規定による報告をせず，若しくは虚偽の報告をし，若しくは同項の規定による立入調査を拒み，妨げ，若しくは忌避し，若しくは質問に対して答弁をせず，若しくは虚偽の答弁をした場合において，その業務の状況の把握に著しい支障が生じたとき，又は発達障害者支援センターが前条の規定による命令に違反したときは，その指定を取り消すことができる。

（専門的な医療機関の確保等）
第19条　都道府県は，専門的に発達障害の診断及び発達支援を行うことができると認め

る病院又は診療所を確保しなければならない．

2　国及び地方公共団体は，前項の医療機関の相互協力を推進するとともに，同項の医療機関に対し，発達障害者の発達支援等に関する情報の提供その他必要な援助を行うものとする．

第4章　補則

（民間団体への支援）

第20条　国及び地方公共団体は，発達障害者を支援するために行う民間団体の活動の活性化を図るよう配慮するものとする．

（国民に対する普及及び啓発）

第21条　国及び地方公共団体は，発達障害に関する国民の理解を深めるため，必要な広報その他の啓発活動を行うものとする．

（医療又は保健の業務に従事する者に対する知識の普及及び啓発）

第22条　国及び地方公共団体は，医療又は保健の業務に従事する者に対し，発達障害の発見のため必要な知識の普及及び啓発に努めなければならない．

（専門的知識を有する人材の確保等）

第23条　国及び地方公共団体は，発達障害者に対する支援を適切に行うことができるよう，医療，保健，福祉，教育等に関する業務に従事する職員について，発達障害に関する専門的知識を有する人材を確保するよう努めるとともに，発達障害に対する理解を深め，及び専門性を高めるため研修等必要な措置を講じるものとする．

（調査研究）

第24条　国は，発達障害者の実態の把握に努めるとともに，発達障害の原因の究明，発達障害の診断及び治療，発達支援の方法等に関する必要な調査研究を行うものとする．

（大都市等の特例）

第25条　この法律中都道府県が処理することとされている事務で政令で定めるものは，地方自治法（昭和22年法律第67号）第252条の19第1項の指定都市（以下「指定都市」という．）においては，政令で定めるところにより，指定都市が処理するものとする．この場合においては，この法律中都道府県に関する規定は，指定都市に関する規定として指定都市に適用があるものとする．

附則

（施行期日）

1　この法律は，平成17年4月1日から施行する．

（見直し）

2　政府は，この法律の施行後3年を経過した場合において，この法律の施行の状況について検討を加え，その結果に基づいて必要な見直しを行うものとする．

付録②

自閉症・発達障害者支援センター一覧

地域における自閉症児(者)や発達障害者対策の推進を図るため、(1)関係機関、関係施設等に対する情報提供及び関係者の研修、(2)自閉症児(者)、その家族等からの相談への対応及び助言指導、(3)自閉症児(者)等への療育及び就労支援の実施、(4)福祉事務所、児童相談所、知的障害者更生相談所等の関係機関との連絡調整等行っている。

都道府県	機関名	住所	TEL
北海道	北海道発達障害者支援センター「あおいそら」	北海道函館市石川町90-7	0138-46-0851
札幌市	札幌市自閉症・発達障害支援センター	札幌市東区東雁来町207	011-790-1616
青森県	青森県発達障害者支援センター「ステップ」	青森県青森市中央3-20-30県民福祉プラザ3F	017-777-8201
岩手県	岩手県発達障害者支援センター	岩手県岩手郡滝沢村滝沢字穴口203-4	019-601-1501
山形県	山形県発達障害者支援センター	山形県上山市河崎3-7-1(総合療育訓練センター内)	023-673-3314
宮城県	宮城県発達障害者支援センター「えくぼ」	宮城県仙台市泉区南中山5-2-1	022-376-5306
仙台市	仙台市発達相談支援センターアーチル	宮城県仙台市泉区泉中央2-24-1	022-375-0110
福島県	福島県発達障がい者支援センター	福島県郡山市富田町字上の台4-1福島県総合療育センター母子棟2階	024-951-0352
栃木県	栃木県発達障害者支援センター「ふぉーゆう」	栃木県宇都宮市駒生町3337-1(とちぎリハビリテーションセンター内)	028-623-6111
群馬県	群馬県発達障害者支援センター	群馬県前橋市新前橋町13-12	027-254-5380
茨城県	茨城県発達障害者支援センター	茨城県東茨城郡茨城町小幡北山2766-37	029-219-1222
埼玉県	埼玉県発達障害者支援センター「まほろば」	埼玉県川越市平塚新田字東河原201-2	049-239-3553
千葉県	千葉県発達障害者支援センターCAS	千葉県千葉市中央支鼻2-9-3	043-227-8557

都道府県	機関名	住所	TEL
東京都	東京都発達障害者支援センター「トスカ」	東京都世田谷区船橋1-30-9	03-3426-2318
神奈川県	神奈川県発達障害支援センター「かながわA(エース)」	足柄上郡中井町境218	0465-81-0288
横浜市	よこはま・自閉症支援室	神奈川県横浜市都筑区仲町台1-2-31 ヒルトップス301	045-949-3744
新潟県	新潟県発達障害者支援センター「RISE(ライズ)」	新潟県新潟市水道町1-5932	025-266-7033
石川県	石川県発達障害者支援センター「パース」	石川県金沢市福久東1丁目56番地 オフィスオーセド2F	076-257-5551
石川県	石川県発達障害支援センター	石川県金沢市鞍月東2丁目6番地(石川県こころの健康センター内)	076-238-5557
富山県	富山県自閉症・発達障害支援センター「あおぞら」	富山県富山市下飯野36(富山県高志通園センター内)	076-438-8415
富山県	富山県自閉症・発達障害支援センター「ありそ」	富山市西金屋6682(めひの野園うさか寮内)	076-438-5694
山梨県	山梨県発達障害者支援センター	山梨県甲府市北新1-2-12	055-254-8631
長野県	長野県自閉症・発達障害支援センター	長野県長野市若里7-1-7(長野県精神保健福祉センター内)	026-227-1810
静岡県	静岡県こども家庭相談センター総合支援部	静岡市駿河区有明町2番20号	054-286-9038
愛知県	あいち発達障害者支援センター	愛知県春日井市神屋町713-8	0568-88-0849
名古屋市	名古屋市自閉症・発達障害者支援センター	愛知県名古屋市昭和区川名山町6-4	052-832-6172
岐阜県	岐阜県発達支援センター「のぞみ」	岐阜市鷺山向井2563-57	058-233-5116
三重県	三重県自閉症・発達障害支援センター	津市城山1-12-3(あすなろ学園) 菰野町杉谷1573(あさけ学園) 大宮町滝原1195-1(れんげの里)	059-234-6527 0593-94-1595 05988-6-3911
福井県	福井県発達障害児者支援センター「スクラム福井」	福井県敦賀市桜ヶ丘町8-6	0770-21-2346
滋賀県	滋賀県自閉症・発達障害支援センター「いぶき」	滋賀県長浜市大戌亥町415-1(第二湖北寮内)	0749-65-2191
京都府	京都府こども発達支援センター＜すてっぷセンター＞ ※対象年齢：18歳未満	京都府京田辺市田辺茂ヶ谷186-1	0774-64-6141

都道府県	機関名	住所	TEL
京都市	京都市発達障害者支援センター「かがやき」	京都府京都市上京区丸太町通黒門町東入藁屋町536-1	075-841-0375
大阪府	大阪府自閉症・発達障害支援センター「アクトおおさか」	大阪市高槻市野見町3-14第2高谷ビル201	072-662-0055
大阪市	大阪市発達障害者支援センター「エルムおおさか」	大阪市平野区喜連西6-2-55 大阪市心身障害者リハビリテーションセンター2階	06-6797-6931
奈良県	奈良県発達障害支援センター「でぃあ〜」	奈良市古市町1番2 奈良仔鹿園内	0742-62-7746
和歌山県	和歌山県発達障害者支援センター「ポラリス」	和歌山市今福3-5-41 愛徳医療福祉センター内	073-413-3200
兵庫県	ひょうご発達障害者支援センター「クローバー」	兵庫県高砂市北浜町北脇519	0792-54-3601
岡山県	おかやま発達障害者支援センター	岡山県岡山市祇園地先	086-275-9277
鳥取県	『エール』鳥取県自閉症・発達障害支援センター	鳥取県倉吉市みどり町3564-1県立皆成学園内	0858-22-7207 0858-22-7208
島根県	島根県東部発達障害者支援センター「ウィッシュ」	島根県出雲市神西沖町2534-2	0853-43-2252
島根県	島根県西部発達障害者支援センター「ウィンド」	島根県浜田市上府町イ2589	0855-23-0208
広島県	広島県発達障害者支援センター	東広島市八本松町米満461（社会福祉法人つつじ ウィング内）	082-497-0131
広島市	広島市発達障害者支援センター	広島市東区光町2-15-55 広島市こども療育センター内	082-568-7328
山口県	山口県自閉症・発達障害者支援センター	山口市大字仁保中郷50番地	083-929-5012
徳島県	徳島県発達障害者支援センター	徳島県徳島市国府町中360-1	088-642-4000
高知県	高知県立療育福祉センター発達支援部	高知県高知市若草町10-5	088-844-1247
福岡県	福岡県発達障害者支援センター「ゆう・もあ」	田川市夏吉4205-7	0947-46-9505
北九州市	北九州市自閉症・発達障害支援センター「つばさ」	福岡県北九州市小倉南区春ヶ丘10-2（北九州市立総合療育センター内）	093-922-5523
佐賀県	佐賀県発達障害者支援センター「結」	佐賀県鳥栖市江島町字西谷3300-1	0942-81-5728

都道府県	機関名	住所	TEL
長崎県	長崎県発達障害者支援センター「しおさい(潮彩)」	長崎県諫早市永昌東町24-3	0957-22-1802
熊本県	熊本県発達障害者支援センター	熊本県菊池郡大津町森54-2	096-293-8189
大分県	大分県自閉症・発達障害支援センター「イコール」	大分県大野郡犬飼町大寒2149-1	097-586-8080
宮崎県	宮崎県発達障害者支援センター	宮崎県宮崎郡清武町大字木原4257-7 (県立ひまわり学園内)	0985-85-7660
鹿児島県	鹿児島県発達障害者支援センター	鹿児島市桜ヶ丘6丁目12番(鹿児島県児童総合相談センター内)	099-264-3720

▶以下は LD(学習障害)親の会「けやき」のホームページより許可を得て転載
(http://www.ne.jp/asahi/hp/keyaki/)

教育機関・学校・フリースクール・指導教室

- 学校法人旭出学園　旭出養護学校　http://www16.ocn.ne.jp/~asahide/
- 見晴台学園「学習障害児・者の教育と自立の保障をすすめる会」(愛知)
  http://www.miharashidai.com/
- 武蔵野東学園　http://www.musashino-higashi.org/chugaku.php
- 東京都立青鳥養護学校梅ヶ丘分教室
  http://www.seicho-sh.metro.tokyo.jp/umegaoka/
- 北海道美幌町立美幌小学校
- 黒石市立中郷小学校　ことば・きこえ・こころの教室
  http://www.infoaomori.ne.jp/nakasyo1/
- 和光中学校高等学校(東京都町田市)　http://www.wako.ed.jp/
- 自由の森学園(埼玉県飯能市)　http://www.jiyunomori.ac.jp/
- アメリカン・スクール・イン・ジャパン(ASIJ)(東京都調布市)
  https://community.asij.ac.jp/NetCommunity/SSLPage.aspx?&pid=372&srcid=590
- 東京YMCA「ASCA(アスカ)」(LD児のための指導教室)
  http://tokyo.ymca.or.jp/ld/asca/index.html
- 西宮YMCA　http://www.kobeymca.or.jp/nishinomiya/(LD教室)
- アンダンテ(西荻教育研究所)(東京・西荻窪)　http://www1.ocn.ne.jp/~andante/
- NPO法人かかわり教室(札幌市)　http://park15.wakwak.com/~mama/
- 彩星学舎(フリースクール・埼玉県さいたま市)　http://saisei.jp/
- 白根開善学校(全寮制の私立中学・高校)
  http://www.e-net.or.jp/user/abuyone/shirane/

- 星槎（せいさ）学園　http://www.seisagakuen.jp/
- 八洲学園（通信制・単位制の普通科高等学校・全日制の専修学校）
  http://www.yashima.ac.jp/
- アンデルセン高等学院　http://www.bekkoame.ne.jp/ha/andersen/
- 芸術工芸高等専修学校　http://www.net-dream.ne.jp/aisenkai/
- 岡山D＆Lスクール（LDのための指導教室）　http://www2k.biglobe.ne.jp/~dlschool/
- 楠の木学園　http://home.netyou.jp/gg/kusunoki/
- NPO法人　日本フリースクール協会（JFSA）　http://www.t-net.ne.jp/~eisei/jfsa.htm
- （学）湘南ライナス学園（LD児不登校児その他個性化教育を望む子供達を対象）
  http://www.linus.ac.jp/
- 保育士通園施設「葵学園」　http://homepage1.nifty.com/harka/
- はぐくみ塾（はぐくみスピーチクリニック併設）
  http://www.escor.co.jp/hagukumi/index.html
- NPO法人　大分特別支援教育室フリーリー　http://freely.vis.ne.jp/
- 神戸フリースクール〔(旧)明石フリースクール「冬夏舎」〕
  http://www.freeschool.jp/kfs/
- ふりーすくーるふぉーらいふ　http://www5e.biglobe.ne.jp/~forlife/
- フレネ自由教育フリースクールジャパンフレネ（Japan Freinet）
  http://www.jfreinet.com/index.htm
- インターネットスクールてんとう虫・フリースクールてんとう虫
  http://ladybird.hp.infoseek.co.jp/
- NPO法人・工芸技能研究所　http://homepage3.nifty.com/kougiken/
- ステップアップスクールガイド
  http://stepup-school.net/step/book_con/step_contents.html

LD（学習障害）関連民間団体

- 日本発達障害ネットワーク　http://jddnet.jp/
- 日本LD学会　http://wwwsoc.nii.ac.jp/jald/
  - 北海道LD懇話会
  - オホーツクADHD&LD懇話会　http://www7.ocn.ne.jp/~ya2002/alto/
  - 秋田LD・ADHD懇話会　http://www.yutopia.or.jp/~hassey/
  - 東京LD教育研究会　http://tokyo.cool.ne.jp/tokyold/
  - 滋賀県LD教育研究会　http://shigald.hp.infoseek.co.jp/ldtoha.htm
  - 奈良LD研究会　http://www3.kcn.ne.jp/~tartan/narald_img/narald01.htm
- 北海道LDサポート学会
- 全国特殊教育推進連盟　http://homepage3.nifty.com/suishinrenmei/
- NPO法人CEセンター（東京都八王子市）　http://www.npo-cecenter.org/index.html

- (社)神奈川学習障害研究協会(神奈川LD協会)　http://www.246.ne.jp/~kanald/
- NPO法人「えじそんくらぶ」(ADHDを持つ人たち　共に悩む家族・教師を応援します)
  http://www.e-club.jp/
  - 「えじそんくらぶ」福岡親の会　http://www.geocities.jp/tinkerbell_fukuoka/
- 栃木県カウンセリングセンター　http://web-tochigi.com/tcc/
- 大阪府養護教育研究会　http://fuyouken.visithp.jp/
- JC-NETジョブコーチ・ネットワーク　http://www.jc-net.jp/
- (財)日本YMCA同盟　http://www.ymcajapan.org/
  - 東京YMCA　http://tokyo.ymca.or.jp/volunteer/shougai.html
  - 横浜YMCA　http://www.yokohamaymca.org/(LDの学習援助『トライアングルクラス』/LD(学習障害)インフォメーション)
  - 熊本YMCA　http://www.kumamoto-ymca.or.jp/〔学習障害(LD)児を支援する活動〕
  - 北海道YMCA　http://www.hokkaido-ymca.or.jp/(学習に困難を示す子どもの援助プログラム)
- 丸善メイツK-ABCセンター
- 子どもの発達支援を考えるSTの会　http://www.kodomost.com/
- リソースセンターone　http://r-c-one.com/
- のぞみ発達クリニック(東京都葛飾区)　http://www.nozomic.org/
- NPO法人日本ポーテージ協会　http://www.ne.jp/asahi/portage/japan/
- 広島感覚統合発達研究会　http://www2.ocn.ne.jp/~sik/
- NPO法人アスペ・エルデの会　http://www.as-japan.jp/
- (社)精神発(財)日本障害者リハビリテーション協会(JSRPD)　http://www.jsrpd.jp/
- (社)精神発達障害指導教育協会(発達協会)　http://www.hattatsu.or.jp/
- 神奈川県情報赤十字奉仕団(LDを持つ子どものためのパソコン教室他)
  http://www2h.biglobe.ne.jp/~rcinfo-v/johoho2/index.htm
- さくらいクリニック　新宿成人ADDセンター　http://homepage2.nifty.com/ADD/
- よこはま発達クリニック　http://www.ypdc.net/
- 北海道こども心療内科　氏家医院　http://www13.ocn.ne.jp/~ujiieiin/
- 平谷こども発達クリニック(福井市)　http://www.hiratani-c.jp/
- メール・カウンセリング「あくと」　http://shonan.lib.net/act/
- NPO法人　家庭療育学習研究会
- 子どもと親の体験学習「森の仔じゆうがっこう」(長野)
- 学習障害療育研究会(神奈川県県央、湘南、西湘地区、横浜西部地区)
- ふりはた子どもの輝き相談所(長野県穂高町)
  http://homepage2.nifty.com/furihata-s/
- (財)日本おもちゃ図書館財団　http://www.toylib.or.jp/

- きこえとことばの発達情報室（電子メールでの相談）
  http://www.warp.or.jp/ent/index.html
- 特養老人ホーム「オリンピア」（LD児プログラム−公開講演会・介護体験・ボランティア体験）
- 明石LDを考える会　http://www.geocities.jp/littledolphinjp/
- つくば　子どもと教育相談センター
  http://www010.upp.so-net.ne.jp/kodomo/kod/
- 熊本LD児・者親の会「めだか」
- 子どものこころの相談室
- 演劇リハビリテーション推進実行委員会
- （財）田中教育研究所（田研）　http://taken.co.jp/index.htm（田研出版URL）
- 日本心理適性研究所JIPA
- NPO法人発達共助連　http://www.hkren.jp/
- NPO法人徳島発達障害ケアマネジメント協会
  http://www.infoeddy.ne.jp/~npocare/
- 育脳工房アトリエファンタジア
- 横浜コミュニケーション障害研究会（STの連携と協力をめざして）
  http://my.reset.jp/~comcom/
- 社会福祉法人　全国心身障害児福祉財団　http://www.shougaiji-zaidan.or.jp/
- 全国障害者問題研究会（全障研）　http://www.nginet.or.jp/
- デイジー（DAISY）研究センター Digital Accessible Information System（アクセシブルな情報システム）　http://www.dinf.ne.jp/doc/daisy/
- 障害保健福祉研究情報システム　http://www.dinf.ne.jp/index.html
- NPOデジタル編集協議会「ひなぎく」（プリントハンディキャップの人へ情報提供）
  http://www.daisy.gr.jp/
- NPO法人　臨床教育研究所　http://plaza.rakuten.co.jp/rinshou/
- 平谷こども発達クリニック（福井市）　http://www.hiratani-c.jp/
- 日本発達障害教育研究会（JASEDD）　http://www.ne.jp/asahi/jasedd/2000/
- 国際治療教育研究所（国治研）　http://www.iiet.co.jp/
- 滋賀LD教育研究会　http://shigald.hp.infoseek.co.jp/
- 奈良LD研究会　http://www3.kcn.ne.jp/~tartan/narald_img/narald01.htm
- 研究開発財団岐阜県音楽療法研究所　http://www.ongakuryoho.gifu-net.jp/
- （社）日本発達障害福祉連盟（旧日本知的障害福祉連盟）
  http://www.gtid.net/jp/index.html
- 全国障害者問題研究会　http://www.nginet.or.jp/

LD（学習障害）関連学術団体（学会）・大学・研究機関他

- 日本LD（学習障害）学会　Japanese Academy of Learning Disabilities
  http://wwwsoc.nii.ac.jp/jald/
- 特別支援教育ネットワーク推進委員会
  http://www.mext.go.jp/a_menu/shotou/tokubetu/03110701/007.htm
- 北海道LDサポート学会
- 国立情報学研究所協会情報発信サービス Academic Society Home Village
  http://wwwsoc.nii.ac.jp/index.html
- 日本心理学会　http://www.psych.or.jp/
- 日本基礎心理学会　http://www.l.u-tokyo.ac.jp/psy/jps/index-j.html
- 日本発達心理学会　http://wwwsoc.nii.ac.jp/jsdp/
- 日本青年心理学会　http://wwwsoc.nii.ac.jp/jsyap/
- 日本教育心理学会　http://wwwsoc.nii.ac.jp/jaep/
- 日本行動分析学会　http://www.j-aba.jp/
- 日本感覚統合障害研究会　http://www.si-japan.net/
- （社）日本作業療法士協会　http://www.jaot.or.jp/
  - 都道府県作業療法士会サイト　http://www.jaot.or.jp/todofuke.html
- 日本精神保険福祉士協会（JAPSW）　http://www.mmjp.or.jp/psw/
- 日本バイオフィードバック学会　http://wwwsoc.nii.ac.jp/bf/
- SST（ソーシャルスキルトレーニング）普及協会　http://www.jasst.net/
- 日本カウンセリング学会　http://wwwsoc.nii.ac.jp/jacs2/
- 全日本音楽療法学会　http://www.jmta.jp/index.html
- 日本コミュニケーション障害学会　http://www.chabashira.co.jp/~communi/
- 日本言語聴覚士協会　http://www.jaslht.gr.jp/
- 日本乳幼児教育学会　http://wwwsoc.nii.ac.jp/jseyc/
- 日本社会福祉学会　http://wwwsoc.nii.ac.jp/jssw/
- 日本職業リハビリテーション学会　http://www.normanet.ne.jp/~vocreha/
- 日本スヌーズレン協会　http://www1.ocn.ne.jp/~snoezel/
- 日本マカトン（Makaton）協会　http://homepage2.nifty.com/makaton-japan/
- 日本描画テスト・描画療法学会（JACD）　http://ky.st47.arena.ne.jp/
- 日本K-ABCアセスメント研究会
  http://ningen.human.tsukuba.ac.jp/~dairoku/K-ABC/
- 日本学校心理学会　http://homepage1.nifty.com/sc/jspa/
- 日本赤ちゃん学会　http://www.crn.or.jp/LABO/BABY/

- 日経メディカル医学関連学会情報　http://medical.nikkeibp.co.jp/inc/all/gakkai/
- 国立特殊教育総合研究所　http://www.nise.go.jp/
  - 国立特殊教育総研作成・関連リンク集　http://www.nise.go.jp/blog/link.html
- 障害者職業総合センター（NIVR）研究部門　http://www.nivr.jeed.or.jp/
- 国立大学障害児教育関連施設・センター連絡協議会
  http://www.u-gakugei.ac.jp/~rieechom/ShoSeKyo/index.html
- 愛知教育大学　障害児治療教育センター　http://www.chiryo.aichi-edu.ac.jp/
- 岐阜大学特別支援教育センター
  http://www.ed.gifu-u.ac.jp/~jissencenter/index.html
- 九州大学大学院人間環境学府附属総合臨床心理センター
  http://www.edu.kyushu-u.ac.jp/html/CCPHD/home.html
- 上越教育大学障害児教育実践センター　http://www.juen.ac.jp/handic/handic.htm
- 東京学芸大学教育実践研究支援センター
  http://crsep.u-gakugei.ac.jp/2004/04/post_13.html
- 兵庫教育大学発達心理臨床研究センター
  http://www.edu.hyogo-u.ac.jp/hcenter/index.html
- 広島大学大学院教育学研究科附属障害児教育実践センター
  http://home.hiroshima-u.ac.jp/gakukyo/faculty/shocenter.htm
- 福岡教育大学障害児治療教育センター
  http://www.fukuoka-edu.ac.jp/~chiryou/index.htm
- 北海道大学　子ども発達臨床研究センター
  http://www.hokudai.ac.jp/educat/infants/infants.html
- 琉球大学教育学部附属障害児教育実践センター（HP休止中）
- 東京学芸大学　http://www.u-gakugei.ac.jp/
- 東京学芸大学・障害児教育教室・特別支援科学講座　学習障害児のソーシャルスキルトレーニング　http://www.u-gakugei.ac.jp/~koike/
- 東京学芸大学特殊教育研究施設・発達障害電話相談
  http://www.u-gakugei.ac.jp/~rieechom/RIEEC/ja/soudand.html
- 東京学芸大学教育臨床研究部門（教師のための教育相談：FAX・電子メール）
  http://www.u-gakugei.ac.jp/~crsep/rinsyo/top.html
- 大阪医科大学LDセンター　http://www.osaka-med.ac.jp/deps/ldc/index.html
- 筑波大学心身障害学系・前川研究室のホームページ
  http://www.human.tsukuba.ac.jp/lab/mhlab/
- 明星大学・梅永研究室
- 信州大学教育学部附属教育実践研究指導センター　http://cert.shinshu-u.ac.jp/　内LD関連のホームページ集
- 兵庫教育大学学校教育研究センター（CESER）
  http://www.ceser.hyogo-u.ac.jp/ceser/top.html

- 福岡教育大学附属障害児治療教育センター
  http://www.fukuoka-edu.ac.jp/~chiryou/index.htm
- 広島大学遊び心サポートセンター（前広島感覚統合研究会）
  http://www.playfulness.net/
- 熊本大学大学院教育学研究科　進一鷹研究室
  http://www.educ.kumamoto-u.ac.jp/web/516c958b30d530a930eb/69828981
- 新潟大学教育人間科学部学校教育課程教育科学講座：障害児教育専修　長澤研究室
  http://www.ed.niigata-u.ac.jp/~nagasawa/nagasawahomepage2.html
- 東北大学大学院教育学研究科　教育ネットワークセンター
  http://www.sed.tohoku.ac.jp/lab/edunet/index.htm
- 鳴門教育大学学校教育実践センター教育メディア開発分野　コラボレーション・ネットワーク　http://rcse.naruto-u.ac.jp
- 旭出学園教育研究所　http://www5b.biglobe.ne.jp/~asahidek/
- 東京都教職員研修センター　http://www.kyoiku-kensyu.metro.tokyo.jp/
- 北海道立特殊教育センター　http://www.tokucen.hokkaido-c.ed.jp
- 愛知県心身障害者コロニー発達障害研究所　http://www.inst-hsc.jp/
- 神奈川県立第二教育センター
- 東京都立梅ヶ丘病院　http://www.byouin.metro.tokyo.jp/umegaoka/
- 国立成育医療センター　http://www.ncchd.go.jp/

海外のLDおよびその周辺児教育・福祉関連

- The Learning Disabilities Association of America (LDA)（全米LD協会）
  http://www.ldanatl.org/
- National Center for Learning Disabilities (NCLD)　http://www.ncld.org/
- National Adult Literacy and Learning Disabilities Center (National ALLD Center)
  http://www.nifl.gov/nalldtop.htm
- Council for Exceptional Children (CEC)
  http://www.cec.sped.org//AM/Template.cfm?Section=Home
- Learning Disabilities Association of Canada (LDAC)　http://www.ldac-taac.ca/
- Learning Disabilities Online Resources [LD Online]　http://www.ldonline.org/
- School Psychology Resources Online
- International Dyslexia Association　http://ods.org/
- Landmark school　http://www.landmarkschool.org/
- Gifted Resources Learning Disabilities
- The Foreign Language Teacher's Guide to Learning Disabilities
  http://www.fln.vcu.edu/ld/ld.html
- LD Resourses (former：Poor Richerd's Publishing)　http://www.ldresources.com/

- the National Parent Information Network (NPIN) gopher site   http://www.finaid.org/
- Financial Aid for Disabled Students (page contains extensive financial assistance information for post-secondary students with learning disabilities).
- Children and Adults with Attention Deficit Disorder (CHADD)
  http://www.chadd.org/AM/CustomPages/home/CHADD_Home.htm?CFID=3993926&CFTOKEN=52750042&jsessionid=f23033272611182494377562
- ONE PLACE A.D.D.A (virtual neighborhood "consolidating in ONE PLACE information and resources relating to Attention Deficit Disorder (ADD), AD/HD and Learning Disorders (LD))
- One ADD Place (ADD/ADHD information, including papers and articles from professionals)
- Learning Disabilities UK (the premier online learning disability resource)
  http://www.learningdisabilitiesuk.org.uk/
- ADDNet UK (A Web Site run for the beneift of the UK AD/HD community)
- ASK (many topics relating to ADD, and related learning disabilities)
- The International Dyslexia Association   http://www.interdys.org/
- Recording for the Blind&Dyslexic   http://www.rfbd.org/
- O.A.S.I.S. (Online Asperger Syndrome Information and Support)
  http://www.udel.edu/bkirby/asperger/
- ASPEN of America, Inc. (Asperger Syndrome (AS), High Functioning Autism (HFA), Hyperlexia, Nonverbal Learning Disorder (NLD), Pervasive Developmental Disorder-Not Otherwise Specified (PDD-NOS), Semantic-Pragmatic Disorder)
  http://www.asperger.org/
- A.H.A. (American Hyperlexia Association)   http://www.hyperlexia.org/
- **Autism Spectrum Disorders** or "Ooops... Wrong Planet! Syndrome"
  http://www.isn.net/~jypsy/
- Internaut (Developing self-advocacy for people living with autism)
  http://www.inlv.demon.nl/
- DONNA WILLIAMS HOME PAGE   http://www.donnawilliams.net/

LD, ADHD, ADD関連サーチエンジン・メールニュース・雑誌《海外》

- LD Onlin Search (What are you looking for)
  http://www.ldonline.org/htdig/search.shtml
- The LD OnLine Newsletter (the free, electronic newsletter that keeps you informed of new features, information and events about learning disabilities on LD online)
  http://www.ldonline.org/ldnewsletters
- The LD Reader (an informal, e-mail newsletter for the learning disabilities community)
  http://www.ldresources.com/ldreader.html

- ADD, AD/HD News Group
- ADD Mailing List Subscriptions
- Attention!Magazine (CH.A.D.D.'s premiere magazine written for people with ADHD and those who work with them)
  http://www.chadd.org/AM/CustomPages/home/CHADD_Home.htm?CFID=3993926&CFTOKEN=52750042&jsessionid=f2303327261182494377562
- USA Today archiver (This database contains articles dating back to 1995. In the near future this database will be expanded to include articles dating to 1988)

■ Literacy NIFL-LD Forum：
The National Institute for Literacy (NIFL) was created by the National Literacy Act of 1991, when a bipartisan Congressional coalition acted on the literacy field's request for a federal office focused solely on literacy.
Literacy NIFL-LD Forum　http://novel.nifl.gov/nifl-ld/index.html

■ ADD-PARENTS：
A forum for parents of children with Attention Deficit Disorder. New subscriptions must be approved by the list owner. The list owner is Deborah J. Ruppert (phoenix@clearspring.com).
To subscribe, send mail to：listserver@ourfriends.com
In the body of your message, type：subscribe addparents

■ ADDULT@JUVM.STJOHNS.EDU：
A forum for discussing the more personal aspects of living as or with an adult with Attention Deficit Disorder and for professionals who work with ADDults. The list owner is Jim McLean-Lipinsk (jmclip@world.std.com).
To subscribe：
1. Send e-mail message to address：listserv@sjuvm.stjohns.edu
2. Leave subject blank
3. In the body of your e-mail note write the following (start in column 1)
subscribe ADDult firstname lastname

---

egroups.comのメーリングリストのうち，過去ログが公開されているもの

■ http://www.egroups.com/messages/ldpride/
A support/social group for youth and adults with learning disabilities and/or Attention Deficit Disorder to share their thoughts, idea's, frustrations and get the support they need. This list is also used notify you of all LD Pride upcoming Java chat peer support groups.

■ http://www.egroups.com/group/adhdathome/
Primarily designed as an online support group for homeschoolers with ADD/ADHD children.

■ http://www.egroups.com/group/add/
is a wonderful place for families and people with ADD and other learning disabilities. It is a place of resources for families and understanding.
You can see more at：　http://www.homeschoolzone.com/add/

- http://www.egroups.com/group/ADD-ADHD/
  ADD/ADHD support group (add/adhd).
  Attention Deficite Disorder-Attention Deficit and Hyperactivity Disorder Group For Parents and kids.
  Alternative approach in preventing and curing ADD/ADHD.

- http://www.egroups.com/group/ADDGazette/
  A new FREE monthly ezine accenting the positive side of ADD and ADHD. For sufferers, parents and professionals to keep up to date with all the latest news and research in the field of ADHD (and other related disorders).
  Articles will be of the highest quality from the most eminent specialists in the field and among other disorders and syndromes dscussed will be Autism, Asperger syndrome, Tourette sundrome, Dyslexia, Dyspraxia etc.
  Input is wanted from both professionals and parents as we believe it is imperative for all concerned in the welfare of'sufferers'to work together to find positive soloutions and a way forward for these fantastic and often gifted children (and adults).

- http://www.egroups.com/group/ODD-CD/
  This is a support and discussion group for the companion disorders,Oppositional Defiant Disorder and Conduct Disorder that often accompany ADHD. These two disorders are very difficult to live with,suffer from,etc. My hope is that we will pick up pointers and support from one another. A place to say it all,where no one is going to think you are a bad parent as we all know what these conditions are like. we need to be there for each other,, our kids need us to be. Welcome,each member is important.

- http://www.egroups.com/group/ADDvisor/
  A free e-mail newsletter for parents of ADD/ADHD children and teenagers.　"Helping parents to stay in control when their kids are out of control." Parenting an ADHD child can be a very frustrating experience. Trying to anticipate their problems and avoid catastrophes is a major goal for parents. The best defense is knowledge. The ADDvisor is designed to contribute to the knowledge base of parents as they guide their ADHD child through the complicated maze of their life.

- http://www.egroups.com/group/ADDvocate/
  List for British ADHD sufferers, parents, advocates or support group members and leaders to exchange news and views on British ADHD awareness-(or lack of it!). Chat is sceduled every evening in the region of 9.30-10.00pm British time, should members be in chat room. Also regular chat every Sunday evening between 9.30 and 11.00 pm

| その他海外の関連サイト |

- US Department of Education　http://www.ed.gov/index.jhtml
- U.S. Government Printing Office index　http://www.gpoaccess.gov/index.html
- Publications for Parents (Extensive listing of electronic versions of popular pamphlets and brochures designed to address parents'concerns about their children's education) http://www.ed.gov/pubs/parents.html

- Disabilities Resources
- Federation For Children with Special Needs　http://fcsn.org/index.php
- CCD (Citizens with Disabilities which is a national coalition of disability organizations) http://www.c-c-d.org/
- Ask ERIC Virtual Library ERIC (Educational Resources Information Center) http://www.eduref.org/
- Parents Helping Parents　http://www.php.com/
- NPND〔The National Parent Network on Disabilities (NPND)〕　http://www.npnd.org/
- Special Education Resources on the Internet http://www.hood.edu/seri/serihome.htm
- Financial Aid for Disabled Students (page contains extensive financial assistance information for post-secondary students with learning disabilities) http://www.finaid.org/
- Mark Kantrowitz's Fin Aid Page　http://www.finaid.org/
- The Thomas Page (of the Library of Congress provides access to the Library of Congress and bills before Congress, including bills related to learning disabilities) http://thomas.loc.gov/
- The U.S. LAW page has specific questions and answers on Social Security and disabilities.
- Learning to Read, Reading To Learn〔The Council for Exceptional Children (CEC)〕 http://www.cec.sped.org//AM/Template.cfm?Section=Home&WebsiteKey=ccc2b576-80bf-48af-8827-0acb530166fb
- The Center for Research on Learning (at the University of Kansas is a research organization which has a long history of successfully addressing the needs of students at risk for failure, and of helping students and their teachers reach new heights in educational success)　http://www.ku-crl.org/
- Special Education on the Internet (SERI) (a collection of information resources related to Special Education)　http://www.familyeducation.com/home/
- Family Education Network's mission is to provide trusted educational information, resources, and services for families ; connect parents with experts and other parents for advice, reassurance, and conversation.　http://1.salsa.net/path/
- Partners Resource Network, Inc. (The PATH Project is a non-profit agency serving Texas as the statewide Parent Training and Information Center) http://www.partnerstx.org/
- Poor Richard's Publishing (a variety of resources)
- DONNA WILLIAMS HOME PAGE　http://www.donnawilliams.net/

索引

欧文

ABR 199
ADHD (attention-deficit/hyperactivity disorder) 55, 86, 97, 140, 208, 291
———, 成人の 99
———, 認知神経心理学からみた 20
——— の診断基準 57, 58
——— の薬物治療 84
——— の理論仮説 142
ADD (atention deficit disorder) 56
Ayres 169

Benton視覚記銘検査 230
BGT (Benton Gestalt Test) 230

DAMP概念 81
disabilities 7

handicap 7
HFPDD (high-functioning pervasive developmental disorders) 29, 93, 156, 221
HFA (high-functioning autism) 29

impairment 7
intellectual disabilities 33
ITPA言語学習能力診断検査 48, 231

JSI-R (Japanese Sensory Inventory Revised) 172
JMAP (Japanese version of Miller Assessment for Preschoolers) 172

LD (learning disorders) 27, 64, 90, 108, 149, 215
LD (learning disabilities) 291
LDリスク児の音韻操作の問題 215

mental retardation 33

MMT徒手筋力検査法 231

OCD (obsessive compulsive disorder) 63

P-F studyテスト 222
PDD (pervasive developmental disorders) 66, 257
——— の精神疾患との鑑別 72
PDDリスク乳児にみられる症状 41
Piagetの認知発達モデル 132
PTSD (post-traumatic stress disorder) 250

Raven colored progressive matrices 230

SI (sensory integration) 理論 169
SI療法 193
SLTA (standard language test of aphasia) 231
SNRI (selective serotonin and norapinephrine inhibitors) 84
SSRI (selective serotonin reuptake inhibitors) 84, 106
SST (social skill training) 59

TEACCH療法 82

WISC-III知能検査 222, 230

あ

アスペルガー障害 29, 66, 93, 116
———, 成人の 116
——— の子どもとの接しかた 82
——— の診断基準 30, 119, 121
——— の特徴 95
——— の評定スケール (ASAS) 117
愛の手帳 242

育児環境の変化 255
育成相談 243

ウェクスラー知能検査　47, 134
運動企画　187

映像記憶　124

折れ線型自閉症　31
応用行動分析　83
太田のStage―認知の発達段階　132
音韻操作　203, 215

か

家族機能障害　235
家庭内暴力　291
絵画語彙検査（picture vocabulary test）
　　231
学習指導プログラム（IEP），LD児に対する
　　154
学習障害（LD）　27, 64, 90, 108, 149, 215, 291
　――，文部省の定義　91
　――，成人の　108
学習レディネス　18
感覚過敏　125
感覚調整障害　188
感覚統合（SI）理論　169
感覚統合療法　193
感覚の協応とコミュニケーション　202

気分障害　62
機械的記憶力　80
機能障害　7
虐待のリスク因子　209
共同注意　15
　――の発達　204
強迫神経症　63
教育現場から医療へのつなぎかた　287
教育現場（通常）の現状　284
境界性人格障害　73
　――とADHD　111

グループセラピー　112

経過観察健診　37
軽度発達障害の評価　21
言語障害　207
　――の評価　23

コミュニケーション　21
　――の障害　77
こころの黒板　138
こころの作業所　138
こころの発達評価　13
ことばの遅れ，LDリスク児の　215
こだわり　78
子育て　302
子ども家庭支援センター　242
子どものこころの発達　10
広域特別支援連携協議会　299
広汎性発達障害（PDD）　66
行為検査表　172
行為（の）障害　181, 253
　――，SIを基盤とする　186
　――の診断基準　102
高機能広汎性発達障害　→HFPDDを見よ
高機能自閉症　29, 66, 93
心の理論　16, 156

さ

作働記憶　20, 60, 130, 211
里親　240
散漫性　100
算数障害の診断基準　65

視覚-空間認知障害　65
視知覚の問題，LDリスク児の　216
自閉症　29
　――からみた世界　85
　――とアスペルガー障害の違い　75
自閉性障害の診断基準　31
児童委員　240
児童自立支援施設　240, 254
児童相談所　236
児童福祉施設　240
児童養護施設　240, 251
社会的不利　7
就学前対応（療育の観点から）　51
集中時間の短さへの指導　213
書字表出障害の診断基準　65
小児期崩壊性障害　31
障害受容，親の　248
衝動性　70, 100, 210
状況理解　159

情緒障害児短期治療施設(情短) 240, 257
情動 131
　── の発達 136
　心理学的発達 130
　身体図式 187
神経心理学的検査 135
神経心理学的特徴(ADHD, LD, HFPDD)
　　　　　　　　　　　141

スチル病 26
遂行機能 130, 138, 140

生活方略 108
成人のADHD 99
成人のアスペルガー障害 116
成人の学習障害 108
精神疾患との鑑別，PDDの 72
精神遅滞 33
選択的セロトニン再取り込み阻害薬(SSRI)
　　　　　　　　　　　84, 106
選択的ノルアドレナリンセロトニン取り込み
　阻害薬(SNRI) 84

ソーシャルスキル 16
双極性障害 62
早期診断の困難さ 35
相談援助活動 239
総合環境療法 258

た

多動 70, 210
　── の要因 27

地域支援 275
地域支援システム，発達障害児者への 7
地域との連携 268
地域における援助システム 281
知的障害 33
知的障害児施設，通園施設 240
注意欠陥/多動性障害 →ADHDを見よ
注意欠陥障害(ADD) 56
聴覚認知 198
聴性脳幹反応 199

ディスレキシア 64, 66

── の病態 68

同調行動 13
同胞への支援 55
特別支援教育コーディネーター 298
読字・書字障害 64
読字障害の診断基準 65

な

乳児院 240
乳幼児健診における発達障害 34
認知 130
認知機能の発達 10
認知発達の過程 134

能力障害 7

は

パニック 71
排泄の自立 183
発声の発達 203
発達記録 172
発達支援 3
発達障害 3
　── と年齢 34
　── の診断と対応 11
　── の早期発見 19
発達障害者支援法 3
発達性協調運動障害 191
発達性読字障害 64
反抗挑戦性障害 101
反社会性パーソナリティ障害の診断基準
　　　　　　　　　　　103

ひきこもり 105
非言語性学習障害 73
非言語性行動の発達 13
非行相談 244
被虐待児症候群 62, 109
微細脳損傷症候群 26
表情理解 159

フロスティッグ視知覚発達検査 47, 65, 230
不安障害 63

不注意　71, 98, 211
不器用　72, 80

ヘラー症候群　31
ベンダーゲシュタルトテスト（BGT）　230
ペアレントトレーニング　53, 60

ホスピタリズム　109
補助・代替コミュニケーション　208

ま
マカトンサイン　208
マザリーズ　199

ミラー幼児発達スクリーニング検査　172

メチルフェニデート　63, 106
目が合わないことの意味，自閉症　79

や
薬物療法，ADHDの　84

指さし行動　206

読みとばしに対する指導　212
幼稚園・保育所への支援　54
様子をみましょう　289
養育しにくい子ども　209
養護相談　244

ら
ラポール（信頼関係）　280

リーディングスパンテスト　146
リズムとゆらぎ　13
リタリン®　63, 106
両側統合　187
臨床観察表　172

レーヴン色彩マトリックス検査　230
レット症候群　31

わ
ワーキングメモリー　20, 60, 130, 138, 211
忘れっぽさへの指導　213